U0857437

肿瘤杂病医案荟萃

国医名师曹正柳

彭中娟　王康　主编

江西科学技术出版社

《国医名师曹正柳肿瘤杂病医案荟萃》编委会

主　编　彭中娟　王　康

副主编　沈　杰　吴志明　康信忠　曾莉娟

　　　　涂军平　张艺楠　熊艳丁　康　蘋

编　委　曹栩旸　徐　磊　罗来武　熊轩冉

　　　　吴炯磊　曹　喆　谌晓叶

序

引经据典，追溯渊源，以论现代，本书作者潜心伏履60年余，跟名师，重临床，勤笔耕，学识、医术、科研不失所获，尤其对肿瘤疾病的辨证论治颇有建树。

肿瘤究其病因，繁杂多样，如外感邪气、内伤情志、饮食不节、起居失常、医家失治、先天禀赋不足或后天失养诸般，终致机体脏腑功能紊乱，气血升降失常渐渐发为肿瘤。

论其治疗，不外攻补两则。攻者祛邪，对强者祛邪当攻，祛邪辨证，祛邪有度，避免误伤其正；补则补其虚，使血气壮而助邪消；临证宜兼顾轻重缓急之机，或速攻或缓图。

作者在崇古鉴今基础上，综现代医家对肿瘤的认识，指出肿瘤乃“癌毒”为病，从中西医两个方面评价治癌的优缺点，明确表示各自的长短，尤其着重指出中医治疗肿瘤的具体优势在于提高患者生活质量，延长生存期，减少放化疗之免疫损伤，注重增效减毒，预防转移与复发。以及临床对多种并发症的干预和中医药介入时机与原则等等方面，对于指导中医药治疗肿瘤之疾，确属可贵之谈，值得吸取应用！

特别重要的是作者认为肿瘤发生的病机以“气阴两虚为本，“痰毒瘀浊互结”为标，“气机郁滞”为特点，属虚实夹杂，正虚邪实之证。实乃临床实践的真实写照，可谓用心良苦。至于肿瘤的治疗作者倡导的“话疗”，中医药贯穿始终，并总结出中医药常用治则、方药及方药药理认识显然独具一格，有益后学。其注重顺季用药，分期辨证用药，把握攻补平衡，寒热并用皆具有指导意义。肿瘤之疾，危害深重，重损健康，甚至危及生命。当有仁心仁术之医者，立志刻苦研究，寻求对肿瘤的预防与治疗之重器，造福于民。本书引经典依据，谈自我认识，写实践所得，供后学所用，是有益传承之著，应予点赞并为之序。

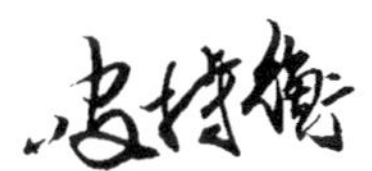

2024年1月16日

目录

曹正柳教授简介

曹正柳，主任中医师，教授，第六批全国名老中医药专家学术经验继承工作指导老师，全国名老中医药专家传承工作室建设项目专家，江西省省级高层次人才，江西省国医名师，江西省名中医，中西医结合硕士研究生导师，中国中医药信息学会盱江医派研究分会顾问。曹正柳教授毕业于江西中医学院中医系，从事中医临床工作六十余载。曾兼任全国脊诊整脊技术学术委员会副主任委员、中国中西医结合学会虚证与老年病专业委员会委员、江西省中西医药学会常务委员、中国中西医结合学会男性病专业委员会委员、江西省中医药学会男性病专业委员会副主任委员兼秘书长、江西省中西医结合学会活血化瘀专业委员会副主任委员、江西省中西医结合委员会消化专业委员会副主任委员。曹正柳教授历年来结合科研及临床撰写医学论文六十余篇，组织和参与十六部医学论著的编撰工作，并担任其中《中医食疗文论》《中西医结合老年病学》《实用阳痿诊疗大全》《中医养生与调养》的主编。

曹正柳教授六十余年来始终在临床一线工作，在继承与发扬祖国医学宝库的同时不断有所创新。在全国首先提出疫疠致痞及不内外因致痞观点，补充了痞病的病因病机，并完善其治疗方案；首创哮喘及慢性阻塞性肺病、顽固性失眠的辨证用药加穴注疗法，疗效卓著。

上编

中医对肿瘤的认识

第一章
历代中医医家对肿瘤的认识

一、古代中医医家对肿瘤的认识

中医对肿瘤的认识渊源久远。殷墟发掘出土的甲骨文上已有类似肿瘤的记载。中医学“癌”的病名始见于宋代东轩居士所著《卫济宝书》，其曰：“癌疾初发，却无头绪，只是肉热痛，过一七或二七，忽然紫赤微肿，渐不疼痛，迤逦软熟紫赤色，只是不破。”此处的“癌”类似于外科脓肿，并非指现代医学所说的肿瘤。“癌”字真正具有现代肿瘤含义的论述首见于杨士瀛《仁斋直指方论》，其曰：“癌者，上高下低，岩穴之状，颗颗累垂。”有学者认为中医文献中与肿瘤相关的疾病名称有20余种。包括积、瘕、积气、伏梁、肥气、息贲、奔豚、肠覃、石瘕、疝瘕、虑瘕、息积、肉瘤、筋瘤、肠瘤、昔瘤等。临床上中医常把肿瘤归属于癥瘕、积聚、噎膈、岩等病证的范畴。

（一）肿瘤病因病机

肿瘤的病因病机较复杂，与多种因素有关。可归纳如下。

1. 外感邪气

《灵枢·九针论》曰："四时八风之客于经络之中，为瘤病者也。"《诸病源候论》曰："恶核者，肉里忽有核，累累如梅李，小如豆粒……此风邪夹毒所成。"又曰："肿之生也，皆由风邪寒热毒气客于经络，使血涩不通，壅结皆成肿也。"提出四时八风、风邪夹毒、寒热之邪均可导致肿瘤的产生。《素问·气厥论》曰："小肠移热于大肠，为虙瘕。"《灵枢·百病始生》曰："积之始生，得寒乃生，厥乃成积也。"《素问玄机原病式·积聚总论》曰："世传冷病，然瘕病亦有热。或阳气郁结，怫热壅滞而坚硬不消者。"提示寒热均致癥瘕积聚。外邪侵入人体，客于经络，引起阴阳的失调，气血津液运行逆乱，日久成积化瘤。

2. 内伤情志

《医宗必读·反胃噎塞》认为噎膈"大抵气血亏损，复因悲思忧虑，则脾胃受伤，血液渐耗，郁气生痰，痰则塞而不通，气则上而不下，妨碍道路，饮食难进，噎塞由成也"。提示悲思忧虑伤脾生痰而致病。《外科正宗》认为："忧郁伤肝，思虑伤脾，积想在心，所愿不得志者，致经络痞涩，聚结成核……其时五脏俱衰，四大不救，名曰乳岩。"提示忧郁、思虑伤脾、伤肝而成乳岩。《灵枢·百病始生》曰："若内伤于忧怒，则气上逆，气上逆则六输不通，温气不行，凝血蕴里而不散，津液涩渗，着而不去，而积皆成矣。"提示忧怒成积。《三因极一病证方论·五积证治》

曰：“忧伤肺，肺以所胜传肝，遇长夏脾旺，传克不行，故成肝积。”提示忧成肝结。张从正《儒门事亲》曰：“积之成也，或因暴怒喜悲思恐之气。”明确地指出了精神因素与肿瘤发病的关系。中医学认为突然的、剧烈的或持久的精神刺激可引起人体气机紊乱，脏腑阴阳气血失调，导致肿瘤的发生发展。七情内伤多累及脏腑，扰及气血，可致气郁、气滞、血虚、血瘀等病变，在正气亏虚时复受七情内伤，可引起气滞血瘀、气虚血瘀、痰凝毒结等状态，与肿瘤的发生发展尤为相关。《素问 · 通评虚实论》指出：“膈塞闭结，上下不通，则暴忧之病也。”《诸病源候论 · 噎膈》指出：“忧患则气结，气结则不宣流，使噎，噎者，噎塞不通也。”《外科正宗》指出：“忧郁伤肝，思虑伤脾，积想在心，所愿不得志者，致经络痞涩，聚结成核，故生乳岩。”《格致余论》记载：“忧怒抑郁，朝夕积累，脾气消阻，肝气横逆，遂成隐核，又名乳岩。”《明医指掌》也认为：“噎膈……多起于忧郁，忧郁则气结于胸臆而生痰，久则痰结成块，胶于上焦，道路窄狭，不能宽畅，饮或可下，食则难入，而病已成矣。”这些认识都说明了情志因素与肿瘤的密切相关性。情志内伤可以影响气机，引起气郁、气滞、血虚、血瘀等病理变化。而这些病理因素长期存在，加之情志内伤，日久会引起恶变。

3. 饮食致病

《济生方》认为癥瘕的形成是：“过餐五味、鱼腥、乳酪，强食生冷果菜，停蓄胃脘……久则积聚，结为癥瘕。”提示过食肥甘厚味、生冷果菜久积成癥瘕。《医碥 · 反胃噎膈》认为噎膈的形成为“酒客多噎膈，饮热酒者尤多，以热伤津液，咽管干涩，食不得入也”。提示喜饮酒之人易患食管肿瘤。《春秋 · 尽数》曰：“轻水所，多秃与瘿人。”提示肿瘤与饮入的水有关。《寓意草》指出：“过饮滚酒，多成膈症，人皆知之。”《外科正宗》亦提出："茧唇……因食煎炒，过餐炙煿，又兼思虑暴急，痰随火行，留注于唇，初结似豆。"提示膈症以及茧唇与过饮滚酒以及过食炙煿有关。《景岳全书》谓："饮食无节，以渐留滞者，多成痞块。"《卫生宝鉴》曰："凡人脾胃虚弱，或饮食过常，或生冷过度，不能克化，致成积聚结块。"均说明饮食所伤是肿瘤产生的重要成因。

4. 起居失常

《金匮要略·血痹虚劳病脉证并治》曰："五劳虚极羸瘦，腹满不能饮食，食伤、忧伤、饮伤、房室伤、饥伤、劳伤、经络营卫气伤，内有干血，肌肤甲错，两目黯黑。"《诸病源候论·虚劳积聚候》曰："虚劳之人，阴阳伤损，血气凝涩，不能宣通经络，故积聚于内也。"

5. 医家误治

如《脉经·病不可火证第十六》曰："医加火熏，郁令汗出，恶寒遂甚，客热因火而发，怫郁蒸肌肤，身目为黄，小便微难，短气，从鼻出血，而复下之，胃无津液，泄利遂不止，热瘀在膀胱，蓄结成积聚。"医家误治所致热邪瘀结，最终发为积聚。

6. 先天禀赋不足

张景岳《类经》曰："夫禀赋为胎元之本，精气之受于父母者是也。"人受先天父母之精而成，若先天禀赋不足或异常，会致后天脏腑功能失调，邪自内生而引起疾病。《景岳全书·小儿则》也有论述："如母多火者，子必有火病；母多寒者，子必有寒病；母之脾肾不足者，子亦如之。凡骨

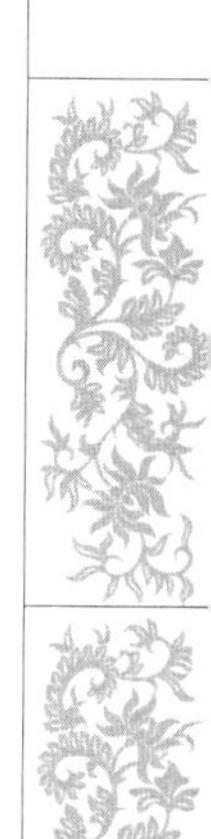

软行迟、齿迟语迟、囟门开大、疳热脾泄之类，多有由于母气者。”若先天禀赋异常，可引起肿瘤的发生。

7. 后天失养

《医宗必读》说：“积之成也，正气不足，而后邪气踞之。”《景岳全书·积聚》曰：“壮人无积，虚人有之，脾胃怯弱，气血两衰，四时有感，皆能成积。”又云：“凡脾胃不足及虚弱失调之人，多有积聚之病。”可见后天失养、体质虚弱是肿瘤的发生原因之一。

8. 年老体衰

《外科启玄》提出：“癌发四十岁以上，血亏气衰，厚味过多所生。”《医贯》指出，噎膈病“唯男子年高者有之……少无噎膈”。年老体衰亦为肿瘤的发病原因。

由此可见，肿瘤的病因不是单一因素所致的，而是机体内外多因素杂合而成的。如《灵枢·百病始生》曰：“足悗，悗生胫寒，胫寒则血脉凝涩，血脉凝涩则寒气上入于肠胃，入于肠胃则䐜胀，䐜胀则肠外之汁沫迫聚不得散，日以成积。卒然多食饮，则肠满，起居不节，用力过度，则络脉伤，阳络伤则血外溢，血外溢则衄血，阴络伤则血内溢，血内溢则后血。肠胃之络伤则血溢于肠外，肠外有寒汁沫与血相搏，则并合凝聚不得散，而积成矣。卒然外中于寒，若内伤于忧怒，则气上逆，气上逆则六输不通，温气不行，凝血蕴里而不散，津液涩渗，着而不去，而积皆成矣。”综上可知，先天禀赋不足、后天失养年老体衰，加之外感六淫邪气、七情内伤、饮食不节、起居失常、医家误治等导致机体脏腑功能紊乱，气血升降失调而促使肿瘤的产生。

（二）治法治则

治法治则不外乎于攻补两方面。

1. 祛邪

肿瘤乃有形之团块。中医重视祛邪在肿瘤治疗中的作用。张子和言:“若先论攻其邪，邪去而元气自复也。”张景岳言：“凡积坚气实者，非攻不能去。”可见邪去则正乃安。祛邪要辨证。如《类证治裁·积聚论治》曰:“积初属寒，宜辛温消导……久则为热，宜辛寒推荡。”《脉因证治·积聚》曰：“寒者热之，结者散之，客者除之，留者行之，坚者削之，消者摩之，咸以软之，苦以泻之。”《素问·至真要大论》曰:“寒者热之，热者寒之……坚者削之。”祛寒邪以热药，祛热邪与寒药。祛邪要有度。如《素问·六元正纪大论》曰：“大积大聚，其可犯也，衰其大半而止，过者死。”

2. 扶正

《张氏医通》曰：“善治者，当先补虚，使血气壮，积自消也。”又曰:“补中数日，然后攻伐，不问其积去多少，又与补中，待其神壮而复攻之，屡攻屡补，以平为期。”对于正气不足者，当扶正以助积块的消散。

3. 邪正兼顾

《医学心悟》“邪气初客，积聚未坚，宜直消之，而后和之，若积聚日久，邪盛正虚，法从中治，须以补泻相兼为用。若块消及半，便从末治，即住攻击之药，但和中养胃，导达经脉，俾荣卫流通，而块自消矣。更有虚人患积者，必先补其虚，理其脾，增其饮食。然后用药攻其积，斯为善治。”提示在初期以攻为主，中期补泻相兼，末期以补其虚、理其脾、增其饮为主。《证治准绳》曰：“初治其邪入客后积块之未坚者……治其始感之邪与留结之，客者除之、散之、行之，虚者补之，约方适其主所为治。”提示祛邪外出，多采用攻邪之法，若遇正气亏虚，仍要补虚。《杂证谟·积聚》曰：“治积之要，在知攻补之宜……凡积聚未久而元气未损者，治不宜缓，盖缓之则养成其势，反以难制，此其所急在积，速攻可也。若积聚渐久，元气日虚，此而攻之，则积气本远，攻不易及，胃气切近，先受其伤，愈攻愈虚，则不死于积而死于攻矣。……故凡治虚邪者，当从缓治，只宜专培脾胃以固其本，或灸或膏，以疏其经，但使主气日强，经气日通，则积痞自消。斯缓急之机，即万全之策也。”提示元气未损者要速攻，元气日虚要缓治。

综上可见，古代医家对肿瘤的治疗提出的治疗原则及方案，治疗责之于祛邪以及扶正。具体原则是寒者治以热，热者治以寒，邪坚者治以削法，邪客者治以祛除，劳损者治以温补，邪结者治以消散，邪留蓄者治以攻除，邪急者治以缓。中医治疗疾病以调整机体阴阳、气血、脏腑平衡为目的。

二、现代中医医家对肿瘤的认识

（一）肿瘤病因病机

肿瘤病因病机复杂，各家均有其独特见解。除古代医家所说，先天禀赋不足、后天失养、年老体衰、六淫邪气、七情内伤、饮食不节导致肿瘤外，现代医家认为癌毒也是导致肿瘤发病的重要原因。癌毒包括紫外线、有毒工业品、有毒煤烟、放射性物质接触等[4]。如果人体长期接受过量的紫外线、电离辐射、有毒工业品、烟雾等的影响和刺激，导致正气亏虚，酿生癌毒，癌毒内阻，导致机体脏腑气血阴阳失调，气血郁滞，而致使肿瘤的发生。如国医大师周仲瑛教授提出“癌毒致病学说”。他认为癌毒属毒邪之一，是导致肿瘤发生、发展的一种特异性致病因子。提出“痰瘀郁毒”是肿瘤的核心病机，而癌毒留结为肿瘤发病之基，自养为肿瘤生长之源，流注为肿瘤转移之因，残留为肿瘤复发之根，伤正为肿瘤恶化之本[5][6]。程海波分析认为当肿瘤生长到一定阶段，癌毒随血脉流窜走注，并在他处停积，继而阻碍气机，酿生痰瘀，癌毒与痰、瘀搏结形成新的肿块。因此癌毒的流窜走注是肿瘤转移的根本原因[7]。王永炎院士认为气乱、血涌成壅、痰结、毒踞是癌症共性的发病病机和基本的病理因素。他提出了正气紊乱论、邪气盘踞论、血涌成壅成瘤论、非瘀血论、痰毒作祟论[8]。

（二）中西医治疗肿瘤的优缺点

长期以来，西医治疗肿瘤以无瘤生存为目标，治疗以手术治疗、放射治疗（简称“放疗”）、化学治疗（简称“化疗”）、分子靶向治疗、生物治疗、免疫治疗等为主，都是以消除瘤体、杀灭癌细胞为主要目的，属于对抗性治疗。西医治疗肿瘤优势在于祛邪力量很强。其快速清除病灶、毁灭性杀灭癌细胞方面的作用，中医中药难以企及。但其弱点有二，首先，因其是以直接根除癌细胞和癌灶为目的，摧毁肿瘤的同时，会伤及正常组织和器官。如肿瘤手术创伤，手术的恢复，放疗、化疗的毒副反应会损伤机体正气，削弱机体自身免疫功能，如过度运用会造成“瘤未去，人先亡”的严重后果。其次，现代研究表明，肿瘤周围存在着其赖以生存的“土壤”——肿瘤微环境，而肿瘤炎性微环境则是其中的重要组成部分[9]。英国癌症研究院 Barker 等[10]阐述了癌症患者接受放疗后，肿瘤微环境会导致放疗抗性和免疫抗性。放疗导致肿瘤微环境炎性变化，可能会促进肿瘤侵袭和转移。可见肿瘤的微环境异常会导致肿瘤的复发或转移。

中医治疗肿瘤的缺点是，中药抗肿瘤作用缓和，见效时间长，其祛邪的力度不及西医手术以及放化疗。对于负荷较大、亢盛的肿瘤，中药不能抑制。但中医药的优势是在整体观念的指导下，通过扶正祛邪来调整失调的脏腑功能、纠正气血阴阳等失衡状态，使内微环境达到平衡稳定，增强体质，增强抗病能力，在一定程度抑杀癌瘤，控制缩小瘤体，或驱除体内残存癌细胞，防止复发和转移，或提高生存质量，延长生存期。从而留人治病或达到与瘤共存的状态[11]。

由上可见中医、西医在治疗肿瘤方面，有各自的优势和缺陷。因此，在第五届国际癌症大会上，专家们将中医药治疗与手术治疗、放疗、化疗、生物治疗并列为当前防治癌症的五大手段[12]。在临床应用中，我们要根据患者的实际情况，综合分析中、西医的优势，中西医结合治疗才能使肿瘤的治疗获得最佳的疗效。一般来说，肿瘤早期或对放化疗敏感的肿瘤，如霍奇金淋巴瘤、鼻咽癌等，应采用手术、放疗、化疗等为治疗手段，同时辅以中医中药改善术后并发症，对放化疗减毒增效；对中晚期癌症，可在患者能承受的情况下采用小剂量放、化疗，同时辅以中医中药攻补兼施；癌症晚期，或年老体弱，不能手术，不能耐受放疗、化疗者，应以中医药为主，以提高患者的生存质量和延长生存时间为主要目标[12]。

（三）中医治疗肿瘤的优势

1. 提高肿瘤患者生活质量

刘永叶研究发现，补中益气汤可提高晚期恶性肿瘤患者的退热有效率，并能改善患者的食欲、体重和体力状况，且患者焦虑、易怒、抑郁发生率也明显降低[13]。针灸治疗能显著改善肿瘤症状，如控制化疗所致的恶心呕吐、白细胞减少，缓解放疗所致的口腔干燥，减轻癌性疼痛，恢复神经损伤，改善疲劳、失眠等症状，调节患者焦虑和沮丧情绪，并能在肿瘤晚期姑息治疗中提高患者的生活质量[14]。

2. 辅助放疗、化疗增效减毒

放疗、化疗仍然是目前肿瘤临床治疗的主要手段，但明显的毒副作用，影响了其临床的应用。中医药在减轻放疗、化疗毒副反应方面具有明显优势。大量临床研究表明中医药配合肿瘤放疗、化疗应用，具有减轻消化系统反应、控制化疗后骨髓抑制、减轻放射性炎症、防治周围神经毒性、提高放化疗完成率及临床疗效的作用[15-16]。

3. 预防肿瘤转移与复发

肿瘤转移与复发是临床肿瘤治疗失败的主要原因，有研究表明中医药在预防肿瘤转移与复发方面具有潜在优势。刘嘉湘用益气养阴的复方益肺抗瘤饮（黄芪、北沙参、天冬、女贞子、石上柏、重楼等）治疗非小细胞肺癌 85 例，与中药加化疗 60 例、单纯化疗 42 例作对照，60 天为 1 个疗程。结果显示，治疗后中药组远处转移率为 23.52%，中药加化疗组为 20.00%，单纯化疗组为 35.71%，提示中药有防止肿瘤转移的作用[21]。

4. 延长肿瘤患者的生存期

刘彧宏等[22]采用扶正消积方加减联合化疗治疗晚期非小细胞肺癌。治疗组 1 年生存率 53.73% 及中位生存期 13.33 个月均高于对照组（生存率 44.00%，中位生存期 10.85 个月）。两组比较，差异有统计学意义（$P<0.05$）。

5. 治疗肿瘤术后的各种并发症

腹部手术后脏腑功能的失调、肠粘连、吻合口炎症或瘘管，以及创口久不愈合。

（四）中医药介入的时期及原则

刘瑞提出中医药应运用于肿瘤的各个阶段，高危人群以祛邪为主；围手术期以扶正为主，祛邪为辅；辅助治疗期，配合放化疗、分子靶向药物以扶正为主，起到减毒增效的作用。随访期祛邪与扶正兼施；姑息治疗期常以扶正为主，祛邪为辅[23]。

杜丽华提出手术前后宜健脾和胃、气血双补以促进康复；手术康复后宜以益气、活血解毒为主，增强免疫功能，减少复发转移；化疗治疗期间宜补气养血、健脾和胃、滋补肝肾以减少化疗毒性，提高化疗完成率，增加化疗疗效。放射治疗期间宜养阴生津、活血解毒、滋补气血以减少放疗毒性，提高完成率，增加放疗疗效。肿瘤缓解期或稳定期宜以益气、解毒、活血为主结合辨证论治以增强免疫功能，抑制肿瘤发展。不适宜手术、放疗、化疗者和晚期肿瘤患者宜以益气养血、解毒散结为主结合辨证论治以抑制肿瘤生长、减轻症状、提高生存质量、延长生存时间[24]。

第二章 曹正柳教授对肿瘤的认识

一、肿瘤的病因病机

曹教授认为，虽然肿瘤的病因病机繁杂，病因不外乎是外感、内伤。其病理特点是虚实夹杂，正虚邪实。《素问·刺法论》曰："其气不正，故有邪干。"又曰："正气存内，邪不可干。"《素问·评热病论》曰："邪之所凑，其气必虚。"当人体脏腑功能正常，正气旺盛时，外邪难以入侵，内邪难以产生；如正气不足，则外邪可能乘虚而入，且内邪易生，两因相合，则引发疾病。由上可见，正气不足是肿瘤发生的内因。《灵枢·九针论》曰："四时八风之客于经络之中，为瘤病也。"提示外邪致病。《吕氏春秋·尽数》载："轻水所，多秃与瘿人。"提示饮轻水致病。《济生方》曰："过餐五味，鱼腥乳酪，强食生冷果菜，停蓄胃脘，……久则积聚，结为癥瘕。"提示过食生冷、五味、鱼腥乳酪致病。《医宗金鉴》谓："此证（乳岩）由肝脾两伤，气郁凝滞而成。"提示情志致病。综上可见，肿瘤的发生与正气不足，与气候、生活环境、饮食以及情绪密切相关。曹教授根据我们现在所处的生活环境以及社会环境。分析肿瘤的病因病机如下。曹正柳教授认为，地球在逐渐变暖，人们生活在现代化社会，生活环境中充斥着电辐射、核辐射、磁场，这些均为热邪，热邪灼烁津血，使阴血浓、黏、稠、凝而成浊。社会环境复杂，很多人都生活在快节奏、高压力的环境下，熬夜、劳累已成为习惯，饮酒、烧烤、火锅已成为常态，熬夜、劳累会耗气，辛辣刺激食物会伤津、伤阴。气不足则津不布，津不布则易成痰；气不足则血不行，血不行则易成瘀，津血同源，血属阴，阴伤、津伤则血损，血损质黏滞而亦为瘀；痰瘀互结，机体升清降浊的功能失常，而致清不升、浊不降，清浊相干而成浊。痰瘀浊互结，郁积而化热，热甚更伤阴。加之各种毒邪（食物污染、环境污染、生活中装修的污染等）的侵袭，使痰毒瘀浊胶结而生瘤。痰毒瘀浊胶结则气机运行障碍形成气滞，气滞则血滞，气滞则痰不化，浊不去、毒不行。综上可见，肿瘤的形成在人体正虚（气阴两虚）的状态下，易使痰、毒、瘀、浊胶结而成，气机郁滞贯穿其中。因此曹教授总结认为肿瘤的病机是气阴两虚为本、痰毒瘀浊互结为标，气机郁滞为特点。肿瘤是虚实夹杂，正虚邪实的疾病[25][26]。

二、肿瘤治疗首要“话疗”

曹正柳教授提倡“治人重于治病，治心重于治疾”的观点。《黄帝内经》（后文简称“《内经》”）指出：“精神不进，志意不治，故病不可愈。”《丹溪心法》曰：“气血冲和，万病不生，一有怫郁，诸病生焉……人身诸病，多生于郁。”现代医学研究表明，情志对肿瘤的影响主要表现为对机体免疫系统的抑制[27]。自然杀伤细胞能够直接杀伤具有靶细胞效应的特殊淋巴细胞，从而具有抗肿瘤、抗感染以及免疫调节的功能。此细胞与情志因素密切相关，当人体面临精神和情绪的双重打击时，该细胞的免疫功能显著下降，则机体更易罹患癌症或发生重度病毒感染，病情的轻重随情志变化而有起伏，强烈而持久的不良情绪是促使肿瘤发展的因素之一[28-30]。

由此可见，精神、情志在治病防病中有很重要的地位。患者在确诊为肿瘤后常会产生较大的心理压力。无论是肿瘤本身会对患者身体造成的损害，还是手术、放疗、化疗后所出现的并发症或毒副反应，肿瘤治疗需要高额费用以及患者对死亡恐惧，都会使患者出现较大的心理压力。因此，在临床上，我们可见绝大部分患者均有不同程度的抑郁、焦虑、恐惧等不良情绪。曹教授强调“善医者，必先医其心，而后医其身”的观点，曹教授认为肿瘤治疗的首要任务是“话疗”，即通过话语沟通交流，调畅患者情志，达到治“心”的目的。在工作中曹教授会对于每一位初诊的肿瘤患者都花一定的时间进行“话疗”，目的是进行心理疏导，引导患者消除不良情绪，调整患者心态，告知患者把肿瘤当作类似于高血压、糖尿病、冠心病等慢性病来看待，以消除患者恐惧心理，让患者主动接受并坚持治疗。曹教授认为患者发自内心地、主动地、积极地接受治疗，有利于药物吸收，治疗能更好地取得疗效。肝主疏泄，性喜条达，若情志抑郁，肝气郁结，肝失疏泄，继而积气成瘀成瘤。肝郁犯脾，脾虚不运，影响食物与药物的吸收。所谓“磨刀不误砍柴工”，有技巧的“话疗”可以让患者的就医过程轻松而愉快，而起到“疏肝而健脾，舒心畅志”的作用。其目的是告知患者肿瘤的正确治疗手段及治疗疗程。告知患者针对肿瘤的治疗提倡综合治疗。但中医中药的治疗应该尽早启动。同时告知患者饮食禁忌以及生活调养建议。以减少并发症，促进患者康复。

三、肿瘤治疗原则

1. 祛邪扶正

祛邪扶正是其治则。治疗遵循《医学启源》所述的“虚则补之，实则泻之”以及《素问·至真要大论》中所提出“坚者削之”“结者散之”的原则。具体治法是祛邪以软坚散结、消痰泄浊、清热解毒为主，扶正以益气健脾、养阴生津为主。曹教授认为，对于肿瘤的治疗，应该采取综合手段。早期无转移或者瘤体较大，压迫内脏者，能手术者尽早手术，切除肿瘤，此乃为“坚者削之”，是显著祛邪之法。如肿瘤负荷较大且无法手术或广泛转移不宜手术者，可行放化疗来减轻肿瘤负荷。如终末期，不能手术或行放化疗等祛邪手段者，可以运用扶正祛邪之纯中药治疗。但无论何种治疗、在肿瘤的何种阶段，中医的介入都应该贯穿始终。中医中药的干预可以起到以下三个作用，其一，可以促进手术后恢复，提高机体免疫力，即扶正祛邪；其二，防止或抑制肿瘤的发展、复发、转移；其三，可以改善肿瘤患者带瘤生存质量，延长其生存时间，改善临床症状，帮助患者建立坚持治疗的信心。

2. 攻补平衡

扶正可祛邪，祛邪亦是扶正，邪去则正安。在整个肿瘤的治疗过程中要时时祛邪、不断扶正。屡攻屡补，以平为期。既要防止过度治疗，又要防治扶正助邪。《内经》中提出的“大积大聚岂可犯也，衰其大半而止，过者死”指出肿瘤的治疗要适可而止，不能过分追求无瘤状态。古人云：“虚不受补。”在临床中运用时不宜大补。以防大补扶正助邪。对于刚结束手术治疗、放疗、化疗的患者，正气亏虚，以扶正为主，祛邪药味数要少，量要小，以祛邪而不伤正。对于正气已复、病情稳定者适当祛邪要以未病先防为主，防转移或复发。病灶稳定，则祛邪药再可加量，以既病防变。因治疗肿瘤的祛邪药物多有小毒，临床运用时要注意剂量，以及用药时间，必要时定期更换几味药，以防药物的耐药和毒性的蓄积。若长期使用祛邪药物如半边莲、半枝莲、蛇莓、山慈姑、山豆根、天龙等，一定要定期复查肝肾功能，以防在治疗的过程中产生他病。

3. 寒温并用

肿瘤根据机体本身的体质及治疗的多种药物的使用。肿瘤患者常以寒热错杂为主要表现。在处方用药时常寒温并用。其一，肿瘤治疗常需要选用一类清热解毒药物，此类药物大都苦寒。肿瘤患者体质较弱，苦寒太多容易败伤脾胃，不利于药物的吸收和肿瘤消散。临床中使用清热解毒之药时宜适当要加用温性药物，以防寒凉伤阳伤脾胃。其二，肿瘤晚期，患者常出现头晕、恶心、呕吐、四肢冰冷、肢端肿胀、面色无华、颜面浮肿、精神萎靡等阴虚、阳虚或阴阳俱虚的症状。根据阴阳互根的理论“孤阴不生，独阳不长”，阴虚宜补阴，也要适当辅以补阳之品，是以阴根于阳，使阴有所化；阳虚宜补阳，同时辅以补阴之药，因为阳根于阴。阴阳俱虚则阴阳双补之法，阴中求阳，阳中求阴，寒温并用。

四、肿瘤治疗经验

（一）曹教授应用中医药治疗恶性肿瘤的常用方

1. 祛邪

曹正柳教授以加味消瘰丸为治疗肿瘤主方。加味消瘰丸由浙贝母、玄参、牡蛎、夏枯草四味药组成。方中浙贝母苦微寒，可消痰、散结、清热、解毒。玄参苦甘咸寒，苦寒可清降虚火，甘寒能养阴清热，咸能软坚散结。夏枯草苦辛寒，辛以散结，可助贝母软坚散结，兼能清热解毒。生牡蛎咸微寒，软坚散结。四药合用有软坚散结、消痰泄浊、清热解毒之功效，可以针对痰毒瘀浊互结为标。

2. 扶正

益气健脾选用四君子汤。养阴生津选用增液汤、益胃汤、六味地黄丸或一贯煎。益气健脾、养阴生津以针对气阴两虚之本。

3. 调气机

四逆散、五磨饮子等。理气以针对气滞之关键。

辨病或辨证选方：消化系统肿瘤或妇科肿瘤且有腹部手术者，如术后反复出现肠梗阻，或平时有腹痛、腹胀、大便不规律，常配合加味五磨饮子或大小承气汤以调气泄浊，恢复机体的升降功能。热毒明显，出现发热、口干、喜饮者合用五味消毒饮清热解毒。湿浊明显者，或水肿或胸腹腔积液者合用三仁汤、五皮饮、葶苈大枣汤利湿泄浊。如泌尿系肿瘤反复有尿频、尿急以及尿痛症状或尿液分析长期存在白细胞或红细胞，舌苔黄腻、脉滑数，常合用八正散清热利湿。

（二）曹教授应用中医药治疗恶性肿瘤的常用方法

1. 软坚散结法

肿瘤其肿块密度比较高，质地比较硬，形态各异，是痰毒瘀浊互结胶结而形成的。《内经》指出：“坚者削之，客者除之……结者散之。”所以对于肿瘤多用软坚散结法治疗。张仲景《伤寒论》中鳖甲煎丸堪称是软坚散结法的鼻祖，后世多宗此方加减治疗各种肿瘤。凡能使肿块软化、消散的药物皆称软坚散结药，常用药物有生牡蛎、山慈姑、橘核、荔枝核等。

2. 消痰泄浊法

《丹溪心法》曰："诸病皆由痰而生，凡人身上、中、下有块者，多是痰。"痰浊是病理产物，是肿瘤产生的因素之一。以舌苔腻、脉滑为辨证要点。化痰、消痰、泄浊选用浙贝母、白芥子、薏苡仁、鸡内金、陈皮、化橘红等。其中，浙贝母清热化痰，白芥子温肺化痰，豁痰利气，散结通络。白芥子和浙贝母温寒并 调、相得不偏，气机疏畅，痰浊得解。薏苡仁性凉，味甘、淡，健脾渗湿以泄浊。

3. 清热解毒法

现代医学认为恶性肿瘤在病变过程中，如肿瘤的机械压迫，脏器的管腔、血脉受压或梗阻，气血循环障碍，容易发生感染，同时肿瘤组织坏死、液化、溃烂，也容易伴发炎症，炎症或感染往往又促使肿瘤恶化。而中医认为，痰毒瘀浊胶结，郁积而化热，加之肿瘤治疗所运用的放化疗，放疗（热邪）和化疗（抗肿瘤药物的副作用）的影响。肿瘤患者常有灼热疼痛，发热或五心烦热，口渴尿赤，便秘或便溏、泄泻，舌苔黄腻等热性症候。《素问·至真要大论》中记载的"治热以寒"。对于癌症的治疗，要用寒凉药物达到清除热毒的目的。清热解毒药物在抗肿瘤的同时也能控制和消除肿瘤周围的炎症和水肿，因此清热解毒也就成为治疗恶性肿瘤的一个重要治疗方法，是阻止肿瘤发展的关键之一。其作用有以下几方面。

(1) 直接抑制肿瘤细胞增殖;

(2) 诱导肿瘤细胞凋亡;

(3) 调节和增强机体的免疫能力;

(4) 诱导细胞分化与逆转、抗突变;

(5) 抗炎、解毒、退热;

(6) 减轻手术、放疗、化疗的毒副作用[31, 32]。

常用药物选用夏枯草、猫爪草、猫人参、半枝莲、半边莲、白花蛇舌草、蒲公英、藤梨根、肿节风、山慈姑、红豆杉、重楼、山豆根、虎杖、败酱草、石上柏、薏苡仁、龙葵。

4. 益气健脾法

《黄帝素问宣明论方·积聚总论》曰："积聚、留饮、痞膈、中满湿积、霍乱吐下、癥瘕坚硬、腹满，皆太阴湿土，乃脾胃之气，积聚之根也。"张元素云："壮人无积，虚人则有之。脾胃虚弱，气血两衰，四时有感，皆能成积。"《医宗必读》则指出："积之成者，正气不足，而后邪气踞之。"脾为后天之本，气血生化之源，脾主运化。脾虚痰湿内生，脾虚则气血生化乏源。因此益气健脾，一方面脾运则痰消，利于肿块的消除；另一方面，脾气健者气充血旺，利于抗邪，同时又利于机体对药物的吸收。因此肿瘤的治疗，要处处照顾脾胃，重视"胃气"的恢复，所谓"有胃气则生，无胃气则死"。其扶正以益气健脾为重。代表药物有党参、太子参、人参、西洋参、黄芪、山药、白术，灵芝。对脾胃虚弱，不思饮食的患者予以神曲、鸡内金、麦芽、谷芽来消食化积、生发脾胃之气。晚期肿瘤患者，其病情发展多表现为一系列慢性衰弱状态，所以应用补益剂时，宜缓补而少峻补。有些正气衰竭患者甚至"虚不受补"，宜平补而慎用温补。同时在选用补气药时注意不要药物过多堆积，量不宜太大，以免补气太过，气有余便是火，补气太过会伤阴耗液，反而会出现扶正助邪的后果。

5. 养阴生津法

气阴两虚是肿瘤的病机之一。加之放疗手段的介入或一些化疗药物的影响。阴虚津伤在肿瘤的过程中常常出现，主要表现为口干、口苦、烦躁、盗汗、大便干结难解、舌质红、舌苔少、脉细数等阴虚伤津症状。常用药物选用玄参、沙参、人参、西洋参、石斛、天花粉、生地、麦冬、玉竹、枸杞子等。临床常常以玄参、沙参、麦冬、石斛、天花粉等为主。如放疗多次且伤阴明显而经济条件允许，可加西洋参或人参。如有阴虚燥热，可选用知母、黄柏、黄芩、栀子、荷叶等以清热。

6. 调理气机法

气机失常是肿瘤发生发展过程中的重要病理变化，而气机郁滞则贯穿肿瘤的始终。《医宗金鉴》曰：“（乳岩）此证由肝脾两伤，气郁凝结而成。”《丹溪心法》亦云：“厥阴之气不行，故窍不得通，而汁不得出……遂生结核。”《内经》曰：“石瘕生于胞中，……气不得通，恶血当泻不泻，血不以留止，日以益大。”《灵枢·百病始生》言：“若内伤于忧怒，则气上逆，气上逆则六输不通，温气不行，凝血蕴里而不散，津液涩渗，着而不去，而积皆成矣。”《杂病源流犀烛·诸气源流》曰：“凡人清纯元气，与血流行，循环无端，若冲击横行于脏腑间，而为痛、为痞满、为积聚等病者，气失其平也”。由此可见，气机失常是肿瘤发生发展过程中的重要病理变化之一。《灵兰要览》曰：“治积之法，理气为先。”《丹溪心法·痰》曰：“善治痰者，不治痰而治气，气顺，则一身之津液亦随气而顺矣。”《景岳全书·血》曰：“血必由气，气行则血行，故凡欲治血，则或攻或补，皆当以调气为先。”因此，调理气机在肿瘤治疗中至关重要。常用的理气药有木香、陈皮、砂仁、香橼皮、枳实、枳壳、槟榔、厚朴、沉香、降香、香附子、延胡索等。理气宽中选用枳壳、陈皮、佛手、香橼等以散气滞于中。理气止痛选用川楝子、香附、延胡索等。在肺选苏子、苏梗、厚朴、沉香、降香；在肝选香附、郁金、青皮、绿萼梅、玫瑰花；在胃肠选槟榔、厚朴。但用药时要注意理气药大多辛香而燥，重用久用或运用不当，会有化燥伤阴之弊。

（三）曹正柳教授所运用的常用药物分析

1. 浙贝母

浙贝母别名象贝、珠贝、元宝贝，是百合科植物浙贝母的干燥鳞茎，其性寒，味苦，归肺、经，具化痰止咳，清热散结之功[33]。《本经逢原》中指出，浙贝母“同青黛治人面恶疮，同连翘治项上结核，皆取其开郁散结、化痰解毒之功也”。现代药理研究表明，浙贝母具有止咳、祛痰、镇痛、抗炎、溶石、抗溃疡、抗肿瘤、抗菌、止泻、松弛平滑肌等多种活性[34]。

2. 玄参

玄参味苦、甘、咸，性寒，能清热、解毒、养阴。李医明发现玄参中具有抗肿瘤活性的苯丙素苷类化合物[35]。

3. 夏枯草

《神农本草经》言夏枯草味苦、辛，性寒。治疗热瘰疬，鼠瘘，头疮，散瘿，结气，脚肿，湿痹，轻身[36]。黄元御《玉楸药解》认为夏枯草入足厥阴肝经、足少阳胆经，可凉营泻热，消肿散坚。马伟在夏枯草的现代药理学活性研究中发现夏枯草具有明显的抗甲状腺癌、抗淋巴瘤、抗乳腺癌的作用[37]。

4. 生牡蛎

生牡蛎，味咸，性微寒。归肝、胆、肾经。有软坚散结、平肝潜阳、重镇安神、收敛固涩的功效。现代药理研究表明，牡蛎有增强免疫、抗疲劳、抗病毒、保护肝脏、降糖、抗肿瘤、抗氧化、抑菌等作用[38]。

5. 薏苡仁

薏苡仁，味甘、淡，性凉，归脾、胃、肺经。甘淡健脾，利水渗湿；湿去则脾胃安，甘以益脾，脾得健运，痰浊无化生之源，痰浊凝聚之肿块即可渐消。《药性论》谓薏苡仁“煎服之破五溪毒肿”。药理研究发现，薏苡仁主要成分是薏苡仁酯、甘油三酯类、脂肪酸类、内酰胺类、薏苡内酯、糖类、甾醇类、三萜类等化合物，可降血糖、抑制肿瘤生长及提高免疫机能[39]。康莱特注射液是以薏苡仁油为主要成分的抗肿瘤药，它能有效抑制癌细胞增长和转移[40]。

6. 半枝莲

半枝莲为半枝莲的干燥全草，又称并头草、牙刷草、狭叶韩信草。归肺、肝、肾经，具有清热解毒、散瘀利尿等功效[41]。抑制肿瘤细胞增殖、免疫调节、抗肿瘤血管生成、抑制肿瘤细胞的端粒酶活性、抗氧化[42]。

7. 藤梨根

藤梨根为猕猴桃科植物中华猕猴桃的根，全株均可药用，中医认为其根气微，味苦、涩，具有清热解毒、活血消肿、祛风利湿之功效。在临床上用于治疗肝炎、水肿、风湿性关节炎、胃癌和乳腺癌等疾病[43]。在抗肿瘤药理活性研究方面，其在抗胃癌、食管癌、结肠癌、肺癌等方面均显示了较好的活性[44]。

7. 白花蛇舌草

白花蛇舌草为茜草科耳草属一年生草本植物白花蛇舌草的干燥全草，又名蛇舌草、二叶葎、淡竹叶菜、蛇利草等，喜潮湿温润的环境。《神农本草经》言其味苦、甘，性寒，归心、肺、脾、肝经，具有清热解毒、消肿止痛、利湿通淋、燥湿祛痰、收敛止血的功用，内服多用于治疗恶性肿瘤、肝炎、阑尾炎、支气管炎、泌尿系统感染等疾病，外用可治疗毒蛇咬伤、痈肿疔疮等。对白花蛇舌草的成分进行了研究，发现白花蛇舌草的主要成分为萜类、黄酮类、甾醇类、有机酸类、多糖类、蒽醌类等，而这些成分都具有很好的抗肿瘤活性作用[45]。

（四）用药要点

除以上常用方法治法外，尚有以下几点。在临床中要灵活使用药物，可以提高疗效。

1. 活血化瘀药的使用

王永炎院士认为癌瘤之所，血液非但不瘀，且血液涌流益加，供血最丰，形成癌瘤愈长，血至益多。此血与一般的瘀血截然不同，前者乃“活血”之性，后者乃“死血”之质。瘀血与“死血”有共同的内涵，而“涌聚之血”与“鲜活之血”有共同的内涵。因此，在临证时，当施以苦寒之品，苦以折气，寒以清火，使气机得舒，血不成涌。切不可妄加活血化瘀之品，以免导致血流愈速，癌毒远播愈快，引起癌毒扩散，贻害病情[8]。而曹教授认为虽然瘀是肿瘤产生的因素之一，祛瘀是治疗肿瘤的重要手段，曹教授经过多年临床实践亦认为，活血化瘀药可能会促进肿瘤的转移。根据明徐灵胎认为的“气为血帅”“气行则血行”的观点，曹教授认为化瘀不必非用活血药，补气、行气可达到化瘀的目的。益气健脾，气血充盈，气行则血行。曹教授常常选用党参、太子参、谷麦芽、神曲、灵芝、木香、厚朴等药。如肿瘤已有转移且有明确血瘀之症如面色明显晦暗，舌质紫暗明显，形体消瘦，肌肤甲错等，可适当加用虫类药如天龙、鼠妇破瘀通络，促进癌肿消散。但注意此类药物攻伐力强，极易损伤正气、故用量不宜大、用药时间不宜长。

2. 疏肝解郁药的使用

肝藏血，主疏泄。五脏六腑皆需要血濡养，肝的疏泄作用将肝所贮藏的血液向外周输布，供机体的利用。若肝气郁结，则血行障碍，血运不畅，血液瘀滞停积而为瘀，或为癥积，或为肿块。肿瘤积于内，阻碍气机，又会加剧肝郁气滞。因此肿瘤患者常见情绪抑郁，闷闷不疏，影响患者的生存质量与治疗效果。常用药物选择绿萼梅、合欢皮、柴胡、郁金、枳实、枳壳等。

3. 健脾药的使用

脾为后天之本，气血生化之源，只有中焦运化水谷精微功能旺盛，机体的消化吸收功能才能健全，才能为化生精、气、血、津液提供足够原料，才能使脏腑、经络、四肢百骸以及筋肉、皮、毛等组织得到充分的营养。

第一，脾胃与正气密切相关。正如《脾胃论》所说：“元气之充足，皆由脾胃之气无所伤，而后能滋养元气，若胃气之本弱，饮食自倍，则脾胃之气既伤，元气不能充，而诸病之所由生也。”因此，又有“脾旺不受邪”“存得一分胃气，便留一分生机”之说。第二，脾胃健运可祛除邪。《沈氏尊生书》曰：“若积之既成，又当调营养卫，扶胃健脾，使元气旺而间进以去病之剂，从容调理……然后病去而人亦不伤。”第三，脾健运则药易吸收。“胃气一败，百药难施”。脾主运化，胃主受纳，食物通过脾胃之受纳运化后化生成人体所必需的各种精微物质。若脾胃受病，不仅食物难转化，药亦不能很好地吸收。因此，在临床治疗用药上一定要重视调理脾胃、顾护胃气。脾胃强则正气充，脾胃弱则正气虚。选药党参、山药、白术、陈皮、神曲、谷芽、麦芽、砂仁等。

4. 引经药的使用

中药药性理论主要包括性味归经和升降浮沉。性味，包括药性和药味，药性是寒、热、温、凉四种性质，药味是辛、甘、苦、酸、咸五种味道，故性味又称四气五味。归经是药物作用的定位概念，即表示药物作用部位，归经是作用的归属，经是脏腑经络的概称[46]。引经药指能引导其他药物的药力到达病变部位或某一经脉，起“向导”作用。恰当地运用引经药作为向导，使药力直达病所，是提高疗效的重要环节[47]。清代尤在泾在《医学读书记》中说：“兵无向导，则不达贼境；药无引使，则不通病所。”清代吴鞠通《医医病书》言：“药之有引经，如人之不识路径者用向导。”张睿《医学阶梯》云：“汤之有引，如舟之有楫。”由此可见，药引在处方用药中的重要性是不容忽视的。古代医家总结了很多引经药。清代张介石《资蒙医经》曰：“酒入药为引者，取其活血引经；姜入药为引者，取其发表注凝；小枣入药为引者，取其消散和胃；大枣入药为引者，取其补血健脾；龙眼入药为引者，取其宁心利水；灯心入药为引者，取其得睡神归；葱白入药为引者，取其发散诸邪勿注；莲实入药为引者，取其清心养胃和脾。”宋代汤尹才《伤寒辨惑论》曰：“用药煎煮，或用姜葱，取其发散；或用枣，盖枣能和百药之力。”《医学阶梯》曰：“治风用桑叶，治湿用桑枝；固肾用莲蕊，涩精用莲须；保胎用陈苎根，安胎用鲜苎根。”曹教授在以上用药的基础上，针对不同部位肿瘤选择性引经用药，如肺肿瘤用桔梗，鼻咽癌用辛夷花、山豆根，胃肠肿瘤用败酱草，妇科肿瘤用川楝子、香附，皮肤肿瘤用桑白皮。

5. 通腑药的使用

《素问·五脏别论》谓：“六腑者，传化物而不藏，故实而不能满也。”金元时张从正认为通腑可使“壅碍既夺，重积得减，则气血流通，而自身体健，胜于补药”，提出“杂病腹中满痛者，此为内实，可下”。胃肠道肿瘤无论行手术否，都要注意通腑药的使用。一方面保持肠道通畅可使癌邪有路可出，积滞之邪祛除。另一方面，保持腑气通畅，帮助恢复胃肠道的功能，从而正常发挥其传化物而不藏的功效。通腑药分为清、温、润。常用药有大黄、枳实、虎杖、生地、玄参、苏子、杏仁、莱菔子、瓜蒌、肉苁蓉等。临床上发现胃肠道术后因肠梗阻而住院的患者很多。曹教授强调，六腑以通为用，以降为顺，具有泻而不藏的特点。因此对于消化道肿瘤在用药时适当用通腑药，可以起到“邪去正自安”的功效。

6. 辨病辨证的结合

曹教授认为，肿瘤的治疗辨病与辨证相结合是很重要的。辨证论治是中医治疗的精髓，但对临床症状不明显的肿瘤患者，需结合患者的肿瘤种类辨病选药。辨病用药常根据药物归经、药性、药效以及药理作用来选用。肺肿瘤用石上柏、白花蛇舌草、重楼、金荞麦、藤梨根、鱼腥草，半枝莲、半边莲、肿节风、薏苡仁；消化道肿瘤选用白英、山慈姑、八月札、藤梨根、败酱草、红藤、半枝莲；乳腺癌选用山慈姑；淋巴瘤选用猫爪草；膀胱肿瘤选用龙葵；肝脏肿瘤选用龙葵、半枝莲、白花蛇舌草、鳖甲、鸡骨草以及炮山甲；有淋巴转移者加用橘核、荔枝核、白芥子，骨转移者加用鼠妇、桑寄生、天龙等。

7. 注意春季用药

中医学认为“天人合一”“春生”。立春时节，万物复苏，草木发芽。人体内残存的肿瘤细胞开始复苏或活跃起来，因此春季是肿瘤容易复发或转移的季节。在临床治疗过程中曹教授发现，每到春季，患者复查时肿瘤指标会有所升高，肿瘤容易在此季节复发。因此曹教授强调在立春前后1个月应加大消痰软坚散结、泄浊清热解毒力度。以防肿瘤的复发、转移。

（五）肿瘤不同治疗时期的用药

按肿瘤治疗不同时期而选用不同之方药。

1. 手术后

健脾益气养血，促进机体恢复。手术切除是根治或减瘤的主要手段、手术作为一种创伤性治疗，切除局部肿瘤病灶的同时，术中创伤失血、术后恢复均会耗伤人体的正气，肿瘤患者术后多表现出正气不足、气血亏虚。患者常表现出头晕、乏力、纳差等虚证。此阶段宜以健脾益气养血为主。正气亏虚不仅仅不利于患者体力的恢复，更是导致肿瘤的复发和转移的根源所在。此阶段中医介入的目的是促进患者体力恢复，为后续治疗奠定基础。

2. 化疗后

健脾益气和胃。化疗是目前治疗肿瘤最重要手段之一，其减瘤、消瘤作用非常明显，但因其毒副作用显著，常常导致化疗不能按时足量地完成。化疗的患者常有恶心、呕吐、食欲减退等消化道反应，血细胞减少的骨髓抑制等毒副作用。曹教授认为化疗的患者应以健脾益气和胃为主，减轻化疗消化道反应、促进化疗后骨髓抑制的恢复，从而起到增效减毒的作用。

3. 放疗后

健脾益气养阴。放疗是通过射线对肿瘤细胞直接杀灭。中医认为放射线是一种具有“火热”性质的毒邪，最易耗伤人体阴液。放疗可劫夺照射部位之津液，使患者呈现热毒炽盛、气阴耗伤之证，导致放射性炎症的发生[48]。放疗后患者常出现口干、大便干结、盗汗、局部皮肤增厚等热伤津液的症状，曹教授认为此阶段应该以健脾益气养阴为主。

4. 维持期

维持期是指放化疗的间隙期，这一阶段的患者往往接受了多种治疗，如手术、介入或多次的放化疗，有正气亏虚的一面；而另一方面，肿瘤病灶或肿瘤细胞常依旧仍在。此时邪气与正气处在一个动态变化的状态。此期应该扶正祛邪并重。

5. 随访期

现代医学认为，完成手术和放化疗周期之后，即完成了整个治疗方案。在手术、放化疗等治疗结束后，病情相对稳定阶段，西医即进入等待复发、转移后再抗肿瘤治疗的随访阶段。此期正气慢慢恢复，但手术和放化疗却无法改变机体的内环境，更无法降低恶性肿瘤患者的术后复发率和转移率[49]。此期中医可以发挥“治未病”优势。治疗以祛邪为主，扶正为辅，以巩固疗效，预防或延缓肿瘤的复发和转移。

（六）肿瘤不同治疗分期的用药

《医宗必读·积聚》云：“正气与邪气势不两立，若低昂然，一胜则一负，邪气日昌，正气日削，不攻去之，丧亡从及矣，然攻之太急，正气转伤，初中末之三法不可不讲也。初者，病邪初起，正气尚强，邪气尚浅，则任受攻；中者，受病渐久，邪气较深，正气较弱，任受且攻且补；末者，病魔经久，邪气侵凌，正气消残则任受补[50]。”曹教授强调，肿瘤疾病与内伤杂病不同，一方面，如单纯扶正可能助邪，如单纯营养支持治疗可加速肿瘤生长；另一方面，单纯的祛邪可能伤正，如化疗、放疗破坏脏器的功能。我们在治疗过程中要注意无论肿瘤是否切除，无论肿瘤是否行放化疗，我们都要有“余瘤未尽”“瘤邪内伏”的观点。因此整个治疗过程中，祛邪与扶正都应当贯穿在恶性肿瘤治疗的始终。

1. 肿瘤早期

肿瘤早期患者肿块尚未转移，邪盛正未衰，应积极祛邪。如能手术，建议手术切除，可显著祛邪。不能手术者，宜以攻毒祛邪为主，力求治愈。

2. 肿瘤中期

这一时期肿瘤逐渐增大，邪正相持，邪实正虚，治宜祛邪扶正，攻多补少。

3. 肿瘤晚期

这一时期肿瘤多已转移，邪正相争，邪气不断损害正气，正虚表现日渐明显。邪毒得势嚣张，正气虚衰不支。处于正虚邪实阶段。治以扶正为主。适当佐以祛邪抗癌之品。其目的有二，其一是抑制或延缓肿瘤生长，使其与人体共存，起到带瘤生存的目的；其二是为下一步以抗肿瘤为主的治疗做好准备，从而获得更长的生存期。

4. 肿瘤终末期

这一时期邪盛正衰，治疗当以扶正为主，但应佐以少许抗癌解毒，目的是尽可能地减缓癌毒生长扩散的速度，使患者在有限的生存期内获得尽可能好的生活质量。

五、常见肿瘤的临证用药

（一）肺癌

1. 治法

以软坚散结、消痰泄浊、清热解毒、益气养阴为主，兼宣肺止咳、补肺益肾。

2. 方药

软坚散结、消痰泄浊、清热解毒，予以消瘰丸加石上柏、白花蛇舌草、重楼、金荞麦、藤梨根、鱼腥草、半枝莲、半边莲、肿节风、薏苡仁、山慈姑、红豆杉等。益气养阴常用沙参、天冬、麦冬等。

若宣肺止咳选紫苏子、杏仁、贝母、半夏等。

若咳嗽日久，出现肺肾两虚。常联合运用七紫汤加减。药用紫河车、沉香、紫衣核桃、紫菀、紫苏子、紫石英、紫背天葵。方中，紫河车味甘咸温，入肺、肾经，补肾益精、益气养血。沉香辛苦微温，性温祛寒、味辛行散、苦降下气，有温肾纳气、降逆平喘的功效。核桃仁味甘性平、无毒，有补气养血、润燥化痰、益命门、利三焦、温肺润肠的功效。紫菀、紫苏子降气消痰、止咳平喘。紫石英辛温归心、肺、肾经，可助紫菀、紫苏子降气。

（二）食管癌

1. 治法

软坚散结、消痰泄浊、清热解毒、益气养阴，兼行气和胃。

2. 方药

软坚散结、消痰泄浊、清热解毒，多用消瘰丸加白花蛇舌草、半枝莲。

益气养阴常用太子参、沙参、麦冬、天花粉等。行气和胃多用陈皮、砂仁等。

（三）乳腺癌

1. 治法

软坚散结、消痰泄浊、清热解毒、益气养阴，兼疏肝理气健脾。

《外科心法要诀》曰：“乳岩初结核隐疼，肝脾两损气郁凝，核无红热身寒热，速灸养血免患攻。耽延续发如堆栗，坚硬岩形引腋胸，顶透紫光先腐烂，时流污水日增疼。溃后翻花怒出血，即成败证药不灵[51]。”从经络角度来讲，女子“乳头属肝、乳房属胃”。《内经》曰：“见肝之病，知肝传脾，当先实脾。”本病的发生与肝、脾两脏密切相关。女子以肝为先天，肝气失疏贯穿乳腺癌疾病始末。治疗乳腺癌要疏肝理气健脾。

2. 方药

疏肝理气健脾药可选用柴胡、枳壳、香附、青皮、陈皮等。

（四）胃癌

1. 治法

软坚散结、消痰泄浊、清热解毒、益气养阴，兼健脾理气和胃。

2. 方药

清热解毒常用肿节风、白花蛇舌草、半枝莲、蒲公英、黄连、藤梨根、红豆杉、败酱草、藤梨根等；健脾理气和胃多用六曲、炒谷芽、炒麦芽、焦山楂、神曲、鸡内金、制香附、紫苏梗。

（五）肠癌

1. 治法

软坚散结、消痰泄浊、清热解毒、益气养阴，兼理气通腑。

2. 方药

理气通腑选用五磨饮子。药选用枳实、沉香、乌药、木香、槟榔。

祛湿泄浊常用薏苡仁、苍术、大黄、虎杖、败酱草等。

六、肿瘤相关性疾病的治疗及用药经验

（一）癌性发热

曹正柳教授认为，气阴两虚为本、痰毒瘀浊互结为标。因此存在气虚发热、阴虚发热以及痰毒瘀浊互结瘀而发热。在治疗上予以益气、养阴、软坚散结、化痰泄浊以及清热解毒可退热。除此之外，尚有一类患者因输液治疗，特别是使用抗生素后或大量输液后出现顽固性发热。曹教授使用小剂量苍术，退热效果好。曹教授认为输液是外源性湿邪，脾胃虚弱者，或输液过多的患者，水湿不得运化，湿邪留于体内，常会使疾病久治不愈。湿属阴邪，性质重浊而黏腻，它不仅影响气机的运动，还妨碍脾的运化。湿邪缠绵难愈，同时湿邪日久郁而化热，化热可伤阴，患者常会出现湿、热、阴虚并存，气机郁滞之虚实夹杂之症。经过多年的摸索以及经验积累，

曹教授在辨证的基础上选用小剂量苍术治疗此类顽固性发热性疾病，疗效显著。苍术为菊科植物茅苍术或北苍术的干燥根茎。朱震亨云："苍术治湿，上，中，下皆有可用。又能总解诸郁，痰，火，湿，食，气，血六郁，皆因传化失常，不得升降，病在中焦……故苍术为足阳明经药，气味辛烈，强胃健脾，发谷之气，能径入诸药，疏泄阳明之湿，通行敛涩。"《神农本草经》言其功效为除湿痹、止汗、活血生肌等。李时珍曰："苍术甘而辛烈，性温而燥，阴中阳也，可升可降，入足太阴、阳明，手太阴、阳明、太阳之经。"因此曹教授认为苍术既可以健脾、治湿、调节气机，还可治郁、治火。因其归脾、胃、肺、大肠及小肠经，因其温燥之性可治湿，其升降之性能引药归各经，使药达其所，透邪外出，邪热自去。因临床上所见大部分顽固性发热性的肿瘤患者是经过西药抗生素治疗的，抗生素容易损伤脾胃功能，故苍术剂量不宜过大。经多年摸索，曹教授总结 1.5g 为宜。

（二）消化系统恶性肿瘤术后胃肠功能紊乱

消化系统恶性肿瘤术后胃肠功能紊乱包括胃轻瘫、大网膜粘连、肠梗阻等疾病，常以腹胀、腹痛、恶心、呕吐、大便不规律为主要表现。中医根据其临床表现归为痞证、腹痛等范畴。其病因病机是：

其一，手术麻醉、手术创伤、手术操作（操作过程中带来的异物如纱布、滑石粉、缝合材料等的刺激）、手术暴露（长时间暴露导致组织缺血或感染）、术后未及时活动（术后及时活动可促使脏器归之原位）等因素导致人体气机运行不畅而形成气机紊乱。气以通为顺，气滞则清气不升、浊气不降，清浊相干发为本病。因此，气机升降失调、浊气不降是此类痞病病机的关键。

其二，幽门螺杆菌感染所致的痞病。幽门螺杆菌感是导致胃炎、胃溃疡以及胃癌的常见原因。曹正柳教授发现幽门螺杆菌感染是导致痞证缠绵难愈的原因。

其三，手术创伤本身损伤机体，加之肿瘤患者本有气阴两虚。因此，它是一个正虚邪实、虚实夹杂的格局，而以虚实夹杂、以实为主为特点。

其四，此病常因以下生活因素诱发或复发：①情志不舒。曹教授认为素体有气滞血瘀，如有情志不舒，致肝失疏泄，引起气血运行不畅、五脏六腑功能失调，从而加重或诱发本病。②进食不节。进食过饱或过杂，食物不能及时被腐熟运化，就会造成脾胃的损伤进而加重病情。③感受寒邪。阴寒邪盛、阳气受损、温煦推动失职，则经脉气血为寒邪所凝而阻塞不通。故生活不慎为诱因。治疗宜调气、活血、泄浊为主。予加味五磨饮子治疗。药用槟榔、枳实、木香、乌药、沉香、檀香、炒莱菔子、厚朴、玄胡、神曲、虎杖。方中沉香、槟榔、炒莱菔子、厚朴降气，檀香、乌药、玄胡理气，木香行气，枳实破气，神曲健脾和胃、消食调中，虎杖泄浊。全方以降气为主，兼理气、行气、破气，使浊气下行，气行则血行。本方所选用的玄胡“行血中气滞，气中血滞”，配乌药活血顺气，气血同调，病苦自愈。全方共奏调气、活血、泄浊之功[52-54]。对于疫疠之气之幽门螺杆菌感染所致的痞病，治当根治幽门螺杆菌。临床上根据第五次全国幽门螺杆菌感染的处理共识报告的方案，选用四联疗法，即标准剂量 PPI ＋标准剂量铋剂（餐前半小时服）＋ 2 种抗生素（餐后即服），共 14 天[55]。

在生活调养上，曹教授反复告患者要注意 3 件事 6 个问题，总结如下：①避免受寒（注意腹部保暖，不进食冷饮）。②调畅情志（保持愉快的心态）。③饮食有节（建议七八分饱，细嚼慢咽，水果零食种类不宜过多，尽量少食不易消化食物如糯米、坚果类食品等）。

（三）肿瘤相关性失眠

失眠是肿瘤患者最常见的并发症之一。失眠属于中医“不寐、失寐、不得眠”范畴[56]。《类证治裁 · 不寐》中说：“惊恐伤神，心虚不安”[57]。

《景岳全书·不寐》曰："劳倦思虑太过者，必致血液耗亡，神魂无主，所以而不寐。"[59]肿瘤患者的失眠与惊恐、思虑以及药物的影响等多种因素有关。曹教授根据多年来的临床经验，总结了四联疗法治疗肿瘤相关性失眠，首先治疗以治"心"为主；其次运用安神定志汤口服；再次，运用维生素 B_{12} 风池穴穴位注射；最后，小剂量、短时间口服抗焦虑或抗抑郁药物相结合的四联疗法。曹教授强调：首先，失眠治疗的首要任务是心理疏导，疏导患者打开心结，此谓治"心"。其次，自拟安神定志汤为主方。曹教授参考《医学心悟》的安神定志丸，拟定安神定志汤为基础方：党参 20g、茯苓 10g、朱茯神 20g、龙齿 15g（先煎）、石菖蒲 10g、炙远志 15g、玳瑁 8 ～ 10g（先煎）、夜交藤 15g。方中，党参、茯苓益气健脾、宁心化痰以安神，朱茯神、龙齿重镇养心而安神，石菖蒲开窍定惊而安神，远志益智安神，夜交藤养心安神，玳瑁归肝、心经，有平肝定惊之效。全方通过配伍，有益气、健脾、化痰、开窍、定惊、养心、安神之功效。再次，选用维生素 B_{12} 双侧风池穴穴位注射。其中风池穴为少阳经、阳维、阳跷脉的交会穴，针刺能疏调气机，安神定惊。维生素 B_{12} 具有营养神经的功效。用维生素 B_{12} 注射风池穴，将针刺和药物对穴位的刺激作用结合起来，可延长对经络腧穴的刺激时间，达到事半功倍的效果。具体操作方法：用 5mL 注射器抽取维生素 B_{12} 注射液 2mL，排空空气，针头改为皮试针头。双侧风池穴局部消毒，进针方向斜向对侧眼球，深度 0.5 ～ 1.0 寸，缓慢提插至有针感，抽吸针筒无回血后注射维生素 B_{12}。每侧风池穴各注射 1mL，针后在风池穴处用消毒棉签局部轻微揉按 1 ～ 2min。每日 16：30 左右注射 1 次，5 ～ 7 天 1 个疗程。最后，对于失眠较重，且长期服用安眠药的患者，嘱其逐渐递减安眠药用量同时加用小剂量抗焦虑或抗抑郁药物，从而逐渐过渡至中医治疗[60, 61]。

（四）化疗后骨髓抑制

骨髓抑制是化疗药物常见的毒副反应之一，据报道，90% 以上的化疗药物可能导致骨髓抑制[62]。目前治疗肿瘤化疗后骨髓抑制的主要药物为集落刺激因子、重组人促血小板生成素、重组人白介素—11 及糖皮质激素等，但不良反应甚多，已报道单用西药升高白细胞的疗效欠佳，约为 44%[63]。临床上患者常以头晕，乏力，纳呆，恶心呕吐，腰膝酸软，发热及出血倾向等为主要表现，我们可以将其归属于中医学“虚劳”“血劳”“血证”等范畴。化疗药物是“毒邪”的一种，是药毒[64]。《素问》说“大毒治病，十去其六”。化疗药物之药毒侵害机体，药毒损伤脾胃，脾胃运化失常，水谷之精微物质缺乏，气血生化无源；药毒侵入骨髓，髓不化血以致血虚。气不生血，髓不化血，气不摄血，而出现气虚、血虚以及出血等表现。《景岳全书》曰：“肾为水脏，主藏精而化血。”《素问·生气通天论》曰：“骨髓坚固，气血皆从。”因此曹教授认为化疗后骨髓抑制的虚损病因为药毒内侵，病变脏腑关键在脾肾，病变主要部位在骨髓。化疗后骨髓抑制从脾、从肾论治，以益气补血，健脾补肾为主。方常选用四君子汤、归脾汤、玉屏风散等。选用补脾、补肾、补气、补血之药物。补气药选党参、黄芪、白术、人参；补血药选熟地黄、阿胶、枸杞子、黄精；补肾阴药选枸杞子、黄精、女贞子、龟版、石斛、桑椹；补肾阳药选菟丝子、补骨脂、冬虫夏草、杜仲、蛤蚧等。

（五）放射性炎症

放射治疗是利用辐射能对生物组织作用后的临床效应作为治疗恶性肿瘤的手段，中医认为放射线属于“热毒”之邪，在杀灭肿瘤细胞的同时，对正常局部组织也有不同程度的损伤，使患者出现一系列“热毒炽盛”的临床症状，包括黏膜的溃疡、糜烂，皮肤的红肿热痛、皮疹，甚至溃烂出血等。热盛伤阴亦会引起口舌咽干以及发热等全身症状[65]。头颈部恶性肿瘤如鼻咽癌、上颌窦癌、口腔癌、喉癌、甲状腺癌等放疗会引起放射性口腔炎、放射性咽喉炎、放射性口干症等。胸部肿瘤主要包括食管癌、肺癌、乳腺癌、纵隔肿瘤，放疗等会引起放射性食管炎、放射性肺炎。盆腔肿瘤如子宫癌、宫颈癌或膀胱癌，放疗后的并发症为放射性肠炎。曹教授认为放疗之热毒邪气伤害人体，临床上常以热毒炽盛、气阴两虚、阴虚火旺为主要表现。治疗上以清热解毒、益气生津、养阴清热或滋阴降火、养阴润燥为主。常选用五味消毒饮、沙参麦门冬汤、增液汤以及生脉饮加减。如表现为热毒炽盛。可以选用选金银花、菊花、黄柏、黄连、黄芩、山豆根、连翘、生甘草、重楼、白花蛇舌草、半枝莲、紫花地丁、虎杖、败酱草、苦参、地榆清热解毒。如表现为阴虚火旺、气阴两虚，可以选用选知母、黄柏、地骨皮、青蒿、白茅根、芦根、北沙参、石斛、枸杞、太子参、西洋参、玄参、生地等养阴清热，益气养阴。

（六）手足综合征

靶向药物属于风热之邪，热毒蕴内，肺脏外合皮毛，热毒外达，故见靶向药物相关性皮疹，表现为红斑红疹、皮肤瘙痒。血热伤阴，日久则见口干、脱屑。这一阶段，以祛风清热、固卫阴精为主要治则，临证常以麦冬、石斛、金银花清热养阴，以白鲜皮、地肤子祛风止痒。

七、日常生活调养

肿瘤患者日常的生活调养亦很重要。

1. 肿瘤患者饮食调养

《内经》曰："毒药攻邪，五谷为养，五果为助，五畜为益，五菜为充，气味合而服之，以补精益气。"食疗是中医体系的重要组成部分，与临床实践密切关联，也是肿瘤综合治疗的重要组成部分。肿瘤患者的食物要多样化。同时，肿瘤患者一定要有饮食禁忌，在不同治疗时期注意药食同源的选择，辨证饮食。在放疗期间，热灼伤阴，可以进食滋阴生津的食物，如甘蔗、桑椹、蜂蜜、荸荠汁、鳖肉等。化疗期间食欲差，可进食一些健脾食物如山药、薏苡仁、芡实、莲子等。平时如有血虚可食用龙眼肉、大枣、莲子等。血瘀用山楂。热毒炽盛选清热解毒药物如金银花、马齿苋。祛除痰湿的药物有薏苡仁、茯苓、赤小豆等。同时，肿瘤患者要求饮食禁忌。曹教授认为世上食物品种多样，物质丰富，肿瘤患者的饮食要多样化，同时也要有选择性食物禁忌，更利于疾病的恢复。在饮食方面，常建议肿瘤患者禁食以下食物：鲫鱼、鲤鱼、鳙鱼、鲢鱼、狗肉、猪头、猪脚、鸡、鸡蛋、鹅、虾、螃蟹、韭菜、黄花菜、茼蒿、香菜、扁豆和竹笋。以上食物多为性温，香燥之品，进食后容易助热而耗气伤阴，轻者或会影响药效，长期食用或可引起肿瘤的复发与转移。

2. 腹部手术肿瘤患者术后调养

曹教授认为腹部手术因麻醉、创伤等因素，会导致人体气机运行不畅而形成气机紊乱。气以通为顺，气滞则清气不升，浊气不降，清浊相干而出现痞满、呃逆、腹痛、腹胀、便秘、便溏等症状。曹教授认为有腹部手术的肿瘤患者容易产生痞病，稍有不慎即可出现上述腹部不适症状，严重者形成肠梗阻，甚至需要手术治疗。曹教授长期的临床观察发现，此病常因受寒、情志不舒、饮食不节而产生。因此曹教授常嘱咐有腹部手术的肿瘤患者注意三件事六个问题，总结如下：避免受寒（注意腹部保暖，不进食冷饮），调畅情志（避免忧愁），饮食有节（建议七八分饱；细嚼慢咽；水果零食种类不宜过多；尽量少食不易消化食物如糯米、坚果类食品等）[54]。

此外，可以在恢复期从事轻松的工作，做一些简单的家务，也可以出行访友或短时间的旅游。同时，正如翁广安博士所说的癌症康复三大信念：相信癌症是一种疾病，不一定会致命；相信体内的免疫系统是癌的克星，与之有不共戴天之仇；相信抗癌的治疗是支援体内防御的盟友。

综上所述，曹教授认为气阴两虚为本、痰毒瘀浊互结为标，气机郁滞贯穿始终，是肿瘤的主要病机。其病理特点是虚实夹杂，其特点是正虚邪实。在治疗上肿瘤治疗强调“话疗”以调畅情志；提出祛邪扶正是其治则，祛邪法包括软坚散结法、消痰泄浊法、清热解毒法，扶正包括益气健脾法、养阴生津法。以加味消瘰丸为治疗肿瘤主方。用药上要注意理气药物的使用、活血化瘀药的使用、疏肝药的使用、健脾药的使用、引经药的使用、通腑药的使用、辨病辨证的结合，尤其注意春季用药、寒温并用、肿瘤阶段性用药、把握好攻与补的平衡等。在肿瘤相关性疾病的治疗方面，对于如癌性相关性发热、消化系统恶性肿瘤术后胃肠功能紊乱、肿瘤相关性失眠、化疗后骨髓抑制、放射性炎症、手足综合征等的治疗做了简单介绍。平时生活调养：一方面，肿瘤患者的食物要多样化；另一方面，肿瘤患者一定要有饮食禁忌，在不同治疗时期注意药食同源的选择，辨证饮食。有腹部手术的肿瘤患者术后要注意避免受寒，调畅情志，饮食有节。中医药治疗肿瘤有其特定的优势，要正确认识中医中药在肿瘤治疗过程中的作用。中医药治疗配合手术、化疗、放疗等西医治疗的方法，可以改变肿瘤的生存微环境，提高机体免疫力，改善术后、带瘤时患者的生存质量，防止或抑制肿瘤的发展、复发、转移，延长肿瘤患者的生存时间。总之，肿瘤的发病率越来越高，西医治疗是目前的主要趋势，而临床实践证明，中医药治疗配合手术、化疗、放疗等西医治疗的方法，可以改变肿瘤的生存微环境，提高机体免疫力，改善术后、带瘤患者的生存质量，防止或抑制肿瘤的发展、复发、转移，延长肿瘤患者的生存时间。中医治疗主要为扶正与祛邪两方面。扶正可祛邪，祛邪亦是扶正，邪去则正安，邪消正复。在肿瘤治疗的整个过程中要时时祛邪、不断扶正。屡攻屡补，以平为期。既要防止过度攻邪损伤正气，又要防治扶正助邪。古人云："虚不受补。"在临床中运用时不宜大补，以防大补扶正助邪。对于刚结束手术、放化疗的患者，因其正气亏虚，以扶正为主，祛邪药味数要少，量要小，以祛邪而不伤正。对于正气已复、病情稳定者，适当祛邪。要以未病先防为主，防其转移或复发。病灶稳定，则祛邪药再可加量，以既病防变。在临床实际运用中，根据患者的体质以及病情的阶段掌握好扶正祛邪之间的平衡。

综上，曹教授认为，中医治疗应该贯穿于肿瘤治疗的全过程，发扬中医宝库的优势，才能为人民的健康带来更多福祉。

参考文献

[1] 东轩居士．卫济宝书 [M]. 北京：人民卫生出版社，1956：16.

[2] 杨士瀛．新校注杨仁斋医书——仁斋直指方论 [M]. 福州：福建科学技术出版社，1989：5793.

[3] 郑佐．《内经》积聚类疾病研究 [D]. 沈阳：辽宁中医药大学，2015.

[4] 卢文杰，段绿化．对肿瘤本质及其病因的探讨 [J]. 山东中医杂志，2010，29（02）：77—79.

[5] 程海波，吴勉华．周仲瑛教授“癌毒”学术思想探析[J]. 中华中医药杂志，2010，25(06)：866—869.

[6] 周仲瑛，程海波，周学平，等．中医药辨治肿瘤若干理念问题的探讨 [J]. 南京中医药大学学报，2014，30（02）：101—104.

[7] 程海波．癌毒病机理论探讨 [J]. 中医杂志，2014，55（20）：1711 月 1715.

[8] 常富业，王永炎．浅识王永炎院士论癌症 [J]. 中华中医药杂志，2010，25（03）：389—390.

[9]Kenny PA, Lee GY, Bissell MJ.Targeting the tumor microenvironment[J].Front Biosci.2007，12：3468—3474.

[10]Barker HE, Paget JT, Khan AA, Harrington KJ.The tumour microenvironment after radiotherapy:mechanisms of resistance and recurrence[J].Nat Rev Cancer.2015,15(7)：409—425.

[11] 王锦鸿．中医在治疗恶性肿瘤中的作用与地位 [J]. 江苏中医，2001（11）：1—3.

[12] 顾海，张宗明，王明艳，等．从肿瘤的治疗看中西医结合之路 [J]. 现代肿瘤医学，2011，19（09）：1872—1874.

[13] 刘永叶，谢晓冬，刘大为，等．补中益气汤改善晚期恶性肿瘤患者生活质量：48 例疗效观察 [J]. 中国临床康复，2004（32）：7242—7243.

[14]O'Regan D,Filshie J.Acupuncture and cancer[J].Auton Neurosci.2010,157(1—2)：96—100.

[15] 郑召鹏，杨卫兵，李宁，等．注射用黄芪多糖预防非小细胞肺癌化疗后骨髓抑制的疗效观察 [J]. 中草药，2013，44（02）：208—209.

[16] 季昆明，黄美琴．健脾益气汤联合恩丹西酮对大肠癌化疗后消化道反应的疗效观察 [J]. 四川中医，2012，30（11）：86—87.

[17] 刘峰林，黄焰．扶正解毒方联合化疗治疗晚期非小细胞肺癌临床研究 [J]. 中国中医药现代远程教育，2011，9（05）：152—153.

[18] 叶强，刘辉华．自拟扶正三升汤改善恶性肿瘤化疗后骨髓抑制的疗效观察 [J]. 内蒙古中医药，2016，35（05）：20—21.

[19] 周富强．用中药硬膏穴位热敷法联合艾灸疗法预防化疗后骨髓抑制的效果观察 [J]. 当代医药论丛，2014，12（01）：70—71.

[20] 薛婷，王运波，耿惠，等．中药联合放疗治疗中晚期食管癌近期和远期效果观察 [J]. 中国药物与临床，2017，17（07）：1004—1006.

[21] 刘嘉湘，施志明，徐振晔，等．滋阴生津益气温阳法治疗晚期原发性肺腺癌的临床研究[J]. 中医杂志，1995（03）：155—158.

[22] 刘彧宏，魏克民，吴益萍，等．扶正消积方加减联合化疗治疗晚期非小细胞肺癌临床疗效观察 [J]. 中国现代医生，2013，51（06）：70—72.

[23] 刘瑞，花宝金．中医药参与肿瘤综合治疗模式现状与分析[J]. 中国肿瘤，2014，23（04）：311 月 315.

[24] 杜丽华，胡慧菁．谈中医治疗肿瘤 [J]. 中国中医药现代远程教育，2010，8（17）：279—281.

[25] 彭中娟，曹正柳．曹正柳教授治疗癌症的经验介绍 [J]. 光明中医，2014，29（12）：2518—2519.

[26] 彭中娟，曹正柳．曹正柳治疗肿瘤的学术思想探析 [J]. 中国中医基础医学杂志，2019，25（11）：1515—1517.

[27] 张兴，念家云，杨霖，等．王笑民治疗肿瘤临证思路[J]. 中华中医药杂志，2017，32（02）：625—627.

[28] 杨柱，陈学习．肿瘤的中医病因病机初探 [J]. 中国民族民间医药杂志，2004（06）：321—323.

[29] 贾玫，何莹莹，李佳汝，等．情志因素与乳腺癌 [J]. 中国临床医生，2011，39（06）：28—29.

[30] 周阿高，董佳容，黄纲，等．情志与恶性肿瘤的关系探析 [J]. 江苏中医药，2008（02）：16—18.

[31] 施玲，段其昌老师治疗恶性肿瘤经验 [J]. 云南中医中药杂志，2019，40（06）：6—9.

[32] 潘磊，陈培丰．清热解毒中药抗肿瘤作用机理研究进展[J]．中华中医药学刊，2007(03)：569—571.

[33] 国家药典委员会．《中华人民共和国药典》［M］．北京：中国医药科技出版社，2015：292.

[34] 王翰华，阮昊，从惠方．十种含浙贝母中成药中的二氧化硫残留量分析[J]．湖北农业科学，2017，56（11）：2128—2130.

[35] 李医明，蒋山好，朱大元．玄参属植物化学成分与药理活性研究进展［J］．中草药，1999（04）：307—310.

[36] 吴普．神农本草经［M］．北京：人民卫生出版社，1982：21.

[37] 马伟，刘西岭，邵国泉，等．夏枯草的化学成分研究进展[J]．赤峰学院学报(自然科学版)，2018，34（12）：31—32.

[38] 杨韵，徐波．牡蛎的化学成分及其生物活性研究进展[J]．中国现代中药，2015，17(12)：1345—1349.

[39] 杜萌，丁安伟，陈彦．薏苡仁化学成分及其防治肿瘤作用机制研究［J］．吉林中医药，2012，32（02）：195—198.

[40] 陶小军，雷雪霏，李云兴，等．薏苡仁油的镇痛止血作用［J］．中国实验方剂学杂志，2010，16（17）：161—163.

[41] 国家药典委员会．中华人民共和国药典［M］．北京：中国医药科技出版社，2010：109—110.

[42] 石梦莹，卢小路，熊思会，等．半枝莲抗肿瘤药理研究进展[J]．世界中医药，2016，11(04)：741—743.

[43] 北京市卫生局．北京市中药材标准［M］．北京：首都师范大学出版社，1998：289—290.

[44] 赫军，李栋，马秉智，等．藤梨根化学成分和抗肿瘤药理作用研究进展［J］．中国实验方剂学杂志，2015，21（04）：213—218.

[45] 毛宇，徐芳，徐小娟，等．白花蛇舌草抗肿瘤成分及其作用机理研究进展［J］．现代预防医学，2015，42（17）：3128—3132.

[46] 潘年松．中医学［M］．北京：人民卫生出版社，2018：112—115.

[47] 赵文景，王悦芬，周杰，等．张炳厚教授应用引经药经验[J]．河北中医，2015，37(10)：1445—1447.

[48] 王晓群，李小江，杨佩颖，等．贾英杰教授运用截断疗法治疗肿瘤学术思想探析［J］．中华中医药杂志，2014，29（09）：2845—2847.

[49] 包芳芳．中医药治疗恶性肿瘤的策略和体会［J］．天津中医药，2011，28（04）：351—352.

[50] 李中梓．医宗必读 [M]. 上海：上海科学技术出版社，1987：215.

[51] 吴谦．医宗金鉴：外科心法要诀 [M]. 北京：人民卫生出版社，1963：233.

[52] 曹正柳，谢庆斌．痞之辩惑论 [J]. 新中医，2011，43（11）：124—125.

[53] 王康，曹正柳，彭中娟．曹正柳运用调气行血泄浊法治疗术后肠粘连经验介绍 [J]. 时珍国医国药，2018，29（09）：2257—2258.

[54] 彭中娟，曹正柳．曹正柳教授治疗大网膜粘连综合征经验介绍 [J]. 内蒙古中医药，2014，33（13）：21—22.

[55] 刘文忠，谢勇，陆红，等．第五次全国幽门螺杆菌感染处理共识报告 [J]. 中华消化杂志，2017，37（06）：364—378.

[56] 吴勉华．中医内科学 [M]. 北京：中国中医药出版社，2012.

[57] 林佩琴．类证治裁・不寐 [M]. 北京：人民卫生出版社，2015.

[58] 傅景华．黄帝内经素问 [M]. 北京：中医古籍出版社，1997.

[59] 张介宾．景岳全书 [M]. 北京：人民卫生出版社，2007.

[60] 黄玲玲，曹正柳．曹正柳教授治疗围绝经期失眠经验 [J]. 光明中医，2015，30（09）：1862—1863.

[61] 彭中娟,曹正柳．曹正柳教授治疗顽固性失眠经验介绍[J]. 中医临床研究,2020,12(19):76—78.

[62] 王兆炯．中医对于恶性肿瘤化疗后骨髓抑制的临床研究 [J]. 长春中医药大学学报，2011，27（02）：203—204.

[63] 杨生文，季淑英．人粒细胞集落刺激因子在化疗支持中的应用 [J]. 张家口医学院学报，2003（06）：15—16.

[64] 田劭丹，陈信义．中医药治疗恶性肿瘤特色与优势 [J]. 现代中医临床，2019，26（02）：8—17.

[65] 田劭丹，陈信义．中医药治疗恶性肿瘤特色与优势 [J]. 现代中医临床，2019，26（02）：8—17.

中编

曹正柳肿瘤医案集萃

肺癌案

肺癌案一

初诊：

黎某某，男，61岁。

主诉：反复咳嗽3个月。

现病史：患者长期吸烟30余年，20支/天。患者3个月前（2015年10月22日）因咳嗽咳痰入南昌大学第二附属医院（后称“我院”）肿瘤科。2015年10月23日患者出现咯血，血鲜红色，伴指尖大小组织，咳出物送检做病理。病理结果提示：咳出物为恶性肿瘤。CT提示：右肺下叶占位伴中、下叶阻塞性不张、炎症，考虑中央型肺癌，肿块大小为7.1cm×6.1cm。10月29日免疫组化结果支持间叶源性，形态上支持上皮源性。考虑肺肉瘤样癌。瘤细胞：Vim（+）、CD56（+）、Ki—67约90%（+）、CK（-）、TTF1（-）、NapsinA（-）CK7（-）CK5/6（-）P63（-）Syn（-）、CgA（-）、HMB45（-）、CD2（-）、CD3（-）、GrB（-）、MelanA（-）、CD34（-）、CD31（-）、DES（-）。后行右肺下叶占位穿刺活检标本提示：右肺下叶恶性肿瘤。患者于2015年11月开始化疗，并先后2次在局麻下行支气管插管灌注化疗术，之后因体重下降明显，自觉体力差，不能耐受化疗而于2015年12月14至中医科就诊。

刻下症：咳嗽、咳痰、乏力、胸闷、大便偏干，口干，食欲差。

查体：舌质暗红，舌边有齿痕，舌苔薄白，舌面有裂纹，脉细滑。

西医诊断：肺肉瘤样癌。

中医诊断：癌（毒瘀浊互结，兼气阴两虚）。

治法：化痰、解毒、泄浊，益气、养阴。

处方：消瘰丸加减。

浙贝母 20g、牡蛎 15g（先煎）、玄参 10g、肿节风 15g、毛慈姑 10g、白花蛇舌草 15g、虎杖 20g、猫爪草 15g、天龙 1 条、野菊花 15g、石上柏 9g、党参 20g、灵芝 10g。

二诊：

2016 年开始放疗并再次化疗。患者因化疗常有恶心、呕吐、不思饮食、腹胀症状，此次在放化疗前服用。

治法：理气疏肝，健脾和胃、降逆止呕。

处方：四逆散加减。

柴胡 10g、柿蒂 10g、法半夏 10g、厚朴 15g、炙甘草 10g、白芍 20g、枳壳 15g、竹茹 10g、麦芽 15g、谷芽 15g、虎杖 25g、沉香 5g（后下）、建曲 20g、鸡内金 20g、焦山楂 30g。

服用中药后患者自诉恶心、呕吐、不思饮食、腹胀较未服中药前明显减轻。后在行西药治疗过程中间断服用中药。

三诊：

患者期间行放化疗多次，2016 年 8 月 23 日行最后一次化疗。2016 年 7 月 18 日复查 CT 提示右肺下叶肿块（3.1cm×1.5cm），右肺下叶肺癌伴右肺阻塞性肺不张、炎症。经过多学科讨论，建议患者行手术切除治疗。患者因个人原因拒绝手术而改为纯中医治疗。

刻下症：咳嗽、咳痰、时有胸闷、气喘，双下肢轻度水肿。

治法：化痰、解毒、泄浊，益气、养阴、软坚、散结。

处方：消瘰丸加减。

浙贝母 20g、牡蛎 12g（先煎）、玄参 10g、鳖甲 15g（先煎）、白芥子 8g、鼠妇 10g、野葡萄藤 15g、白花蛇舌草 15g、猫爪草 15g、猫人参 15g。灵芝 10g。

后续复诊五年，其间有胸闷、气喘及下肢水肿，加葶苈子 15g、大枣 15g、冬瓜皮 30g、桑白皮 15g。有性功能障碍，加锁阳 20g 或煅阳起石 15g 或酒制狗鞭 10g。有下肢抽搐，加伸筋草 15g。咳嗽明显，加用款冬花 12g。腰酸软疼痛，加狗脊 15g。腹胀气喘明显，加沉香 3g 或青皮 10g。咽喉不利，加连翘 20g 或罗汉果 12g。失眠，加柏子仁 20g。痰黄，加蒲公英 15g。痰黄稠，加胆南星 10g。痰多偏白，加化橘红 15g。口干明显，加北沙参 20g、石斛 20g 或百合 20g。心慌心悸，加紫石英 15g。乏力食欲减退，加党参 20g 或太子参 30g。头晕伴有血压轻度升高，加钩藤 15g。肢体疼痛，加姜黄 15g。其间解毒散结药间断换用龙葵 10g、重楼 6g、盐橘核 15g。

该患者根据辨病以及辨证用药共服用中药 5 年余（前 3 年每天服，第 3 年至第 5 年隔天服）。在治疗过程中患者拒绝任何检查，2021 年 3 月来中医科复查，查肿瘤四项正常。2021 年 3 月 12 日复查 CT，提示右肺上下叶近肺门部实变为主病变（右肺上叶后段及下叶肺门部分条片状实变，强化欠均匀，内见含气支气管，周边少许条索影，余气管、支气管通畅，两肺门及纵隔未见明确肿大淋巴结）。

按语：

肺肉瘤样癌是一类罕见、分化极差、高度侵袭性的肿瘤。WHO 把它定义为一类含有肉瘤或肉瘤样分化成分的非小细胞肺癌，其发病率占非小细胞肺癌总数的 2% ~ 3%，占原发性肺癌的 0.1% ~ 0.4%。肺肉瘤样癌分化极差，具有高度侵袭性，早期首选手术治疗，术后易复发。但因其对化疗不敏感，治疗手段有限，一直是临床研究关注的重点和难点。该患者采取中西医结合的方法，生存期已经超 5 年，疗效好。曹正柳教授认为，对于肺癌的治疗，应该采取中西医结合的综合治疗手段。化疗、放疗均是祛邪之手段，可以迅速减轻肿瘤负荷，在使用西医祛邪手段时，中医中药以扶正为主，为机体在化疗、放疗时保驾护航，减轻其伤正之副作用。而西医的祛邪手段可以为中医的治疗减轻压力，铺平道路。该患者停止放化疗后中医的治疗一直坚持辨病与辨证相结合，扶正祛邪并用。曹正柳教授认为该肺癌患者取效的治疗方案是：第一，要坚持服药，前 3 年每天服药 1 剂，第 3 到 5 年隔日 1 剂。5 年后间断服用。第二，注意季节性用药，每年立春前后 1 个月加用复方斑蝥胶囊以加强祛邪之力。第三，在整个过程中始终强调要慎用活血化瘀药，因为曹正柳教授认为长期或大剂量使用活血化瘀药，有可能促进肿瘤的复发甚至转移。第四，该患者体质强壮，而肺部症状不明显，故始终以辨病辨证、祛邪扶正相结合，而以辨病祛邪为主。第五，强调忌口。第六，正常生活，保持积极的心态。

中西医结合治疗是治疗肺癌的重要手段，中医药治疗肺癌有其特定的优势。我们要正确认识到中医在肺癌治疗过程中的作用。一方面，中医药治疗配合化疗、放疗等西医治疗的方法，可以改变肿瘤的生存微环境，提高机体免疫力，改善患者的生存质量，起到减毒增效的作用。另一方面，在确定肺癌后 3 ~ 5 年服用中药防止或抑制肿瘤的复发、转移，从而延长肺癌患者的生存时间。

肺癌案二

初诊：

刘某，男，49 岁。

主诉：咳嗽、咯血 2 月余。

现病史：患者于 2021 年 7 月出现咳嗽，痰中带血，伴有胸闷。因出现疲倦乏力，体重减轻约 3.5kg，至省人民医院行胸部 X 线平片（简称“胸片”）检查，提示右肺占位性病变（右肺门可见 2cm×3cm 左右类圆形影）。

继之行纤维支气管镜进行病理检查，提示鳞状细胞癌。由于占位临近血管，患者家属综合考虑后未行手术治疗，于 2021 年 9 月至我院中医门诊就诊。

刻下症：疲倦乏力，精神尚可，咳嗽、咯血、胸闷，痰多黏稠，痰色白而不易咳出，大便秘结，每 2—3 日一行。

查体：舌质稍暗，舌苔白而厚，脉细滑。

西医诊断：肺鳞状细胞癌。

中医诊断：癌（痰浊互结）。

治法：消痰散结，止血化浊。

处方：浙贝母 20g，夏枯草 15g，生牡蛎 15g（先煎），玄参 5g，猫爪草 15g，龙葵 15g，土茯苓 15g，山慈姑 10g，白花蛇舌草 15g，白芥子 15g，紫背天葵 15g，鼠妇 10g，藕节炭 20g，荆芥炭 15g。每日 1 剂，水煎温服。患者首服 15 剂复诊。

二诊：

患者咳嗽咳痰较前有缓解，咳痰中带血明显减少，但胸闷、咳嗽、咳白痰、疲倦乏力如故。守上方去藕节炭，加党参 30g，虎杖 30g。每日 1 剂，水煎温服，继进 15 剂，痰中带血症除，大便通调。

三诊：

在前方基础上化裁，连续服药半年，复查提示右肺类圆形影基本未见明显变化。咳嗽、咳痰症状亦减少，精神尚可，无明显自觉症状。患者不欲继续服药而未进行治疗。

按语：

患者肺癌诊断明确，拒绝行手术及综合治疗。曹教授认为在此情形下，运用中医药治疗，应着重加强消痰化浊、软坚散结。方中，浙贝母苦辛微寒，善消痰散结，且兼开郁清热，为君药。夏枯草苦辛寒，辛以散结，可助贝母软坚散结，兼能清热，为臣药。玄参苦甘咸寒，可清降虚火，使液充火降则痰无由生，其咸能软坚亦助君臣散结消瘰，为方中之佐药，共奏消痰散结，泄浊解毒防癌之效。猫爪草、白花蛇舌草、龙葵、山慈姑等药物或有泄浊之功，或有清热解毒之效，经现代药理研究具有一定的抗肿瘤作用。慎用活血化瘀药，为化瘀不必非用活血药，行气、健脾、补气也可达到化瘀之目的。脾为后天之本，气血生化之源，脾健运则气血充盈；行气、健脾、补气并用，使气血充盈，气行则血行。白芥子豁痰利气、散结通络。该患者为肺癌，咳嗽咯血，适当加入藕节炭、荆芥炭以收敛止血。如癌症已有转移，可适当常加用虫类药如天龙、鼠妇破瘀通络以泄浊，促进癌肿消散。

肺癌案三

初诊：

刘某某，57岁。

主诉：肺癌术后4年余。

现病史：2013年患者因肺癌在我院行左上肺切除术。术后病理左上肺中分化腺癌，术后分期cT2N0M0。其间门诊规律复查，为改善不适症状，预防肿瘤复发，提高机体免疫力，2017年8月14日至中医科就诊。

刻下症：胸痛不适，精神食欲欠佳，睡眠一般，无明显咳嗽咳痰，无口苦、无恶寒发热、无自汗盗汗。

查体：舌体胖，舌边有齿痕，舌面有裂纹，舌苔薄黄，脉细弦。

西医诊断：肺癌术后。

中医诊断：癌（肺肾两虚，痰湿结聚）。

治法：益气养阴，清热解毒，化痰散结。

处方：消瘰丸合七紫汤加减。

蜜紫菀15g、紫河车9g（先煎）、炒紫苏子15g、天葵子15g（后下）、沉香5g（后下）、核桃仁15g、白果仁8g、浙贝母20g、牡蛎15g（先煎）、玄参10g、猫爪草15g、山慈姑10g、瓜蒌皮15g、薤白12g、野葡萄藤15g、白花蛇舌草15g、罗汉果12g、鼠妇10g。

30剂，每日1剂，分2次温服。

此方变更化裁，连续用药至2020年2月。

二诊：

2020年2月10日门诊，患者肺癌术后7年余，现复查CT肺结节较2019年6月有所增大，大者11mm。诉时有咳痰，胸闷不适，无明显咳嗽，无低热盗汗等症。舌体胖，舌边有齿痕，舌面有裂纹，舌苔薄黄，脉细弦。用药如下：

肿节风15g、重楼6g、醋鳖甲20g（先煎）、沉香5g（后下）、浙贝母20g、猫爪草15g、山慈姑10g、牡蛎15g（先煎）、玄参10g、鼠妇10g、盐橘核30g、山豆根6g、白花蛇舌草15g、南方红豆杉8g、干石斛20g、炒芥子8g、北沙参20g、炒川楝子15g、姜黄15g。

30剂，每日1剂，分2次温服。

鸦胆子油软胶囊4粒，口服，每天2次。

随症加减，服药至2022年3月。

三诊：

2022年3月10日门诊，患者肺癌术后9年余，复查CT两肺散在结节较前有所增大，大者13mm。患者2020年7月又行肺癌切除术（浸润性或转移性腺癌），已行20余次化疗及免疫治疗。2021年11月复查CT提示纵隔数个淋巴结直径5mm。2021年12月复查CT提示肺部磨玻璃结节 6mm，较前无变化，胆囊结石；总胆红素 26.02umol/L、直接胆红素 5.33umol/L、间接胆红素 20.69umol/L、尿蛋白浓度 217.22mg/L、尿微量白蛋白 89.55mg/L。现下肢浮肿，上肢屈伸不利、大便溏。时有肩关节隐痛、腰痛。舌体胖，舌边有齿痕，舌面有裂纹，舌苔薄黄，脉细弦。调整用药如下：

浙贝母 20g、玄参 10g、猫爪草 15g、牡蛎 15g（先煎）、薏苡仁 30g、猫人参 15g、藤梨根 15g、白花蛇舌草 15g、灵芝 10g、龙葵 10g、重楼 6g、夏枯草 10g、天龙 1 条、橘核 30g、芥子 8g、茵陈 15g、太子参 30g、茯苓皮 30g、鳖甲 30g（先煎）、山慈姑 10g、大腹皮 15g、桑白皮 15g、郁金 15g、延胡索 15g、白英 10g。

30 剂，隔日 1 剂，分 2 次温服。

四诊：

2023 年 9 月 21 日门诊，患者 2023 年 6 月血常规、肿瘤指标正常、总胆红素 37.7umol/L、直接胆红素 7.1umol/L、间接胆红素 30.6umol/L、尿蛋白浓度 183.53mg/L、尿微量白蛋白 38.42mg/L；CT 提示两肺上叶术后改变，两肺小结节大者 8mm×6mm；胆囊多发结石。彩超提示胆囊胆固醇结晶。近期发现有脑梗死灶。稍有咳嗽。近期左侧胸部时有隐痛，服药后隐痛缓解。舌体胖，舌边有齿痕，舌面有裂纹，舌苔薄黄，脉细弦。用药如下：

浙贝母 20g、猫爪草 15g、牡蛎 15g（先煎）、玄参 10g、龙葵 10g、白花蛇舌草 15g、藤梨根 15g、重楼 6g、虎杖 15g、橘核 30g、芥子 8g、夏枯草 10g、天龙 1 条、白英 10g、白马骨 15g、全须生晒参 10g（先煎）、鳖甲 30g（先煎）、百合 20g、山慈姑 10g、千里光 15g、化橘红 15g、延胡索 15g、鱼腥草 15g、葶苈子 15g、石斛 20g。

30 剂，隔日 1 剂，分 2 次温服。

按语：

肺癌是严重危害人类健康的恶性肿瘤之一，近年来世界各地的发病率持续上升。肺癌的成因非常复杂，大致认为与吸烟、空气污染、慢性呼吸性疾病、家族遗传、精神因素等均有密切的关系。由于肺癌患者就诊时有70% ~ 80%已属晚期，故预后较差，患者生存期的长短与肿瘤的发病部位、转移部位、组织学类型、病程与分期以及患者的年龄与机体的免疫状态、治疗措施等均有直接的关系。

曹教授认为肺癌起病的病因在于正气内虚，邪毒内结。病理有邪毒侵肺、痰湿内聚、正气内虚三点。其中脏腑阴阳失调、正气内虚是主要的内在原因。肺、脾、肾三脏气虚均可致肺气不足、加之长年吸烟，热灼津液；阴液内耗，致肺阴不足，气阴两虚，升降失调，外邪得以乘虚而入，客邪留滞不去，气机不畅，血行瘀滞，久而成积。

曹教授认为大部分肿瘤患者都存在不同程度的正虚，需长期中药治疗。肿瘤中医药治疗需要分阶段规范化治疗，肺癌术后作为一个阶段，扶正培本、抗癌解毒是该阶段的治疗总则。用药忌攻伐太过，讲究平调阴阳、缓和致远。认为中医在该阶段不仅可促进患者术后恢复，还能增强患者免疫功能，在一定程度上控制肿瘤术后的转移、复发。

肺癌案四

初诊：

魏某某，女，61岁。

主诉：肺癌术后1年半。

现病史：患者因“体检发现左肺中叶结节”，在当地医院就诊，诊断肺癌。于2017年10月行胸腔镜下左中肺癌根治术，病理报告示：浸润性腺癌，大小1.8cm×1.5cm×1cm，脏膜（-），切缘（-），脉管及神经（-），淋巴结 0/12，分期为 IA（TINOMO）期。既往有高血压病史。

刻下症：腰部以下皮肤瘙痒，神疲乏力，活动后气短，食欲欠佳，睡眠一般，无明显咳嗽咳痰，无口苦、无恶寒发热、无自汗盗汗。

查体：舌质稍暗红，舌面有裂纹，舌苔薄黄，脉细弦滑。

西医诊断：肺癌，高血压 3 级。

中医诊断：癌（肺脾气虚，湿毒结聚）。

治法：健脾益肺，清热利湿，化痰散结。

处方：消瘰丸加减。

玄参 10g、浙贝母 20g、牡蛎 15g（先煎）、夏枯草 10g、鼠妇 10g、干石斛 20g、猫人参 15g、猫爪草 15g、野葡萄藤 15g、山慈姑 10g、党参 30g、薏苡仁 30g、白花蛇舌草 15g、白鲜皮 15g、盐橘核 30g、炒芥子 8g、苦参 10g、北沙参 30g、人参 8g。

30 剂，每日 1 剂，分 2 次温服。

二诊：

2020 年 3 月 16 日门诊，患者肺癌术后 2 年半，仍有皮肤瘙痒，夜间起疹。复查肿瘤指标正常，肺部 CT 无变化，双侧腋窝稍大淋巴结 5.0mm。舌质稍暗红，舌面有裂纹，舌苔薄黄，脉细弦滑。

夏枯草 10g、玄参 10g、牡蛎 15g（先煎）、浙贝母 20g、石斛 20g、野葡萄藤 15g、鼠妇 10g、猫爪草 15g、猫人参 15g、山慈姑 10g、白花蛇舌草 15g、薏苡仁 30g、醋鳖甲 20g（先煎）、党参 30g、蛇床子 15g、北沙参 30g、肿节风 15g、炒芥子 8g、盐橘核 30g、白鲜皮 15g、蝉蜕 5g、炒僵蚕 10g。

30 剂，每日 1 剂，分 2 次温服。

氯沙坦钾氢氯噻嗪片 62.5mg，口服，每天 1 次。

硝苯地平控释片 30mg，口服，每天 1 次。

鸦胆子油软胶囊 2.16g，口服，每天 2 次。

三诊：

2021 年 5 月 25 日门诊，患者 2020 年 8 月复查肿瘤指标正常、CT 较前无明显异常。偶有皮肤瘙痒，精神好转，睡眠可。舌质稍暗红，舌面有裂纹，舌苔薄黄，脉细弦滑。

浙贝母 20g、牡蛎 15g（先煎）、玄参 10g、夏枯草 10g、猫人参 15g、猫爪草 15g、野葡萄藤 15g、鼠妇 10g、干石斛 20g、醋鳖甲（先煎）30g、薏苡仁 30g、党参 30g、白花蛇舌草 15g、山慈姑 10g、北沙参 30g、盐橘核 30g、炒芥子 8g、天麻 15g、蛇床子 15g、白鲜皮 15g、苦参 10g、炒僵蚕 10g、蝉蜕 5g、葛根 30g、地肤子 10g。

30 剂，每日 1 剂，分 2 次温服。

患者随症加减治疗至 2023 年 10 月。

四诊：

2023 年 10 月 10 日门诊，患者自觉左侧颈部皮下有包块，颈部紧束感伴有隐痛。2023 年 8 月彩超示双侧颈部多发低回声团，考虑恶性肿瘤可能，建议超声引导下穿刺；甲状腺双侧叶结节（TI—RADS 3 类）。2023 年 10 月彩超示左侧颈肩部多发肿大淋巴结 22mm×14mm，右侧锁骨上窝多发肿大淋巴结 28mm×15mm，考虑转移淋巴结可能。舌质稍暗红，舌面有裂纹，舌苔薄黄，脉细弦滑。治疗改用消瘰丸合五味消毒饮加减。

蒲公英 15g、紫花地丁 15g、金银花 20g、野菊花 15g、夏枯草 10g、玄参 10g、连翘 30g、牡蛎 15g（先煎）、浙贝母 20g、鳖甲 30g（先煎）、射干 10g、千里光 15g、白马骨 15g、肿节风 15g。

15 剂，每日 1 剂，分 2 次温服。

西黄丸 3g，口服，每天 2 次。

按语：

本案患者肺癌术后6年，服用中药治疗4年余，服药期间情况可，乏力、气短、皮肤瘙痒等不适症状有改善，生活质量有明显提高。服药4年期间定期复查，各项检查指标相对稳定，未见转移性病灶，病情稳定。3个月前，患者因颈部不适到当地医院检查，发现有颈部包块，有转移淋巴结可能。须进一步完善检查，明确诊断。患者目前仍坚持服用中药治疗，观察后续患者病情变化。

目前肺癌术后抗复发转移治疗上，西医总的术后5年生存率仍然徘徊在30%～50%，未有大的突破。防止和阻断术后复发转移是肺癌治疗取得成功的关键，也是国内外肺癌研究的热点和难点。长期大量的中医药研究表明，中医药在防治肺癌复发转移方面具有很强的优势，能够帮助患者在术后这段时间内预防复发转移的恶性事件，至少能延缓复发转移的时间，降低复发转移概率。总之，肺癌术后患者，建议尽早进行中医药干预，复发转移是恶性肿瘤致死的主要因素，早一点干预，少一点风险。

胃癌案

胃癌案一

初诊：

邬某某，女，71岁。

主诉：胃癌术后乏力8年，口干、口涩3年。

现病史：患者8年前因腹胀、腹痛行电子胃镜发现胃恶性肿瘤，遂行全胃切除术，术后患者出现全身乏力，程度较轻，自诉在外院复查未发现肿瘤复发，故未给予重视。3年前患者出现口干、口涩，程度渐加重，进食干燥食物需水送服，影响日常生活，无发热、咳嗽、咳痰，无皮疹、口腔溃疡，无脱发、雷诺征，无肌痛、肌无力，今为进一步诊治，遂于2022年7月18日至我院中医科住院治疗。

刻下症：全身乏力、口干、口涩，“胃”纳减少、饮食乏味，“胃”中烧灼感，喜食含汤食物，形体消瘦、大便干燥、小便短少。

查体：血维生素B_{12}：129pg/mL；血常规：血红蛋白114g/L；抗核抗体筛查：胞质颗粒型弱阳性1:100，抗核抗体谱阴性；甲状腺功能（简称“甲功”）三项、肿瘤标志物、传染病四项：正常。

胸部CT示：1. 两肺少许小结节，考虑稳定性结节。2. 右肺中叶及两下肺少许慢性感染灶。3. 所示胃呈术后改变。

腹部彩超示：1. 胆囊胆泥形成。2. 左肾囊肿。3. 老年性子宫、膀胱及双侧附件区未见明显异常回声。电子胃镜示全胃切除后改变。

舌质红嫩干裂，舌苔无，脉细数。

西医诊断：胃恶性肿瘤术后，维生素B_{12}缺乏。

中医诊断：虚劳（胃阴虚兼气虚）。

治法：滋阴、清热、益气。

处方：沙参麦冬汤加减治疗。

沙参 15g，麦冬 15g，炒白扁豆 10g，玉竹 15g，天花粉 10g，太子参 15g，白芍 10g，黄芪 10g，女贞子 10g，甘草 5g。

7 剂，每日 1 剂，分 2 次温服。

甲钴胺，每次 1 片，每日 3 次。

二诊：

患者口服中草药及甲钴胺等治疗 1 周后，全身乏力、口干、口涩、胃中烧灼感较前明显改善，形体消瘦，大便干燥缓解，小便可，食欲不振，舌苔少，舌质红，脉细数。复查血维生素 B_{12}：356pg/mL。因患者食欲仍偏差，在原方的基础上加焦三仙，焦山楂、焦神曲、焦麦芽各 10g。

处方：沙参 15g，麦冬 15g，炒白扁豆 10g，玉竹 15g，天花粉 10g，太子参 15g，白芍 10g，黄芪 10g，女贞子 10g，焦山楂 10g，焦神曲 10g，焦麦芽 10g，甘草 5g。

7 剂，每日 1 剂，分 2 次温服。

继续口服甲钴胺，每次 1 片，每日 3 次。

三诊：

患者此次口服药物治疗后轻度口干，全身乏力、口涩、胃中烧灼感基本缓解，二便平，舌质淡红，舌苔薄白，脉细。复查血维生素 B_{12}：726pg/mL。继续口服甲钴胺，每次 1 片，每日 3 次。间断口服沙参 10g，麦冬 10g，玉竹 10g，天花粉 10g，太子参 10g，白芍 10g，黄芪 10g，甘草 5g。目前患者症状控制尚可。

按语：

维生素 B_{12} 是一种含有金属元素钴的复杂有机化合物，其主要生理功能包括参与制造红细胞，促进红细胞发育和成熟，维持机体正常的造血机能，防止巨幼红细胞性贫血的发生；增加叶酸利用率，促进碳水化合物、蛋白质和脂肪的代谢，为人体所利用；还作为维持神经系统正常生理功能不可或缺的营养物质，参与神经组织中一种脂蛋白的形成。维生素 B_{12} 是唯一一种需要通过胃肠道内源因子才能被吸收的维生素，即不能直接为人体所利用，需与蛋白质相结合，一并进入消化道后，在胃酸、胃蛋白酶及胰蛋白酶的作用下，维生素 B_{12} 被释放后与胃黏膜细胞分泌的一种内因子相结合，最后在回肠内被吸收。由于全胃切除术后患者所有分泌内因子的胃壁细胞均丢失，也就是说人体内吸收维生素 B_{12} 的途径被截断了，如果不加以外部干预，患者不可避免地会出现因维生素 B_{12} 缺乏导致的巨幼红细胞性贫血及神经精神症状等，发病时间平均是在术后 2 ~ 10 年，因此全胃切除术后的患者需定期检测血维生素 B_{12} 水平，即使检验结果提示维生素 B_{12} 在正常范围内，也不能完全排除维生素 B_{12} 缺乏。有研究发现，维生素 B_{12} 缺乏者中有 5% ~ 10% 的患者血清维生素 B_{12} 水平在正常范围内。因此对于出现巨幼红细胞性贫血、神经系统受损的临床特征者，即使维生素 B_{12} 在正常范围内，只要对维生素 B_{12} 治疗反应良好，仍应该视为维生素 B_{12} 缺乏。本案例患者胃阴虚兼气虚，使用甘寒养阴润胃同时给予甘淡平性之品如太子参配合应用。本方中沙参、麦冬、白扁豆、玉竹、天花粉、女贞子、甘草滋阴养胃，白芍敛阴养血，太子参、黄芪益气健脾。

胃癌案二

初诊：

吕某某，女，52岁。2022年8月3日初诊。

主诉：胃恶性肿瘤术后6个月，化疗后乏力1月余。

现病史：患者2022年2月因上腹部胀痛伴反酸、嗳气，在东乡区红星医院行电子胃镜提示胃窦见一巨大新生物，呈菜花状，表面凹凸不平，边界不清，活检弹性硬，病理示低分化腺癌，遂至当地医院普外科住院治疗，全腹部CT（平扫+增强）示胃体窦小弯处局部胃壁增厚并异常强化，拟恶性占位，胃癌可能。在腹腔镜辅助下行胃癌根治性远侧胃切除术，术后病理示管状腺癌，Lauren分型：混合型，肿瘤级别：中—低分化，肿瘤出芽：高级别（Bd3），浸润深度：浆膜下（T3）脉管癌栓，有神经侵犯，切缘累及情况：未见癌累及，癌距上切缘极近（<0.1cm）；网膜组织：未见癌累及；淋巴结：胃小弯侧淋巴结23枚，其中6枚可见癌转移（6/23）；胃大弯侧淋巴结17枚，其中6枚可见癌转移（6/17）；病理分期：T3N3MX。术后连续行5次化疗。2022年8月初，患者出现全身乏力，心慌、心悸，胸闷、气短，头晕目眩，面黄无华，虚烦不寐，自汗、盗汗，血常规提示白细胞$1.55\times10^{9}/L$，红细胞$1.68\times10^{12}/L$，血红蛋白68g/L，因患者化疗后出现骨髓抑制倾向，不能耐受再次化疗，遂至中医科寻求中医药诊治。

刻下症：患者全身乏力，稍活动即心慌、心悸、胸闷、气短，头晕目眩，面黄无华，虚烦不寐，自汗、盗汗，精神、食欲差。

查体：舌淡少苔，脉沉细无力。

中医诊断：虚劳（气血两虚证）。

西医诊断：化疗后骨髓抑制，胃恶性肿瘤术后。

治法：补气养血。

处方：八珍汤加减。

黄芪 30g，党参 30g，白术 10g，茯苓 10g，当归 10g，熟地黄 10g，白芍 15g，紫河车 10g（先煎），黄精 15g，女贞子 10g，白花蛇舌草 30g，鸡血藤 10g。

7 剂，每日 1 剂，分 2 次温服。

二诊：

患者口服 7 剂中药后全身乏力、心慌、心悸、胸闷、气短较前明显改善。活动后轻度头晕、易出汗，出现解黑便，行粪便常规 + 潜血检查提示：隐血 2+；考虑存在消化道出血，在上方基础上去鸡血藤，加白及 12g。

处方：黄芪 30g，党参 30g，白术 10g，茯苓 10g，当归 10g，熟地黄 10g，白芍 15g，紫河车 10g（先煎），黄精 15g，女贞子 10g，白花蛇舌草 30g，白及 12g。

3 剂，每日 1 剂，分 2 次温服。

三诊：

患者解黄色软便，复查大便隐血阴性，全身乏力基本缓解，剧烈活动轻度心慌、气短、头晕，自汗夜间盗汗较前明显改善。复查血常规提示白细胞 3.6×10^{9}/L，红细胞 3.2×10^{12}/L，血红蛋白 95g/L。因大便正常，在上方基础上去白及，加天麻 10g。

处方：黄芪 30g，党参 30g，白术 10g，茯苓 10g，当归 10g，熟地黄 10g，白芍 15g，紫河车 10g（先煎），黄精 15g，女贞子 10g，白花蛇舌草 30g，天麻 10g。

共 3 剂。每日 1 剂，分 2 次温服。

之后间断在门诊就诊，复查电子胃镜及胸腹部 CT 未发现肿瘤复发及转移，全身乏力、心慌、气短、头晕、自汗夜间盗汗基本缓解。

按语：

胃恶性肿瘤是原发于胃部的消化道恶性肿瘤。传统医学对胃癌的认识可追溯到2000多年前的医学典籍《黄帝内经》。《灵枢·四时气》说："饮食不下，膈塞不通，邪在胃脘。"汉代医家张仲景在《金匮要略·呕吐哕不利病脉证治》讲到："朝食暮吐，暮食朝吐，宿谷不化，名曰胃反。脉紧而涩，其病难治。"中医根据胃癌的临床表现，认为其属"噎膈""反胃""癥瘕积聚""胃脘痛"等范畴。本案患者为胃癌术后多次化疗出现气血两虚证，不能耐受再次化疗。本方中黄芪、党参、白术、茯苓益气健脾，当归、熟地黄、白芍、紫河车、黄精、女贞子、鸡血藤滋阴养血，白花蛇舌草解毒抗癌。本病初期因无明显症状。又因本病发病徐缓，一般不易发觉，但体重减轻，面色苍白，全身乏力，易疲倦，食欲不振，系该病早期出现之症状。伴随肿瘤生长，生长之部位不同，其临床症状亦有不同。鉴于化疗对人体的毒副作用，在胃恶性肿瘤的治疗中可合并中医药治疗，以起到增效减毒的作用。转移范围广，身体机能弱，已经难以耐受化疗的晚期胃癌患者，可选择中医药进行保守治疗，虽然短期效果没化疗明显，但远期效果较好，在改善生存质量及延长生存期方面有明显的作用。胃癌的治疗也应注意日常饮食调理，身体机能好，免疫力强，才能抵抗癌肿的发展，耐受药物治疗。因此，提高免疫机能，增强对肿瘤的抵抗力对晚期胃癌患者极为重要。胃恶性肿瘤患者饮食应注意：忌烟酒；忌辛辣刺激的饮食，如辣椒、蒜、葱、花椒、桂皮等；忌霉变、污染、坚硬、粗糙、多纤维、油腻、黏滞不易消化的食物；忌煎、炸、烟熏、腌制、生拌食物；忌暴饮暴食。

肝癌案

初诊：

任某某，男，51 岁。

主诉：肝癌术后 2 年。

现病史：患者因腹部胀痛不适 1 年余到当地医院就诊，B 超检查发现肝右叶占位性病灶，CT 提示肝 S5 ～ S6 段占位性病变，收入住院。进一步检查诊断为原发性肝癌，于 2017 年 8 月 15 日行肝癌切除术。术后病理示：（肝 S6 段）肝细胞癌（中分化—低分化），肿瘤周围组织成结节性肝硬化的病理改变。患者术后 2 年余，时有右侧肋下疼痛不适，乏力，大便不爽等症状。为改善不适症状，预防肿瘤复发，2019 年 07 月 26 日到我院中医科就诊。

刻下症：右侧肋下时有疼痛，疼痛为隐痛不适，面色萎黄，时有牙龈出血，纳食一般，无恶心、呕吐，无发热、盗汗，大便不爽，睡眠一般。

查体：舌体胖大，舌面有裂纹，舌苔薄黄，脉弦滑。

西医诊断：肝癌术后。

中医诊断：癌（岩）（气阴亏虚，痰浊瘀结）。

治法：软坚散结，清热解毒，益气养阴。

处方：消瘰丸加减。

浙贝母 20g、牡蛎 15g（先煎）、夏枯草 10g、玄参 10g、炮山甲 5g（先煎）、猫爪草 15g、山慈姑 10g、藤梨根 15g、白花蛇舌草 15g、薏苡仁 30g、灵芝 10g、半枝莲 15g、天龙 3g、南方红豆杉 8g、盐橘核 30g、炒芥子 10g、姜黄 15g、炒川楝子 15g、香橼 15g、鳖甲 12g（先煎）、白及 10g、醋延胡索 15g、北沙参 30g。

30 剂，每日 1 剂，分 2 次温服。

复方斑蝥胶囊 0.75g，口服，每天 2 次。

此方随症加减而化裁，用至 2020 年 4 月。

二诊：

2020 年 4 月 24 日门诊，患者肝癌术后 2 年余，服药后仍时有右侧肋下疼痛，劳累时牙龈易出血好转。复查腹部 CT 及肿瘤指标均无异常。舌体胖大，舌面有裂纹，舌苔薄黄，脉弦滑。用药如下：

浙贝母 20g、牡蛎 15g（先煎）、夏枯草 10g、玄参 10g、炮山甲 5g（先煎）、猫爪草 15g、山慈姑 10g、藤梨根 15g、白花蛇舌草 15g、灵芝 10g、醋延胡索 15g、天龙 3g、南方红豆杉 8g、盐橘核 30g、炒芥子 10g、黄芩 8g、炒川楝子 15g、降香 10g（后下）、醋鳖甲 12g（先煎）、郁金 15g、北沙参 30g、白术 15g、厚朴 15g、白及 8g。

30 剂，每日 1 剂，分 2 次温服。

复方斑蝥胶囊 0.75g，口服，每天 2 次。

此方加减沿用至 2021 年 1 月。

三诊：

2021 年 1 月 18 日门诊，患者服药后右侧肋下疼痛好转，无牙龈出血，复查肿瘤指标无异常，复查 CT 无异常。刻下右侧胸背部感疼痛不适，受凉后易腹胀腹痛，近期感全身皮肤瘙痒，未见明显皮疹。舌体胖大，舌面有裂纹，舌苔薄黄，脉弦滑。用药如下：

浙贝母 20g、牡蛎 15g（先煎）、夏枯草 10g、玄参 10g、炮山甲 5g（先煎）、猫爪草 15g、山慈姑 10g、藤梨根 15g、白花蛇舌草 15g、仙鹤草 30g、醋延胡索 15g、天龙 3g、南方红豆杉 8g、盐橘核 30g、炒川楝子 15g、虎杖 15g、降香 10g（后下）、醋鳖甲 12g（先煎）、郁金 15g、炒芥子 10g、檀香 6g（后下）、白术 15g、厚朴 15g、白鲜皮 15g。

30 剂，每日 1 剂，分 2 次温服。

复方斑蝥胶囊 0.75g，口服，每天 2 次。

此方据症加减，随症而变用至 2023 年 1 月。

四诊：

2023 年 1 月 13 日门诊，患者 2021 年 9 月 7 日复查提示肿瘤指标、血常规、肝功能正常。CT 检查显示：C3 ～ C5 椎间盘突出；两肺局部少许炎症及纤维灶；两肺下叶小结节大者 8mm；肝右叶稍低密度结节长约 19mm。2022 年 9 月 16 日查血常规、肿瘤指标正常，尿酸偏高；乙肝 HBV—DNA 低于检测下限；CT 检查示肝 S6 段异常强化灶 14mm，另见肝内低密度灶 7mm；双肾低密度灶大者位于右肾 25mm；盆腔少量积液；两肺散在小结节 2 ～ 4mm；甲状腺右侧叶结节。患者近期新冠感染后头部有沉重感、右上腹时有隐痛，牙龈出血。舌体胖大，舌面有裂纹，舌苔薄黄，脉弦滑。用药如下：

夏枯草 10g、猫爪草 15g、山慈姑 10g、藤梨根 15g、仙鹤草 30g、醋延胡索 15g、天龙 3g、盐橘核 30g、炒芥子 10g、炒川楝子 15g、降香 10g（后下）、厚朴 15g、白术 15g、玄参 10g、千里光 15g、天麻 15g、浙贝母 20g、葛根 30g、白花蛇舌草 15g、醋鳖甲 20g（先煎）、牡蛎 15g（先煎）、焦山楂 30g、百合 20g、玉竹 20g、炒莱菔子 30g。

30 剂，隔日 1 剂，分 2 次温服。

患者服用中药治疗近 4 年，服药期间情况可，不适症状有改善，生活质量有明显提高。2023 年 3 月 30 日 CT 检查，对比 2022 年 9 月 15 日 CT 片：肝 S6 段、肝 S5/8 段异常强化灶，较前无明显变化，双肾囊肿较前大致相仿，盆腔积液较前稍吸收。两肺散在小结节，较前大致相仿。随诊：两肺少许慢性炎症，较前部分吸收。其余各项检查指标相对稳定，未见转移性病灶，病情稳定。

按语：

原发性肝癌病机主要是“虚损生积、毒瘀内结”。因此对于肝癌术后的辨证分型，“正气不足，毒瘀内蕴”贯穿于肝癌及肝癌术后病变的始终。肝癌术后中医药治疗的主要目的是预防或延缓肝癌复发，改善患者的临床症状体征。对此，病临床辨证多为虚实夹杂证。虚证主要以肝脾肾气阴两伤最为常见。实证主要以毒瘀最为突出。治法强调扶正解毒化瘀。扶正药以白术、北沙参、生地等为主，祛邪药以夏枯草、白花蛇舌草、丹参、郁金等为主。肝癌术后兼证也复杂多变，如脾虚不运证、中焦虚寒证、气阴两伤证、肝胆郁热证、肝脾不调证、脾虚湿阻证、脾不统血证、肝经郁热证、肝郁脾虚证，毒瘀互阻证、阴虚血热证、肝肾阴虚证、气虚血瘀证等，需根据具体的临床表现仔细辨识。针对不同病症给予相应的治疗。尽管具体治法多样，但不离扶正解毒化瘀之宗。扶正以滋补肝肾、益气健脾为主，祛邪则以解毒化瘀为重。

结肠癌案

初诊：

龚某某，女，46 岁。

主诉：乙状结肠癌术后 1 年余。

现病史：患者 1 年前因大便间断性带血半年，一直疑为痔疮发作未去检查，后因腹痛、大便血量增多，行肠镜以及病理检查，提示乙状结肠癌。2018 年 10 月进行肿瘤根治手术。2020 年 2 月 17 日到我院中医科就诊。

刻下症：腹胀、下肢疼痛，大便偏干，纳差，睡眠一般。

查体：舌质淡红，舌体胖，舌边有齿痕，舌苔薄白，脉细滑。

西医诊断：结肠癌。

中医诊断：癌（痰浊毒互结）。

治法：化痰泄浊、理气解毒。

处方：消瘰丸合五磨饮加减。

浙贝母 20g、牡蛎 15g（先煎）、夏枯草 10g、玄参 10g、猫爪草 15g、山慈姑 10g、白花蛇舌草 15g、灵芝 10g、天龙 3g、南方红豆杉 8g、槟榔 15g、枳实 15g、炒莱菔子 30g、沉香 5g（后下）、烫狗脊 15g、虎杖 30g、鸡骨草 15g、醋鳖甲 15g（先煎）、党参 30g、姜黄 15g、白术 15g、炒火麻仁 30g、木瓜 10g。

共 30 剂，每日 1 剂，分 2 次温服。

二诊：

2020 年 8 月 25 日彩超示乳腺腺病可能。2020 年 12 月 3 日复查 CT 无明显变化。但感乳房胀痛。2021 年 5 月 25 日，未诉腹胀，复查肿瘤指标正常。

舌质淡红，舌体胖，舌边有齿痕，舌苔薄白，脉细滑。

上方中药减白花蛇舌草、灵芝、槟榔、枳实、炒莱菔子、沉香、烫狗脊、虎杖、鸡骨草、党参、姜黄，加用醋延胡索 15g、盐荔枝核 15g、重楼 6g、炒川楝子 15g、盐橘核 30g、炒芥子 8g、肿节风 20g、太子参 30g。

共 30 剂，每日 1 剂，分 2 次温服。

三诊：

2022 年 1 月 24 日，复查肿瘤指标正常。乳房胀痛减轻，近来颜面潮红（过敏）有灼热感；上肢麻木，受凉则咳嗽，舌质淡红，舌体胖，舌边有齿痕，苔薄白，脉细滑。原方加天麻、葛根各 15g，桔梗 12g。

共 30 剂，隔日 1 剂，分 2 次温服。患者复查未见复发及转移。

按语：

结肠癌属中医学“癌”等范畴。人体正气虚弱，日久形成癌。外因多为饮食不节，起居不时，寒温失节，风寒之邪客于肠道并损伤肠道，运化失司；内因多为忧思喜怒，脏腑失调，正气内虚。湿热毒邪，乘虚下注，浸淫肠道，凝结成积。曹教授常以解毒化痰、清利湿热、理气行滞及补虚扶正为结肠癌的常用治疗方法。药用浙贝母、牡蛎、夏枯草、玄参、猫爪草、山慈姑、白花蛇舌草等，补虚扶正加用灵芝、党参、太子参、白术。腹胀加用槟榔、枳实、炒莱菔子行气消胀，加用沉香行气止痛。乳房胀痛加用盐荔枝核、炒川楝子、盐橘核、炒芥子、肿节风。上肢麻木加用天麻、葛根。受凉则咳嗽加用桔梗。根据临床症状随症加减。该患者自手术至今已达 3 年，复查无明显异常。

直肠癌案

直肠癌案一

初诊：

杜某某，女，52 岁。

初诊时间：2018 年 12 月 20 日。

主诉：直肠癌术后 1 年余。

现病史：2017 年 8 月患者因便血就诊，通过系统检查发现直肠占位，后经病理检查确诊为直肠癌。于 2017 年 8 月 15 日行直肠癌根治术和预防性回肠造口术，术后病理示：直肠中分化腺癌，侵及脂肪组织，淋巴结 0/34，T3NOMO，Ⅱ A 期。患者术后 1 年余，因腹胀，乏力，大便不爽等不适症状到我院中医科就诊。

刻下症：时有腹胀，伴腹痛不适，身体疲倦乏力，大便不爽，日行数次，夜寐欠佳，食欲不振，无恶心、呕吐，无发热、头痛。

查体：舌体胖大，舌质暗，舌边有齿痕，舌苔薄黄，脉细弦。

西医诊断：直肠癌术后。

中医诊断：癌（脾胃虚弱，痰湿结聚）。

治法：益气养阴，清热解毒，化痰散结。

处方：消瘰丸加减。

浙贝母 20g、牡蛎 15g（先煎）、猫爪草 15g、玄参 10g、猫人参 15g、山慈姑 10g、藤梨根 15g、白花蛇舌草 15g、薏苡仁 30g、灵芝 10g、半边莲 15g、天龙 3g、南方红豆杉 8g、败酱草 10g、炒川楝子 15g、太子参 30g、炒白术 15g、党参 30g。

30剂，每日1剂，分2次温服。

复方斑蝥胶囊0.75g，口服，每天3次。

二诊：

2019年5月23日门诊，患者直肠癌术后近2年，近期身上阵发性酸痛，仍有腹胀不适，舌体胖大，舌质暗，舌边有齿痕，舌苔薄黄，脉细弦。用药如下：

浙贝母20g、牡蛎15g（先煎）、玄参10g、猫爪草15g、猫人参15g、山慈姑10g、藤梨根15g、白花蛇舌草15g、薏苡仁30g、灵芝10g、半边莲15g、天龙3g、南方红豆杉8g、败酱草10g、太子参30g、炒川楝子15g、炒白术15g、党参30g、升麻12g、石榴皮20g、盐橘核30g、炒芥子8g、姜黄15g、瓜蒌皮15g、薤白10g。

共30剂，每日1剂，分2次温服。

三诊：

2020年10月22日门诊，患者直肠癌术后3年余，2020年9月17日检查肿瘤二项：癌胚抗原6.67ng/mL。胸片正常；乳腺检查示乳腺3类结节。近期有腹泻，时有胸闷气短。舌体胖大，舌质暗，舌边有齿痕，舌苔薄黄，脉细弦。用药如下：

浙贝母20g、猫爪草15g、牡蛎15g（先煎）、玄参10g、猫人参15g、山慈姑10g、藤梨根15g、白花蛇舌草15g、蛇六谷10g、灵芝10g、槟榔15g、太子参30g、南方红豆杉8g、炒白术25g、党参30g、炒川楝子15g、炒芥子8g、天龙3g、盐橘核30g、沉香5g（后下）、红景天10g、重楼6g、虎杖15g、炒火麻仁30g。

30剂，每日1剂，分2次温服。

四诊：

2021年8月19日门诊，患者直肠癌术后4年余，2021年6月21日复查CEA 6.78ng/mL；腹部彩超无异常；肠镜息肉已灼除；CT示右肺中叶结节0.5cm。近期感胸前及腋下时有隐痛。舌体胖大，舌质暗，舌边有齿痕，舌苔薄黄，脉细弦。用药如下：

浙贝母20g、牡蛎15g（先煎）、玄参10g、猫爪草15g、猫人参15g、山慈姑10g、藤梨根15g、白花蛇舌草15g、灵芝10g、醋延胡索15g、南方红豆杉8g、太子参30g、炒白术25g、党参30g、盐橘核30g、炒芥子8g、天龙3g、炒川楝子15g、沉香5g（后下）、虎杖15g、炒火麻仁30g、重楼6g、瓜蒌皮15g、薤白10g、肿节风20g、鱼腥草20g。

30剂，隔日1剂，分2次温服。

五诊：

2022年10月20日门诊，患者直肠癌术后5年余，2022年10月查肿瘤指标、血常规正常；CT示结肠术区局部肠壁略增厚，周围小淋巴结大者0.8cm；左肾小结石大者0.7cm；两肺小结节大者0.5cm。舌体胖大，舌质暗，舌边有齿痕，舌苔薄黄，脉细弦。用药如下：

浙贝母20g、牡蛎15g（先煎）、玄参10g、猫爪草15g、藤梨根15g、白花蛇舌草15g、灵芝10g、醋延胡索15g、太子参30g、白术25g、党参30g、盐橘核30g、炒芥子8g、天龙3g、炒川楝子15g、沉香5g（后下）、虎杖15g、炒火麻仁30g、重楼6g、夏枯草10g、肿节风20g、六月雪15g、醋鳖甲15g（先煎）、盐荔枝核15g。

30剂，隔日1剂，分2次温服。

2023年10月12日来诊，患者直肠癌术后6年余，2023年10月南昌大学第一附院CT示乙状结肠术区局部肠壁略厚，周围小淋巴结0.7cm；轻度脂肪肝改变、左肾小结石；两肺少许纤维灶、两肺小结节0.5cm。肠镜示结肠息肉病（病理淋巴组织增生）；肠术后改变。血常规、肿瘤指标正常。患者中药治疗近5年，不适症状明显改善，精神状态良好，复查各项指标正常，病情稳定，暂时停用肿瘤方，嘱定期复查。

按语：

直肠癌是一种常见的消化道恶性肿瘤。近年来其发病率与死亡率呈现逐年上升的趋势。目前结直肠癌的治疗多以手术为主，辅以化疗、放疗、生物靶向治疗、中医药治疗等。中医药在直肠癌术后的临床治疗上有独特的优势和肯定的疗效。

中医认为结直肠癌统属于“癥瘕积聚”疾病范畴，根据部位及形态不同可将其命名为“肠覃”“锁肛痔”等；根据其病因病机又可将其命名为“肠风”“脏毒”等；根据其症状表现又可将其归属于“肠游”“便血”等疾病范畴。

曹教授认为中医对于肠癌术后的治疗重点在于处理好不同时期“扶正”与“祛邪”两者之间的关系，临床上往往通过中医治疗与化疗相结合的方式对结直肠癌术后患者进行干预。通过中医药的辨证治疗，来提高患者免疫力，降低不良反应的发生率，预防肿瘤复发。治疗上选用消瘰丸加减。中药治疗原则为以消痰、软坚、散结为主，以健脾、益气、养阴为辅。

直肠癌案二

初诊：

张某某，男，47岁。

主诉：直肠癌术后复发1月。

现病史：患者2010年11月因直肠癌在外院行直肠癌根治术（Parks术）。术后反复出现肠梗阻，于2010年底在我院服用中药治疗。服药至2016年11月未发作肠梗阻，每年复查未见复发及转移征象而停药。2020年5月

17 日复查 CT 提示：直肠癌术后，直肠右侧壁稍厚，建议结合肠镜；直肠右侧旁－盆壁囊性灶并钙化，考虑良性病变可能（48mm×72mm）。2020 年 8 月江西省人民医院 PET—CT 报告：直肠下段肠壁增厚。2020 年 8 月 7 日，中国人民解放军南部战区总医院白云院区经会阴盆腔肿物穿刺报告：盆腔黏液腺癌。后行多次放化疗以及靶向治疗。2020 年 8 月 21 日外院 CT 提示肿块为 76mm×56mm×88mm。因肿块未见缩小，病情无法控制而于 2020 年 9 月 3 日开始服用纯中药治疗。

刻下症：肛门疼痛不适，身体疲倦乏力，时有腹胀以及腹痛，大便不规律、时便秘、时不成形，伴有里急后重，无口干及口苦。

查体：舌质暗红，体胖，舌边有齿痕，舌苔薄白，脉弦滑。

西医诊断：盆腔黏液腺癌。

中医诊断：癌（痰浊瘀毒互结）。

治法：化痰软坚散结。

处方：消瘰丸加减。

浙贝母 20g、玄参 10g、牡蛎 15g（先煎）、猫人参 15g、灵芝 10g、太子参 30g、姜黄 15g、山慈姑 10g、炮山甲 5g（先煎）、蛇六谷 10g、肿节风 20g、藤梨根 15g、猫爪草 15g、白花蛇舌草 15g、南方红豆杉 8g、薏苡仁 30g、炒川楝子 15g、天龙 3g、重楼 6g、盐橘核 30g、盐车前子 8g（包煎）、人参 10g。

30 剂，每日 1 剂，分 2 次温服。

二诊：

2021 年 6 月 10 日复查 CT 提示肿块为 89mm×71mm，糖类抗原 -724（CA-724）为 414.8U/mL。治疗继续予以化痰软坚散结，方以上方为主稍予加减。2022 年 3 月 13 日复查提示肿块缩小，肿瘤标志物下降。肿块为 76mm×58mm，CA-724 为 229U/mL。大便不爽，日行数次，时感右侧肩关节疼痛，夜寐欠佳。舌质暗红，体胖，舌边有齿痕，舌苔薄白，脉弦滑。予以化痰软坚散结，兼理气止痛治疗。

浙贝母20g、夏枯草10g、玄参10g、牡蛎15g先煎、车前子15g（包煎）、升麻20g、藤梨根15g、天龙1条、重楼6g、火麻仁30g、党参30g、仙鹤草30g、山慈姑10g、白马骨15g、猫爪草15g、芥子8g、白豆蔻10g（后下）、厚朴15g、鳖甲30g（先煎）、肿节风20g、延胡索15g、白术20g、白花蛇舌草15g、砂仁10g（后下）、橘核30g、蛇莓6g。

30剂，每日1剂，分2次温服。

三诊：

2022年4月18日复诊，MRI示直肠右侧旁间隙及邻近盆壁强化灶伴邻近软组织水肿改变，较前病灶稍有缩小，考虑感染性病变可能。CT示盆腔内混杂密度肿块，结合病史考虑转移，不除外感染可能。右侧肩关节疼痛，夜寐欠佳。舌质暗红，舌体胖，舌边有齿痕，舌苔薄白，脉弦滑。予以化痰软坚散结、理气止痛治疗。加用西黄胶囊，0.75g，口服，每天2次。

浙贝母20g、升麻20g、牡蛎15g（先煎）、玄参10g、重楼6g、党参30g、仙鹤草30g、白马骨15g、千里光15g、夏枯草10g、芥子8g、猫爪草15g、白豆蔻10g（后下）、藤梨根15g、白花蛇舌草15g、白术20g、厚朴15g、鳖甲30g（先煎）、天龙1条、橘核子30g、蛇莓6g、肿节风20g、延胡索15g、砂仁10g（后下）、山慈姑10g、火麻仁30g。

四诊：

2022年6月20日复诊，大便难下，肛门疼痛不适，腹胀腹痛间断发作。舌质暗红，舌体胖，舌边有齿痕，舌苔薄白，脉弦滑。予以化痰软坚散结、理气通便止痛治疗。

浙贝母20g、升麻20g、牡蛎15g（先煎）、玄参10g、重楼6g、党参

30g、仙鹤草30g、白马骨15g、千里光15g、夏枯草10g、芥子8g、猫爪草15g、白豆蔻10g（后下）、藤梨根15g、白花蛇舌草15g、虎杖15g、山慈姑10g、白术20g、厚朴15g、鳖甲30g（先煎）、天龙1条、火麻仁30g、橘核30g、蛇莓6g、肿节风20g、延胡索15g。

患者2022年12月死于肺部感染。

按语：

该患者术后10年复发，复发后无手术指征而行化疗以及靶向治疗，效果不佳。中药始终秉持以消痰、软坚、散结为主，健脾、益气、养阴为辅的治疗原则。治疗上选用消瘰丸加减。方中，浙贝母苦辛微寒，善消痰散结且兼开郁清热；夏枯草苦辛寒，辛以散结，可助浙贝母消痰散结，寒能清热；玄参苦甘咸寒，苦寒可清降虚火，甘寒能养阴清热，咸能软坚散结；生牡蛎咸、微寒，软坚散结、潜阳补阴；橘核理气、散结；白芥子豁痰利气、散结通络；猫爪草、猫人参、半枝莲、半边莲、白花蛇舌草、藤梨根、肿节风、山慈姑、红豆杉、薏苡仁、龙葵、败酱草、重楼等药物或有泄浊之功，或有清热解毒之效，经现代药理研究具有一定的抗肿瘤作用。复发之前应该谨慎使用活血化瘀药，但该患者为肿瘤复发患者，适当加入天龙、穿山甲等破瘀通络以泄浊，从而促进癌肿消散。另外，六腑以通为用，在治疗的过程中常常加用厚朴、砂仁、枳实、白豆蔻等理气，加火麻仁、虎杖等通便。同时在祛邪之时要注重扶正，用灵芝、太子参、人参以扶正，但应该注意用补气药时不宜药物多堆积，且补气药量不宜太大，以免补气太过，而导致气滞。该患者为肿瘤复发患者，化疗以及靶向无效后运用中药治疗，肿块有所缩小，患者带瘤生存2年余，后非死于肿瘤，而因其他疾病病故。

直肠癌案三

初诊：

尹某某，女，35岁。

主诉：直肠癌手术3年余。

现病史：直肠癌术后3年，现腹胀，大便不爽，无发热，不欲饮食。

刻下症：腹痛、腹胀，排便不尽感、肛门下坠感，不欲饮食。

查体：舌质淡红，舌苔薄黄，脉细滑。

西医诊断：直肠癌。

中医诊断：肠岩（痰湿、气滞结聚）。

治法：化痰除湿、行气散结。

处方：消瘰丸加减。

浙贝母20g、猫爪草15g、山慈姑10g、南方红豆杉8g、牡蛎15g（先煎）、玄参10g、白花蛇舌草10g、藤梨根15g、天龙3g、太子参30g、败酱草10g、薏苡仁30g、厚朴15g、沉香5g（后下）、香橼15g、灵芝10g、虎杖20g、炒白术15g。

30剂，每日1剂，分2次温服。

二诊：

2019年11月18日，复查CA199 43.82U/mL，白细胞3.06.×10^9/L。诉易感冒，时有腹胀，大便有时不爽。舌质淡红，舌苔薄黄，脉细滑。

守原方加用重楼6g。

玉屏风颗粒：5g，口服，每天3次。

三诊：

2021年5月20日。近感腹泻，余未诉不适。复查CA199 37.35U/mL。

舌质淡红，舌苔薄黄，脉细滑。守原方加用降香 10g（后下）、炒川楝子 15g。

按语：

患者 2016 年手术后，近 3 年都坚持服曹教授中药，现已满 5 年。直肠癌多本虚于内，邪客于外。直肠癌术后常见并发症多见腹腔粘连，由于术后患者活动少，肠蠕动恢复慢，增加肠粘连概率。中医病机为气机失调，气血运行不畅，痰浊气血交结不解，腑气不通，而见腹胀，大便不爽。曹教授自拟肿瘤基础方：第一步：扶正祛邪，调气养阴。药用太子参、灵芝、薏苡仁、麸炒白术健脾以益气。正如《医学心悟》曰："虚人患积者，必先补其虚，理其脾。"第二步：软坚散积，泄浊祛痰。癌多因情志失调，饮食所伤、感受寒湿或他病转移所致，而寒痰浊气、湿痰内蕴凝滞均可产生气滞而致积。药用浙贝母、牡蛎、玄参、猫爪草、南方红豆杉。第三步：清热解毒。热毒既是恶性肿瘤的主要病因之一，也是肿瘤侵袭变化的病机表现，同时热毒又可伤气、伤阴、伤津、伤脏腑、伤筋骨。所以，清热解毒是恶性肿瘤治疗中较常用的方法之一。药用山慈姑、白花蛇舌草、藤梨根、败酱草、猫人参等。第四步：调气机。药用厚朴、沉香、香橼、降香等行气消胀，加用虎杖通因通用。而诸药合用，可提高免疫力，防止术后肿瘤的复发及转移，改善临床症状。患者坚持用药三年余，未见复发而痊愈。

直肠癌案四

初诊：

曹某某，男，54 岁。

主诉：反复腹胀、腹痛 5 个月，再发 2 天。

现病史：患者 2019 年 1 月因大便带血在外院行直肠癌手术，术后病理提示直肠中分化腺癌伴部分黏液腺癌。术后行 6 次化疗。2019 年 5 月份腹痛，检查为肠梗阻，行造瘘口回纳术加阑尾切除术。患者 2 天前因受凉而腹胀如鼓，伴有腹痛，予以药物（具体不详）后症状无明显缓解。外院考虑肠梗阻。建议患者再次手术治疗。患者因不愿意手术治疗而来我院中医科就诊。

刻下症：腹胀、腹痛、大便不通、恶心、呕吐，不思饮食、无发热，口干、口苦。

查体：形体消瘦，舌质暗红，舌苔白，脉弦。

西医诊断：肠梗阻，大网膜粘连综合征。

中医诊断：痞证（气滞血瘀）。

治法：调气泄浊止痛。

处方：五磨饮子加减。

槟榔 15g，炒莱菔子 30g，厚朴 15g，檀香 4g（后下），乌药 10g，玄胡 15g，木香 10g，枳实 15g，沉香 4g（后下），神曲 20g。

3 剂，每日 1 剂，分 2 次温服。

二诊：

3 剂药后患者大便通，腹痛、腹胀消失而饮食逐渐恢复正常，时有腹胀，无腹痛，舌质暗红，舌苔白，脉弦。考虑患者为直肠中分化腺癌伴部分黏液腺癌。为防止肿瘤复发或肠梗阻复发，平时予以化痰散结，理气泄浊中药治疗。

西医诊断：直肠癌术后状态，大网膜粘连综合征。

中医诊断：癌（痰瘀互结），痞证（气滞血瘀）。

治法：调气泄浊止痛。

处方：消瘰丸合加味五磨饮子加减。

浙贝母 20g、玄参 10g、猫人参 15g、藤梨根 15g、薏苡仁 30g、天龙 3g、败酱草 10g、降香 10g（后下）、沉香 5g（后下）、枳实 15g、牡蛎 15g（先煎）、猫爪草 15g、山慈姑 10g、白花蛇舌草 15g、灵芝 10g、南方红豆杉 8g、太子参 30g、厚朴 15g、香橼 15g、重楼 6g。

30 剂，每日 1 剂，分 2 次温服。

三诊：

患者进食较多食物时，时有腹胀，无腹痛，舌质暗红，舌苔白，脉弦。食欲差加神曲、麦芽。

四诊：

患者大便偏干，无口干以及口苦症状，舌质暗红，舌苔白，脉弦，加郁李仁、火麻仁。

五诊：

患者有呃逆，舌质暗红，舌苔白，脉弦，加柿蒂。

六诊：

2020 年 4 月 13 日因腹痛再次入院。患者 1 周前因进食较杂食物（糯米以及坚果）出现腹痛，以胀痛为主，伴有呃逆，进食后呕吐，大便未解，口服通便药后症状无明显缓解，舌质暗红，舌苔黄白相兼稍厚，脉滑。腹部 X 线立位平片提示肠梗阻。

西医诊断：肠梗阻。

中医诊断：痞证（气滞血瘀）。

治法：调气泄浊止痛。

处方：五磨饮子加减。

槟榔 15g、枳实 15g、乌药 10g、木香 10g、沉香 5g（后下）、大黄 15g、厚朴 15g、芒硝 10g、炒川楝子 15g、醋延胡索 15g、降香 10g（后下）、炒莱菔子 30g。

三剂后诸症十去八九，故更方，予化痰散结，理气泄浊中药治疗。

浙贝母 20g、玄参 10g、猫人参 15g、藤梨根 15g、薏苡仁 30g、天龙 3g、败酱草 10g、降香 10g（后下）、沉香 5g（后下）、枳实 15g、牡蛎 15g（先煎）、猫爪草 15g、山慈姑 10g、白花蛇舌草 15g、灵芝 10g、南方红豆杉 8g、太子参 30g、厚朴 15g、香橼 15g、重楼 6g。

患者服药至 2023 年，未再发作肠梗阻，体重增加约 8kg。电子肠镜以及腹部 CT 检查均未见肿瘤转移或复发征象。患者治疗过程中 CT 复查如下：2019 年 12 月 12 日 CT 提示直肠癌术后改变，右侧髂血管旁囊性灶（30mm×37mm），增强后轻度强化。2020 年 3 月 13 日 CT 提示直肠癌术后改变，右侧髂血管旁囊性灶（47mm×43mm）。2020 年 7 月 22 日 CT 提示直肠癌术后改变，右侧髂血管旁囊性灶（27mm×19mm）。2021 年 12 月 28 日 CT 提示直肠癌术后改变，右侧髂血管旁囊性灶未见显示。每年复查电子场均未见异常。

按语：

腹部手术患者容易出现大网膜粘连综合征，这与腹部手术时的麻醉、创伤等因素有关，麻醉、创伤会导致机体气机紊乱。气以通为顺，气滞则血瘀；气滞则清气不升，浊气不降，清浊相干则出现腹胀、腹痛、便秘、腹泻、呃逆等症状。因此，曹教授认为大网膜粘连综合征以气滞血瘀、浊气不降为主要病机，久者形成气虚等兼夹证。治疗上以调气为主，酌以泄浊、活血、补气为辅。常以加味五磨饮子作为经验方。药用槟榔、枳实、广木香、乌药、沉香、檀香、炒莱菔子、厚朴、玄胡、神曲、虎杖。方中沉香、槟榔、炒莱菔子、厚朴降气，檀香、乌药、玄胡理气，木香行气，枳实破气，神曲健脾和胃、消食调中，虎杖泄浊。本方所选用的玄胡“行血中气滞，气中血滞”，配乌药活血顺气，气血同调。如使用过程如有中气不足加党参补气，便秘、舌红苔黄者加生大黄泄热通便，湿困脾胃者加薏苡仁、云苓健脾渗湿。全方以降气、理气、行气、破气为大法，使浊气下行。浊气下行则清阳自升，气行则血行，血行则瘀化。此病常由受寒、情绪变化或饮食不节诱发，故平时避免受寒、避免忧愁、饮食有节可以减少发作次数。该患者因受凉和进食不消化食物而发生2次。均以调气泄浊止痛而治愈。

该患者为肠癌术后患者，以防复发，平时治疗上选用消瘰丸加减。全方以消痰、软坚、散结为主，理气为辅为治疗原则。方中，浙贝母苦辛微寒，善消痰散结且兼开郁清热；夏枯草苦辛寒，辛以散结，可助浙贝母消痰散结，寒能清热；玄参苦甘咸寒，苦寒可清降虚火，甘寒能养阴清热，咸能软坚散结；生牡蛎咸、微寒，有软坚散结、潜阳补阴；猫爪草、山慈姑、白花蛇舌草、灵芝、南方红豆杉、重楼，或有泄浊之功，或有清热解毒之效，经现代药理研究具有一定的抗肿瘤作用。六腑以通为用，在平时处方过程中注意调气药物的使用。常用的理气药有木香、陈皮、砂仁、香橼皮、枳实、枳壳、槟榔、厚朴、沉香、降香、香附子、延胡索等。

曹教授常嘱腹部手术患者应注意三件事六个问题，以防疾病发为痞证。具体如下：避免受寒（注意腹部保暖，不进食冷饮），调畅情志（避免忧愁），饮食有节（建议七八分饱；细嚼慢咽；水果零食种类不宜过多；尽量少食不易消化食物如糯米、坚果类食品等）。

肾癌案

初诊：

何某某，男，63 岁。

主诉：肾肿瘤术后 3 年。

现病史：患者于 2016 年 11 月在外院行左肾肿瘤切除术，出院诊断为左肾恶性肿瘤，病理诊断为左肾透明细胞癌，癌组织累及肾皮质，肾被膜未见累及，血管淋巴管内未见癌栓，输尿管切缘未见癌累及。患者术后 3 年余，有乏力，腹胀，睡眠差等症状，为预防肿瘤复发，改善症状，提高生活质量，2019 年 9 月 27 日到我院中医科接受中医药治疗。

刻下症：疲乏无力，腹胀，食欲不振，夜寐欠安，面色萎黄，腰酸不适，无恶心、呕吐，无发热、盗汗，大小便可。

查体：舌质暗，舌体胖，舌边有齿痕，舌苔薄黄，脉细弦滑。

中医诊断：癌（脾肾亏虚，痰湿结聚）。

西医诊断：肾肿瘤术后，失眠。

治法：健脾益肾，清热利湿，行气化痰。

处方：消瘰丸加减。

浙贝母 20g、牡蛎 15g（先煎）、夏枯草 10g、玄参 10g、猫爪草 15g、山慈姑 10g、藤梨根 15g、白花蛇舌草 15g、灵芝 10g、天龙 3g、南方红豆杉 8g、柏子仁 15g、烫狗脊 15g、木瓜 15g、桑螵蛸 20g、茯神 20g、制远志 15g、合欢皮 15g、降香 10g（后下）、醋五味子 15g、薏苡仁 30g。

30 剂，每日 1 剂，分 2 次温服。

二诊：

2020年4月3日门诊，患者于当地医院复查显示各项指标正常，骨科CT检查显示L3～S1椎间盘突出。患者3个月前下肢外伤骨折，现仍感疼痛。近期血压不稳定，伴胸部时有疼痛不适。仍疲乏无力，腹胀症状时有反复，夜寐欠安，怕冷，舌质暗，舌体胖，舌边有齿痕，舌苔薄黄，脉细弦滑。用药如下：

浙贝母20g、牡蛎15g（先煎）、夏枯草10g、玄参10g、猫爪草15g、山慈姑10g、藤梨根15g、白花蛇舌草15g、灵芝10g、天龙3g、南方红豆杉8g、钩藤15g、姜黄15g、瓜蒌皮15g、桑寄生15g、茯神20g、制远志15g、合欢皮15g、降香10g（后下）、醋五味子15g、薏苡仁30g、盐吴茱萸4g、薤白10g、葛根30g。

30剂，每日1剂，分2次温服。

此方随症化裁连续用药至2021年3月。

三诊：

2021年3月22日门诊，患者疲乏无力，腹胀症状改善，血压较稳定。近期夜寐欠佳，感口干、口涎多。既往下肢骨折，患处仍感疼痛不适。颈椎CT检查显示生理曲度变直，C5～C6椎体边缘增生。复查肿瘤指标正常，胸片无明显异常。舌质暗，舌体胖，舌边有齿痕，舌苔薄黄，脉细弦滑。用药如下：

浙贝母20g、牡蛎15g（先煎）、夏枯草10g、玄参10g、猫爪草15g、山慈姑10g、藤梨根15g、白花蛇舌草15g、北沙参30g、南方红豆杉8g、龙齿15g（先煎）、姜黄15g、人参10g、天麻15g、炒酸枣仁20g、薏苡仁30g、白术20g、天花粉20g、合欢皮15g、茯神20g、天龙3g、重楼6g、制远志15g、醋延胡索15g。

30剂，每日1剂，分2次温服。

佩戴颈椎牵引器每日 1 ～ 2 次，每次 40 分钟左右。

其后根据患者症状改变连续用药至 2022 年 11 月。

四诊：

2022 年 11 月 24 日门诊，患者夜寐欠佳，伴有口涎多，目蒙流泪，怕冷，口干。2021 年 6 月 2 日复查肝功能正常；2021 年 12 月复查肿瘤指标正常，CT 显示左肾术后改变，未见明显肿瘤复发征象；胸片检查无异常；2022 年 11 月复查小生化、血常规、肿瘤指标，均正常，CT 检查显示左肾肿瘤术后改变，肝多发囊肿可能，脾内稍低密度灶脉管瘤可疑，双睾丸鞘膜腔少量积液、心包少许积液。舌质暗，舌体胖，舌边有齿痕，舌苔薄黄，脉细弦滑。用药如下：

山萸肉 10g、茯苓 10g、牡丹皮 10g、桂枝 10g、白芍 25g、柴胡 10g、熟地黄 20g、泽泻 10g、山药 10g、枳实 15g、槟榔 15g、醋延胡索 15g、炒川楝子 15g、甘草 10g、枳壳 15g、沉香 5g（后下）、乌药 10g、木香 10g。

15 剂，隔日 1 剂，分 2 次温服。

患者手术后已 5 年余，现症及复查结果均与肿瘤不相关，此次就诊后，暂可停用肿瘤方。患者术后自服用中药以来，病情稳定，不适症状改善，血压稳定。患者每半年进行体检复查，结果均正常。本病手术治疗是主要的根治手段，而术后服用中药对其身体康复、预防病情反复也起到了重要的作用。

按语：

肾癌，全称肾细胞癌，是肾脏最常见的实质肿瘤。肾癌占全部成人恶性肿瘤的 3%，在男性生殖系肿瘤中居膀胱癌之后，近年来发病有增高趋势。目前，对于肾癌手术治疗是最常用、最有效的治疗方法。肾癌术后的化疗有一定疗效，但易产生许多不良反应，如恶心、呕吐，骨髓抑制等。传统中医药在放化疗及免疫治疗增效减毒方面具有相当的优势。

祖国医学认为肾癌的发生多由正气不足，复因七情郁结，饮食内伤，邪毒入侵，使机体阴阳失调，气血逆乱，并与气、痰、湿、瘀、热等搏结积聚而成，属本虚标实之证。

曹教授认为：肾癌术后的中医药治疗，多以扶正为主，在具体用药上要注意辨证和辨病相结合，以下几点需要注意。

1. 用好补益脾肾药。一般情况下肾癌术后体质虚弱，应该适当选用一些补益药物，但要注意补益药不宜用得太多，用量不宜太大，以逐渐增加为宜。

2. 重视清热解毒药。对于肾癌术后患者的中医药治疗，除辨证用药外，还应结合辨病用药，方内加入白花蛇舌草、山慈姑、龙葵、藤梨根等药以解毒抗癌。

3. 配伍祛湿化痰药。肾癌术后，元气大伤，脾胃运化失常，易见痰湿内蕴，出现呕恶口苦且干等症状。用药可加入薏苡仁、木瓜、白术、半夏、苍术等。

4. 勿忘理气健脾药。由于患者术后易出现脾胃运化失常，故用药要注意配合理气健脾药，以免使患者机体升降之气机受到影响。用药可选用枳壳、合欢皮、郁金、木香、陈皮等。

膀胱癌案

初诊：

吴某某，男，64岁。

主诉：膀胱癌术后5个月，发热4个月。

现病史：患者2018年5月23日在全麻下行机器人辅助腹腔镜下全膀胱切除加输尿管皮肤造口术。术后病理提示全膀胱浸润性尿路上皮癌，侵袭至肌层。后多次行化疗（方案为吉西他滨加顺铂）。患者于2018年6月开始出现低热，予以舒普深治疗。2018年8月中旬再次发热，初为低热，体温在37.8℃之内，予以新癀片治疗。后出现寒战高热，体温为39.3℃，考虑尿路感染以及败血症，予以头孢哌酮舒巴坦、利奈唑胺、莫西沙星抗感染治疗。患者2018年9月行化疗后再次出现高热，血培养提示阴沟肠菌杆菌复合菌。给予头孢哌酮舒巴坦联合莫西沙星抗感染治疗。2018年10月5日出现发热，体温为37.5～38.2℃，予以头孢哌酮舒巴坦静脉输液，后予以头孢克肟口服治疗，但发热仍未除。

刻下症：失眠、低热、口干、口苦、无恶寒、大便偏稀，小便黄，无自汗、盗汗、乏力、活动后明显。

查体：形体消瘦，舌质红，舌苔黄稍厚腻，脉细滑数。

西医诊断：膀胱癌术后，感染性发热，失眠。

中医诊断：癌（痰浊互结），发热（湿热内蕴），不寐（心胆气虚）。

治法：益气安神、化痰散结、清热利湿。

处方：安神定志汤合消瘰丸加减。

党参20g、龙齿15g（先煎）、茯苓10g、茯神20g、石菖蒲10g、炒酸枣仁15g、浙贝母20g、玄参8g、牡蛎15g（先煎）、羚羊角粉2袋、合欢皮 15g、麸炒苍术 2g、蒲公英 15g。

15 剂，每日 1 剂，分 2 次温服。

二诊：

失眠改善，发热、腹痛、腹胀、口干、口苦，舌质红，舌苔黄厚腻，脉弦滑。

治法：清热解毒，兼理气止痛，软坚散结。

处方：五味消毒饮、五磨饮子以及消瘰丸加减。

金银花 15g、紫花地丁 15g、野菊花 15g、枳实 15g、木香 10g、麸炒苍术 2g、牡蛎 15g（先煎）、炮山甲 5g（先煎）、厚朴 5g、连翘 20g、天葵子 15g、槟榔 15g、乌药 10g、沉香 5g（后下）、浙贝母 20g、玄参 10g、佩兰 15g。

9 剂，每日 1 剂，分 2 次温服。

三诊：

发热、腹痛、腹胀改善、口干、口苦、舌质红，舌苔黄厚腻，脉弦滑。

治法：清热解毒，兼理气止痛，软坚散结。

处方：五味消毒饮、五磨饮子以及消瘰丸加减。加盐车前子、滑石，以加大清热利湿力量。

金银花 15g、玄参 10g、盐车前子 15g（包煎）、野菊花 15g、甘草 5g、天葵子 15g、槟榔 15g、乌药 10g、沉香 5g（后下）、浙贝母 20g、滑石 30g（包煎）、紫花地丁 15g、皂角刺 10g、连翘 20g、枳实 15g、木香 10g、麸炒苍术 2g、牡蛎 15g（先煎）、炮山甲 5g（先煎）。

9 剂，每日 1 剂，分 2 次温服。

四诊：

患者无发热，无腹痛以及腹胀症状，口干、口苦、舌质红，舌苔黄，舌后根有裂纹，脉弦滑。

治法：软坚散结，兼清热解毒。

处方：五味消毒饮以及消瘰丸加减。

浙贝母20g、夏枯草10g、猫爪草15g、山慈姑10g、白花蛇舌草15g、天龙3g、蒲公英20g、青蒿15g、麸炒苍术2g、牡蛎15g（先煎）、玄参10g、猫人参15g、藤梨根15g、醋鳖甲15g（先煎）、南方红豆杉8g、地骨皮20g、炮山甲5g（先煎）、知母10g。

按语：

该患者因全膀胱切除加输尿管皮肤造口术而反复出现感染发热，其间使用多种抗生素，但发热症状反复出现。需要连用抗生素方能退热。但停药后感染反复出现，中药介入后患者虽有感染复作，但单纯服用消炎药即有效，后期长期未服用消炎药而发热偶发。该患者的治疗分两阶段。第一阶段反复出现败血症以及尿路感染，予以多种抗生素治疗后症状仍反复出现。提示有效但容易反复。治标效果明显，但不能治本。第二阶段中医介入后患者发热以及感染症状改善。中西医结合治疗可以标本兼顾。中医治疗分为三步。第一步，患者使用强有力的抗生素后因睡眠障碍明显，伴有发热，故以安神定志为主，兼以清热，予以安神定志汤安神定志，苍术、蒲公英、羚羊角粉清热解毒。第二步，患者使用抗生素后仍发热，伴有腹痛、腹胀、口干、口苦，舌质红，舌苔黄厚腻，脉弦滑。以清热解毒为主，兼理气止痛，软坚散结。予以五味消毒饮、五磨饮子以及消瘰丸加减。第三步，患者膀胱癌术后，有低热，口干、口苦、无腹痛以及腹胀症状，舌质红，舌苔黄，舌后根裂纹，脉弦滑。故以软坚散结为主，兼养阴清热解毒。

该患者四诊后热除，停药以后随访三月余未曾复作发热症状。此例患者虽症变而方更，但首诊之四诊均加小剂量苍术，此为曹教授临床数十年来探索出的行之有效的治疗低热方法。

腮腺癌案

初诊:

龚某某,女,29岁。

主诉:腮腺癌术后化疗1年余。

现病史:患者于1年前发现左侧耳下一肿物,无疼痛,能自行消退。曾就诊考虑为腮腺炎,嘱其密切观察。近半年来出现肿物进行性增大,无疼痛。1月前发现左侧颈部出现一肿物,无红肿疼痛。于2018年11月1日行腮腺肿块切除术,术后病理提示左腮腺恶性肿瘤(淋巴上皮瘤)。近期复查CT,左腮腺淋巴结较前(5mm)略有增大(7mm),右肺间质炎症性改变。2019年12月26日,患者因近期有头晕、吞咽阻塞、紧束感而来我院中医科就诊。

刻下症:头晕,吞咽阻塞、紧束感、无明显疼痛,无恶心、呕吐,无发热、盗汗,纳食一般,精神欠佳,大便正常。

查体:舌质暗红,舌苔薄白,脉细滑。

西医诊断:腮腺癌术后,淋巴结肿大。

中医诊断:癌(气阴两虚,痰浊毒互结)。

治法:益气养阴,解毒抗癌。

处方:消瘰丸合沙参麦冬汤加减。

牡蛎15g(先煎)、浙贝母20g、夏枯草10g、玄参10g、重楼6g、白花蛇舌草15g、山慈姑10g、藤梨根15g、猫爪草15g、灵芝10g、天龙3g、南方红豆杉8g、蒲公英20g、干石斛20g、天花粉15g、北沙参30g、盐橘核30g、葛根30g、人参10g、炒芥子8g、麦冬20g、竹茹10g、百合20g。

30剂,每日1剂,分2次温服。

复方斑蝥胶囊 0.75g，口服，每天 2 次。

此方随证变更，连续用药至 2020 年 10 月。

二诊：

患者 2020 年 10 月 16 日门诊，腮腺淋巴复查较前无明显变化，近期复查腋下淋巴结 13mm，右乳结节 3 类已行手术并清扫淋巴结（反应性增生）。现病情稳定。刻下仍时有头晕，大便正常，纳食一般，吞咽有阻塞感。舌质暗红，舌苔薄白，脉细滑。用药如下：

浙贝母 20g、夏枯草 10g、玄参 10g、牡蛎 15g（先煎）、白花蛇舌草 15g、藤梨根 15g、猫爪草 15g、重楼 6g、山慈姑 10g、干石斛 20g、蒲公英 20g、天麻 15g、天龙 3g、南方红豆杉 8g、天花粉 15g、生地黄 15g、盐橘核 30g、北沙参 30g、人参 10g、罗汉果 15g、龙葵 10g、百合 20g、炒芥子 8g、麦冬 20g。

9 剂，每日 1 剂，分 2 次温服。

此方随症化裁用药至 2021 年 5 月。

三诊：

患者 2021 年 5 月 11 日门诊，近期复查腋下淋巴结 13mm。2020 年 10 月 16 日复查 CT 示腮腺结节大者 10mm。2021 年 1 月 14 日彩超示乳突炎。右耳前可触及小淋巴结一枚，约 0.4cm。2021 年 4 月 16 日复查较前无明显变化。刻下仍感疲倦，口干明显。舌质暗红，舌苔薄白，脉细滑。用药如下：

浙贝母 20g、牡蛎 15g（先煎）、夏枯草 10g、玄参 10g、猫爪草 15g、重楼 6g、山慈姑 10g、藤梨根 15g、白花蛇舌草 15g、天麻 15g、天龙 3g、南方红豆杉 8g、山豆根 6g、干石斛 20g、北沙参 30g、人参 10g、盐橘核 30g、百合 20g、炒芥子 8g、醋鳖甲 30g（先煎）、龙葵 10g、肿节风 15g、千里光 15g、盐荔枝核 15g。

30剂，隔日1剂，分2次温服。连用至2022年6月。

四诊：

2022年6月9日门诊，患者近期复查各项指标无明显变化，病情稳定。头晕症状缓解，吞咽阻塞感好转，感咽部有痰，口干，易疲倦，近期有尿频尿急。刻下舌质暗红，舌苔薄白，脉细滑。用药如下：

浙贝母20g、夏枯草10g、牡蛎15g（先煎）、玄参10g、猫爪草15g、白花蛇舌草15g、藤梨根15g、山慈姑10g、重楼6g、天龙3g、北沙参30g、盐橘核30g、南方红豆杉8g、干石斛20g、黄芪50g、千里光15g、盐车前子15g（包煎）、猪苓20g、炒芥子8g、山豆根6g、天麻15g、天花粉15g、百合20g、淡竹叶15g、人参10g。

15剂，隔日1剂，分2次温服。

患者服用中药治疗近3年，肿瘤术后化疗，头晕、吞咽阻塞、疲倦乏力、口干等症状改善。患者定期复查，各项指标趋于稳定，未见肿瘤复发。随访患者情绪稳定，正常生活上班，精神状态尚可。

按语：

随着恶性肿瘤患者对生存率的期望值越来越高，对恶性肿瘤术后患者放化疗期间的中医药辅助治疗，是提高患者生活质量，防止肿瘤复发、转移，延长患者生存期的关键。肿瘤手术治疗容易耗伤机体气血，导致人体气阴两虚。化疗药在治疗肿瘤的过程中表现出来杀灭癌细胞的作用，类似于中医攻伐、祛邪的手段，攻伐太过则人体气、血、阴、阳出现偏差。曹教授认为化疗可使血瘀及气虚、阴虚症状明显加重。化疗虽可杀灭部分肿瘤细胞，但偏于耗气，耗气则阴伤，且化疗临床不良反应较多。本病例为肿瘤术后化疗患者，证属气阴两虚，采用益气养阴，解毒抗癌法治疗，有助于改善患者不良反应，提高生存质量，预防复发，延长生存期，取得较好效果。

喉癌案

初诊：

杨某某，男，61 岁。

主诉：喉癌术后 1 年余。

现病史：患者因“声嘶 2 月余”于 2018 年 11 月 6 日在南昌大学第二附属医院住院。经电子喉镜示：右侧声带新生物。完善相关检查，于 2018 年 11 月 10 日，行支撑喉镜下喉活检术，术后病理示：喉部鳞状细胞癌。于 2018 年 11 月 16 日行支撑喉镜下喉部分切除术。术后未做其他特殊治疗，既往有糖尿病病史。近期血糖仍稍偏高，昨日复查喉镜，结果无明显异常。因不适症状及担心肿瘤复发，2019 年 9 月 19 日到我院中医科就诊。

刻下症：头晕，卧床症状明显，声音嘶哑，稍感咽痛不适，神疲乏力，纳食一般，睡眠可，二便正常，无明显咳嗽，咳痰，无发热头痛，无恶心呕吐等。

查体：舌质暗红，舌面有裂纹，舌苔薄白，脉细滑稍弦。

西医诊断：喉鳞状细胞癌术后。

中医诊断：癌（气阴两虚，痰湿结聚）。

治法：化痰散结，清热解毒，益气养阴。

处方：消瘰丸加减。

夏枯草 10g、牡蛎 15g（先煎）、浙贝母 20g、玄参 10g、藤梨根 15g、白花蛇舌草 15g、山慈姑 10g、猫人参 15g、猫爪草 15g、蒲公英 20g、干石斛 20g、南方红豆杉 8g、天龙 3g、灵芝 10g、山豆根 6g、肿节风 15g、虎杖 30g、麦冬 20g、罗汉果 10g、沉香 5g（后下）、党参 30g、川射干 8g。

30 剂，每日 1 剂，分 2 次温服。

在此方基础上随症变而化裁，用至2020年7月。

二诊：

2020年7月2日门诊，服药后患者头晕症状好转，但仍声音嘶哑。2021年4月17日复查餐后2小时血糖13.69mmol/L、复查喉镜无明显异常。舌质暗红，舌面有裂纹，舌苔薄白，脉细滑稍弦。治疗循方加用绞股蓝、诃子、钩藤、天花粉等。用药如下：

夏枯草10g、玄参10g、浙贝母20g、牡蛎15g（先煎）、藤梨根15g、白花蛇舌草15g、猫爪草15g、猫人参15g、山慈姑10g、炒牛蒡子15g、南方红豆杉8g、蝉蜕5g、天龙3g、绞股蓝15g、桔梗10g、肿节风15g、川射干8g、虎杖30g、麦冬20g、诃子6g、钩藤15g、天花粉15g、沉香5g（后下）、党参30g。

60剂，每日1剂，分2次温服。

此方为基础，适当随症变而加减，用至2021年9月。

三诊：

2021年9月21日门诊，患者近期小便泡沫多，稍感气短气促。检查肾功能、尿常规正常。既往有肝囊肿病史。舌质暗红，舌面有裂纹，舌苔薄白，脉细滑稍弦。用药如下：

玄参10g、浙贝母20g、牡蛎15g（先煎）、夏枯草10g、白花蛇舌草15g、炒牛蒡子15g、南方红豆杉8g、蝉蜕5g、天龙3g、厚朴15g、桔梗10g、肿节风15g、川射干10g、木蝴蝶10g、虎杖30g、石决明20g、干石斛20g、降香10g（后下）、沉香6g(后下)、人参10g、藤梨根15g、百合30g、山慈姑10g、猫爪草15g、罗汉果15g、胖大海10g。

60剂。用法：患者术后已满3年，因临床无明显复发现象，与肿瘤相关检查均无异常，故由每日1剂改为两日1剂，分2次温服。

四诊：

2022 年 9 月 22 日门诊，患者服药后，一般情况可，晨起黄痰减少。舌质暗红，舌面有裂纹，舌苔薄白，脉细滑稍弦。用药如下：

浙贝母 20g、牡蛎 15g（先煎）、玄参 10g、夏枯草 10g、百合 30g、藤梨根 15g、白花蛇舌草 15g、猫爪草 15g、山慈姑 10g、厚朴 15g、天龙 3g、蝉蜕 5g、虎杖 30g、木蝴蝶 10g、肿节风 15g、黄芩 6g、沉香 6g（后下）、人参 10g、北沙参 30g、炒牛蒡子 10g、胖大海 10g、罗汉果 15g、诃子 6g、石斛 20g、南方红豆杉 8g。

18 剂，隔日 1 剂，分 2 次温服。

加减调整用至 2023 年 3 月。

五诊：

2023 年 3 月 21 日门诊，患者喉癌术后 4 年余，服药 3 年余，现病情较稳定。2023 年 3 月查胃镜示：非萎缩性胃炎伴糜烂；CT 检查示：肝多发囊肿大者 101mm×119mm，突出肝轮廓生长；两肺小结节大者 2mm。肿瘤指标、肝肾功能、血糖、血脂等正常。新冠感染后大便不成形。舌质暗红，舌面有裂纹，舌苔薄白，脉细滑稍弦。用药如下：

夏枯草 10g、玄参 10g、浙贝母 20g、牡蛎 15g（先煎）、藤梨根 15g、白花蛇舌草 15g、厚朴 15g、山慈姑 10g、百合 30g、肿节风 15g、茯苓皮 30g、虎杖 30g、天龙 3g、蝉蜕 5g、北沙参 30g、胖大海 10g、豆蔻 10g、沉香 6g（后下）、人参 10g、薏苡仁 30g、六月雪 15g、玉竹 15g、炒牛蒡子 10g、石斛 20g、醋鳖甲 15g（先煎）。

30 剂，隔日 1 剂，分 2 次温服。

患者服用中药治疗近 4 年，病情稳定，不适症状明显改善。定期复查，各项指标稳定，未见肿瘤复发。随访患者情绪稳定，精神状态尚可。

按语：

喉癌为头颈部常见的恶性肿瘤，近年来喉癌的发病率有明显增长的趋势，发病年龄以 40 ~ 60 岁最多。目前喉癌的治疗方法为以手术为主的综合治疗。喉癌是现代医学概念，其临床及发病特点与中医学中的“喉菌”“喉喑”“喉百叶”等类似。喉癌的发生主要是外邪侵袭日久，脏腑功能失调，脏毒内生，邪毒反复侵袭，损及喉之脉络，致喉间气滞血瘀痰凝，喉之脉络损伤故而出现声嘶，气机郁滞于喉间则有咽异物感，血瘀痰凝等实质病理产物结于喉间发生呼吸困难、吞咽困难等症状。因此脏腑热毒为喉癌发病的重要因素。同时内虚为肿瘤发生发展的一个重要内因。机体正气不足，无法抵御邪气侵袭，日久酝酿成肿瘤。正邪相争，消耗气血，气盛正气愈，而致肿瘤的生长及扩散。患者在整个手术期内，手术创伤容易加重患者阴血亏虚，使患者出现不同程度的咽干、咽燥、乏力、汗出、五心烦热、咳痰不利、声嘶、语声低微、食欲欠佳、咽喉局部红肿、舌质红、舌苔少或无苔、脉细数等症状。结合以上特点，通过对喉癌术后患者辨证中医治疗，可以巩固手术治疗的效果，避免患者的并发症的产生，预防喉癌的复发转移，提高患者的整体身体素质，保证患者的生活质量的提高。

甲状腺癌案

甲状腺癌案一

初诊：

胡某某，女，49岁。

主诉：甲状腺癌切除术后4月余。

现病史：患者2019年5月行甲状腺癌切除术。术后出现胸痛以及手指麻木不适。颈椎CT示：曲度变直，C3～C6椎间盘膨出，既往有剖宫产史。2019年9月18日来我院就诊。

刻下症：胸痛，有时手麻木，偶有饮水呛咳，饮食一般，大便有时干结，小便正常。

查体：舌质暗红，舌边有齿痕，舌面裂纹，舌苔薄白，脉弦滑。

西医诊断：甲状腺癌。

中医诊断：瘿瘤（正虚热毒互结）。

治法：清热解毒、软坚散结、开胸散结。

处方：以消瘰丸合瓜蒌薤白汤加减。

山豆根6g、玄参10g、山慈姑10g、炒芥子8g、南方红豆杉8g、荔枝核15g、夏枯草10g、薏苡仁30g、天龙3g、猫爪草15g、浙贝母20g、猫人参15g、白花蛇舌草15g、重楼6g、藤梨根15g、牡蛎15g（先煎）、橘核30g、蒲公英20g、醋鳖甲30g（先煎）、天麻15g、粉葛根30g、瓜蒌皮15g、薤白10g、虎杖30g。

28剂，每日1剂，分2次温服。

二诊：

2021 年 8 月 14 日，上方连续服用 3 月后，患者胸痛改善，偶有胸前牵拉痛、感气短、上肢麻木，月经未至。舌质暗红，舌边有齿痕，舌面裂纹苔薄白，脉弦滑。继原方去瓜蒌、薤白，加干益母草 30 g 、红景天 10 g 、龙葵 10 g 、延胡索 15 g 、木瓜 10 g 。

28 剂，每日 1 剂，分 2 次温服。

三诊：

2022 年 1 月 22 日，诉偶有胸前牵拉痛、偶有上肢麻木，纳可，睡眠正常、大小便正常。舌暗，舌边有齿痕，舌面裂纹苔薄白，脉弦滑。

山豆根 6g、玄参 10g、山慈姑 10g、炒芥子 8g、南方红豆杉 8g、荔枝核 15g、夏枯草 10g、炒薏苡仁 30g、天龙 3g、猫爪草 15g、浙贝母 20g、猫人参 15g、白花蛇舌草 15g、重楼 6g、藤梨根 15g、牡蛎 15g（先煎）、橘核 30g、蒲公英 20g、醋鳖甲 30g（先煎）、天麻 15g、粉葛根 30g、虎杖 30g、龙葵 10g、延胡索 15g、木瓜 10g。

28 剂，每日 1 剂，分 2 次温服。

按语：

甲状腺恶性肿瘤是颈部常见恶性肿瘤之一。中医学对甲状腺疾病的阐述由来已久，《三因极一病症方论·瘿瘤证治》描述“瘿多着于肩颈”，包括石瘿、肉瘿、筋瘿、血瘿、气瘿五者，各自的特点是：石瘿，坚硬不可推移；肉瘿，皮色无变化；筋瘿，筋脉暴露虬结；血瘿，赤脉交络；气瘿，随忧愁消长。根据甲状腺恶性肿瘤特征及临床表现，当归属于“石瘿”范畴。中医认为石瘿与情志不畅，肝气郁滞，痰瘀互结相关。宋代赵佶《圣济总录·诸瘿统论》载：“妇人多有之，缘忧恚有甚于男子也。”表明女性由于社会、生活及工作压力等原因，比男性更易产生情绪病，进而发瘿病，这也说明瘿病与女性更易受情志内伤、肝气郁滞发有关。其次，女性因机体及生理变化多用血，因为经、孕、产、乳，女性机体处于“血常不足”的状态，尤其在“七七”之年，天癸将竭，进入围绝经期，女性内分泌激素紊乱，阴阳失于调和，肝气不疏，进而郁结于胸于颈。再则，“肝藏血”“血有余则怒，血不足则恐”，当女子津血不足，阴阳失衡、情志内伤、饮食不调时，更易产生阴虚化火、肝郁气滞、气郁痰结及气滞血瘀等生理病理的变化，易导致甲状腺良、恶性肿瘤的发生。

曹教授认为此病多发于女性，因为妇女在发育、妊娠、授乳以及围绝经期等各阶段的生理变化均与肝经气血有关。以延胡索、木瓜、橘核理气通络，夏枯草、浙贝母、牡蛎清肝火、软结散结，加用醋鳖甲效更甚。山豆根、玄参、山慈姑、猫爪草、白花蛇舌草、重楼、藤梨根、蒲公英、虎杖、龙葵清热解毒以消肿。手麻木加用天麻、葛根。同时，治疗过程中重视患者的情绪，嘱患者保持情志舒畅，精神愉快，合理调摄饮食，也是防治瘿瘤的一个重要方面。随诊无复发。

甲状腺癌案二

初诊：

胡某某，女，50岁。

主诉：胸闷、头晕、易怒1月。

现病史：患者1月前无明显诱因开始出现胸闷、头晕、易怒，偶有心慌、心悸，无发热、咳嗽、咯血，无头痛、恶心、呕吐，无耳鸣、耳聋，遂至当地医院就诊，查甲状腺彩超示甲状腺左侧叶结节，TI—RADS分类4a。甲状腺穿刺病理报告示：甲状腺腺癌。动态心电图示：1. 窦性心律，最小心率44次/分，最大心率130次/分；2. 偶发房性期前收缩17次/全程；3. 监测中可见T波改变；4. 心率变异性分析：SDNN135ms（正常参考值范围102～180ms），SDANNA110ms（正常参考值范围92～162ms）。动态血压未见明显异常。胸部 CT 示：1. 右肺中叶及左肺下舌段慢性炎症；2. 左肺微小结节。腹部彩超示脂肪肝。患者为寻求中医诊治，2022 年 8 月 16 日前来就诊。

刻下症：甲状腺肿块，颈部疼痛不适、胸闷气逼，心烦易怒，头晕目眩，无口干以及口苦、精神及食欲尚可，大小便通畅。

查体：舌质暗红，舌苔薄黄，脉弦数。

西医诊断：甲状腺腺癌，肺结节，脂肪肝。

中医诊断：石瘿（肝郁气结，气滞痰凝）。

治法：疏肝解郁，理气止痛。

处方：自拟平瘤方。

柴胡 10g，合欢花 10g，天南星 10g，海藻 15g，昆布 10g，郁金 10g，瓦楞子 30g，黄药子 10g，醋香附 10g，猫爪草 15g，全蝎 5g，蜂房 10g。

7 剂，每日 1 剂，分 2 次温服。

西黄丸 3g，口服，每日 2 次。

二诊：

患者口服药物治疗 7 天后颈部疼痛较前减轻，轻度胸闷，心烦易怒、头晕目眩较前明显改善。舌质暗淡，舌苔薄黄，脉弦数。复查甲状腺彩超提示甲状腺结节较前缩小。在上方基础上加重楼 10g，继续口服西黄丸治疗。

柴胡 10g，合欢花 10g，天南星 10g，海藻 15g，昆布 10g，郁金 10g，瓦楞子 30g，黄药子 10g，醋香附 10g，猫爪草 15g，全蝎 5g，蜂房 10g，重楼 10g。

7 剂，每日 1 剂，分 2 次温服。

西黄丸 3g，口服，每日 2 次。

三诊：

患者此次口服药物治疗后颈部疼痛基本消失，仍有轻度胸闷，头晕目眩、心烦易怒基本改善。舌质暗淡，舌苔薄白，脉弦。复查甲状腺彩超提示甲状腺结节缩小 2/3。之后继续口服上方中药治疗，病情控制尚可。

柴胡 10g，合欢花 10g，天南星 10g，海藻 15g，昆布 10g，郁金 10g，瓦楞子 30g，黄药子 10g，醋香附 10g，猫爪草 15g，全蝎 5g，蜂房 10g，重楼 10g。

7 剂，每日 1 剂水煎，分 2 次温服。

按语：

本案例辨证为肝郁气结，气滞痰凝。给予自拟平瘤方治疗，本方中柴胡、郁金、合欢花疏肝理气，夏枯草、黄药子、猫爪草清热解毒，天南星化痰散结，海藻、昆布软坚消瘿，瓦楞子、全蝎、蜂房、醋香附理气止痛、消肿软坚散结。诸药配伍，共奏疏肝理气、软坚散结、清热解毒、化痰消瘿、消肿止痛之功。甲状腺恶性肿瘤患者在日常饮食及生活起居中，应注意多食富有营养的食物及新鲜蔬菜、水果，避免过度饮食肥腻、香燥、辛辣食品；日常保持精神愉悦，防止情志内伤；积极锻炼，增强免疫力，提高抗病能力；尽量避免 X 射线过度辐射等。

甲状腺癌案三

初诊：

舒某某，女，52 岁。

主诉：甲状腺癌术后 1 年。

现病史：患者 1 年前因“反复胸闷、心悸 2 年”在南昌大学第二附属医院住院，诊断为甲状腺乳头状腺癌，于 2018 年 6 月 5 日行甲状腺肿块切除术—喉返神经探查术—颈部淋巴结清扫术。患者既往有眩晕症病史；曾在外院行心电图检查，诊断为阵发性房颤，未治疗。住院心电图提示阵发性房颤。彩超示：甲状腺实质回声不均匀；甲状腺峡部及右侧叶低回声结节（TI—RADS 4 类）。2019 年 5 月 20 日前来就诊。

刻下症：阵发性胸闷不适，活动后易气短，精神萎靡伴乏力，时有嗳气，夜寐欠安，无咽痛、咳嗽，无自汗、盗汗，二便正常。

查体：舌质红，舌面有裂纹，舌苔薄白，脉细弦。

西医诊断：甲状腺癌术后，阵发性房颤。

中医诊断：癌（气虚血郁，痰浊互结）。

治法：益气养血，清热解毒，软坚散结。

处方：消瘰丸合安神定志汤加减。

龙齿 15g（先煎）、制远志 15g、茯神 20g、党参 20g、夏枯草 10g、牡蛎 15g（先煎）、浙贝母 20g、石菖蒲 10g、茯苓 10g、藤梨根 15g、人参 10g、山慈姑 10g、猫爪草 15g、姜黄 15g、玄参 10g、南方红豆杉 8g、天龙 3g、红景天 10g、白花蛇舌草 15g、醋五味子 15g。

15 剂，每日 1 剂，分 2 次温服。

此方变更化裁，连续用药至 2020 年 4 月。

二诊：

患者 2020 年 4 月 6 日门诊，甲状腺癌术后近 2 年。近期大便不爽，偶有日行 2 ~ 3 次；睡眠仍欠佳，醒后难以入眠伴梦多；口干及咽部不适。舌质暗红，舌苔薄白，脉细弦。用药如下：

浙贝母 20g、玄参 10g、山慈姑 10g、白花蛇舌草 15g、制远志 15g、南方红豆杉 8g、干石斛 20g、天龙 3g、炒白术 20g、茯神 20g、党参 30g、猫爪草 15g、合欢皮 15g、龙齿 15g（先煎）、炒神曲 20g、天花粉 15g、北沙参 30g、炒鸡内金 10g、醋五味子 15g。

30剂，每日1剂，分2次温服。

左旋甲状腺素片（优甲乐）50ug，口服，每天1次。

此方根据大便变化、失眠、口干诸症加减给药至2021年3月。

三诊：

患者2021年3月11日门诊，甲状腺癌术后3年。近期感疲倦乏力，耳鸣；食物不慎则大便不爽；夜寐欠佳（浅睡眠状态）。舌质暗红，舌苔薄白，脉细弦。用药如下：

炒白术20g、茯神20g、浙贝母20g、玄参10g、生地黄15g、猫爪草15g、山慈姑10g、白花蛇舌草15g、麦冬20g、天龙3g、南方红豆杉8g、炒川楝子15g、制远志15g、炒鸡内金10g、天花粉20g、龙齿15g（先煎）、干石斛20g、首乌15g、北沙参30g、人参10g、柏子仁15g、石菖蒲10g、炒酸枣仁20g、合欢皮15g。

30剂，每日1剂，分2次温服。

左甲状腺素片（优甲乐）50ug，口服，每天3次。

此方根据其症状之变而变，用药至2022年2月。

四诊：

患者2022年2月21日门诊，甲状腺癌术后近4年。颈椎CT检查示：曲度变直，C5～C6椎间盘突出。近期食后腹胀，大便不爽，仍感夜寐欠佳。舌质暗红，舌面裂纹，舌苔薄白，脉细弦。用药如下：

猫爪草15g、茯神20g、浙贝母20g、玄参10g、天龙3g、炒川楝子15g、山慈姑10g、白花蛇舌草15g、虎杖30g、千里光15g、制远志15g、龙齿15g（先煎）、首乌藤15g、北沙参30g、炒白术20g、豆蔻10g、木香10g、炒火麻仁30g、石菖蒲10g、炒神曲20g、炒酸枣仁20g、炒鸡内金10g、人参10g、南方红豆杉8g、夏枯草10g、牡蛎15g（先煎）、紫石英

10g（先煎）。

15 剂，隔日 1 剂，分 2 次温服。

复方斑蝥胶囊 0.75g，口服，每天 2 次。

左甲状腺素片（优甲乐）50ug，口服，每天 1 次。

此方加减化裁用药至 2022 年 12 月。

五诊：

患者 2022 年 12 月 2 日门诊，甲状腺癌术后 4 年余。服药后夜尿有改善，睡眠较前稍有改善，但仍感夜寐欠佳。舌质暗红，舌面裂纹，舌苔薄白，脉细弦。用药如下：

天龙 3g、白花蛇舌草 15g、猫爪草 15g、玄参 10g、制远志 15g、白术 20g、北沙参 30g、龙齿 15g（先煎）、炒川楝子 15g、茯神 20g、山萸肉 15g、金樱子肉 30g、夏枯草 10g、人参 10g、牡蛎 15g（先煎）、桑叶 15g、麦芽 15g、石菖蒲 10g、浙贝母 20g、炒鸡内金 10g、炒谷芽 15g、炒火麻仁 30g、首乌藤 20g、芡实 20g、虎杖 30g、山慈姑 10g、炒酸枣仁 20g。

15 剂，隔日 1 剂，分 2 次温服。

按语：

中医学将本病归属于“瘿瘤”范畴。宋代陈无择《三因极一病证方论》曰：“坚硬不可移者名曰瘿，皮色不变者曰肉瘿，静脉露著者曰筋瘿，赤脉交络者曰血瘿，随忧愁消长者曰气瘿。”其中的石瘿与甲状腺癌相似。对瘿病的治疗，中医积累了丰富的经验。《外科大成》曰：“夫瘿瘤者，由五脏邪火浊气，瘀血痰滞，各有所感而成，非正病也。且瘿者阳也，色红而高突，或蒂小而下垂，瘤者阴也，色白而漫肿，而无痛痒之苦。然症各有五：筋瘤属肝，色紫而坚，青筋盘曲如蚓，治宜养血舒筋，如清肝芦荟丸；血瘤属心，皮肤缠隐红丝，软硬间杂，治宜凉血抑火，如芩连二母丸；肉瘤属脾，色不变，软如绵，不宽不紧，治宜行痰开郁理中，如顺气归脾丸；气瘤属肺，亦色不变，软如绵，但其随喜怒而消长，治宜清肺和荣，如通气散坚丸；骨瘤属肾，色黑皮紧，高堆如石，贴骨不移，治宜补肾行瘀，破坚利窍，如调元肾气丸。上五瘤，俱宜复元通气散兼以蜡矾丸，甚捷。”

甲状腺癌术后，患者多出现胸闷，气短，乏力，嗳气，夜寐欠安，心烦热，口干，头晕目眩，精神萎靡，食少，二便失调，舌暗红少苔，脉弦细等症。治宜益气养血、理气解郁、清热解毒、软坚散结兼以活血化瘀等。本例患者术后中医辨证治疗 4 年余，临床不适症状明显改善，定期复查各项指标趋于稳定，后续随访无复发征象而愈。手术是甲状腺癌最佳的治疗方法，辅以中医中药可以防止复发和转移，改善患者临床症状，延长患者生存期、提高患者生活质量。

乳腺癌案

乳腺癌案一

初诊：

武某某，女，39 岁。

主诉：左乳乳腺癌手术术后 1 年余。

现病史：患者诉于 2019 年 4 月行左乳乳腺癌手术，病理提示浸润性导管癌，脉管内见癌栓，淋巴结（1/6），已行 8 次化疗、25 次放疗及靶向治疗。因现感头晕，乏力明显，2020 年 6 月 30 日至门诊就诊。

刻下症：头晕乏力，伴运动后腰酸、腰痛，手术创口处时有牵拉疼痛不适，左上肢胀满不适，纳可，睡眠一般，大小便正常。

查体：舌质暗红，舌体胖，舌边有齿痕，舌面裂纹，脉弦滑。

西医诊断：乳腺癌。

中医诊断：乳岩（痰瘀互结、气阴两虚）。

治法：化痰散结、益气健脾、清热滋阴。

处方：消瘰丸加减。

浙贝母 20g、牡蛎 15g（先煎）、夏枯草 10g、玄参 10g、猫爪草 15g、猫人参 15g、山慈姑 10g、藤梨根 15g、白花蛇舌草 15g、红豆杉 8g、蒲公英 20g、重楼 6g、橘核 30g、白芥子 8g、龙葵 10g、鼠妇 8g、肿节风 15g、烫狗脊 15g、醋鳖甲 20g（先煎）、党参 30g、葛根 30g、天麻 15g。

15 剂，每日 1 剂，分 2 次温服。

二诊：

患者守上方加减坚持续服中药，2021 年 12 月复查，彩超示：盆腔积液 21mm。CT 示：左乳乳腺癌术后未见明显肿瘤征象。未诉腰痛、头晕，原方减鼠妇 8g、烫狗脊 15g、天麻 15g，加用茯苓皮 30g、猪苓 20g、冬瓜皮 30g 利水，加用天龙 3g、白英 10g 散结。

15 剂，每日 1 剂，分 2 次温服。

三诊：

患者诉近期乏力明显，食欲偏差，伴口干。2023 年 10 月复查彩超示宫腔内高回声实性突起，考虑子宫内膜息肉可能，未见盆腔积液。CT 示：左乳术后改变。肿瘤指标正常。余无明显自觉不适。遂于原方基础上加用黄芪 40g、防风 15g、白术 20g 益气健脾，南沙参 30g、鱼腥草 20g 清热养阴。

按语：

乳腺癌的发病与肝气郁滞有密切相关，如果患者长期情绪低落，容易造成气机郁滞，血行不畅。由于足厥阴肝经之脉布散胸胁，肝气郁滞导致气血受阻，木郁伐土，使脾失健运，痰瘀渐生互结，引发乳腺癌，所以凡是肿瘤患者曹教授必先行“话疗”，告知患者不应为了保乳而放弃手术治疗，要面对现实，同时对治疗保持信心，鼓舞士气，告知肿瘤治疗并非一蹴而就，需坚持服药，积极配合。消瘰丸中牡蛎以消痰软坚，为治瘰之主药，恐脾胃弱者，久服有碍，故用党参、黄芪、白术益气健脾，使脾胃强壮，自能运化药力，以达病所。玄参、浙贝母清肃肺金以镇之，且贝母之性，善于疗郁结利痰涎，兼主恶疮，二药皆善消瘰疬。患者放疗、化疗日久伤阴，加用葛根、南沙参养阴生津。曹教授认为热毒也是恶性肿瘤的主要病因之一，热毒日久又可伤气、伤阴、伤津、伤脏腑、伤筋骨，同时现代研究多认为清热解毒药具有明确的抗肿瘤活性，所以可用猫爪草、山慈姑、藤梨根、白花蛇舌草、蒲公英、重楼、肿节风、六月雪等清解癌毒。另再加用疏肝行气之品，气行则血行，可用橘核理气，又能软坚散结。同时，患者放疗后常出现患侧上肢淋巴回流障碍，嘱患者可每日按捏患侧上肢，使筋脉柔和，津液得通，免其肿胀。

乳腺癌案二

初诊：

郑某某，女，49岁。

主诉：右乳乳腺癌全切术术后1年半余。

现病史：患者右侧乳房1年半前（2020年6月）因乳腺癌行乳腺全切术，术后病理提示浸润性导管癌，淋巴结1/15。2022年1月发现左肺占位符合乳腺癌转移，并行手术切除。复查细胞角蛋白19片段5.17ng/mL。彩超示：脂肪肝。CT示：右肺肺大疱、纵隔多发淋巴结。已行8次化疗、25次放疗。2022年2月前来就诊。

刻下症：乏力、时有咳嗽、咽喉部感疼痛不适，睡眠差，每晚睡眠2～3小时，大便有时日行2～3次，无口干、口苦。

查体：舌质暗红，舌体偏胖，舌边有齿痕，舌苔薄白，舌面有裂纹，脉细滑稍沉。

西医诊断：乳腺癌，肺转移性癌，失眠。

中医诊断：癌（正虚毒盛）。

治法：益气解毒散结。

处方：消瘰丸加减。

浙贝母20g、猫人参15g、龙葵10g、南方红豆杉8g、橘核25g、天龙3g、猫爪草15g、山慈姑10g、炒芥子8g、重楼6g、藤梨根15g、夏枯草10g、蒲公英20g、六月雪15g、人参10g、醋鳖甲20g（先煎）、山豆根

6g、肿节风 20g、射干 10g、首乌藤 15g。

30 剂，每日 1 剂，分 2 次温服。

二诊：

2022 年 10 月 20 日 B 超示：右肾低回声团考虑肿瘤性病变 28mm×25mm。肿瘤指标正常。

现夜寐欠安，易醒，醒后难以再入眠，心悸、容易惊醒，舌质暗红，舌体偏胖，舌边有齿痕，舌苔薄白，舌面有裂纹，脉细滑稍沉。

西医诊断：乳腺癌，肺转移性癌，肾癌，失眠。

中医诊断：癌（正虚毒盛），不寐（心胆气虚、心神不宁）。

治法：益气解毒散结，宁心安神。

处方：消瘰丸和安神定志汤加减。

浙贝母 20g、猫人参 15g、龙葵 10g、南方红豆杉 8g、橘核 25g、天龙 3g、猫爪草 15g、山慈姑 10g、炒芥子 8g、重楼 6g、藤梨根 15g、夏枯草 10g、蒲公英 20g、六月雪 15g、人参 10g、醋鳖甲 20g（先煎）、山豆根 6g、肿节风 20g、射干 10g、首乌藤 15g、茯神 20g、制远志 15g、龙齿 15g（先煎）、合欢皮 15g。

三诊：

2023 年 5 月行右肾癌切除。7 月 8 日就诊未诉睡眠不适，略感疲倦，饮食及大小便均正常。

浙贝母 20g，猫人参 15g，龙葵 10g，红豆杉 8g，橘核 25g，天龙 1 条，猫爪草 15g，山慈姑 10g，白芥子 8g，重楼 6g，藤梨根 15g，夏枯草 10g，蒲公英 20g，六月雪 15g，人参 10g，醋鳖甲 30g（先煎），白花蛇舌草 15g，牡蛎 15g（先煎），玄参 10g，肿节风 20g，荔枝核 15g，射干 10g，制黄精 20g，肉苁蓉 20g，黄芪 30g。

按语：

患者 2020 年乳腺癌术后未服中药，一年半后肺转移。后坚持服中药，虽肾也癌转移，但其他症状平稳。中医扶正祛邪治疗贯穿整个肿瘤治疗的始终，方中人参、制黄精补气，肉苁蓉温肾，感疲倦时加用黄芪。人常在得知自身患有恶性肿瘤并有肿瘤转移时，产生心理障碍，恐慌、紧张、担心、害怕，所以难入眠，加用茯神、制远志、龙齿、合欢皮定心养心安神，并进行心理疏导，调畅情志，解其疑惑，调动肿瘤患者机体的积极因素。肿瘤虽已手术切除，但其淋巴结转移或他脏转移往往常见，故常用软坚散结、泄浊祛痰，药用浙贝母、猫人参、龙葵、红豆杉、天龙、猫爪草、夏枯草、蒲公英、六月雪、醋鳖甲、牡蛎、玄参、荔枝核。常配白花蛇舌草、重楼、藤梨根、肿节风、六月雪等清热解毒。乳腺癌患者术后易出现患侧上肢淋巴水肿，可采取从患侧上肢自下而上捏、按、推等康复手法，使其淋巴管较好地得到疏通康复，预防淋巴水肿后遗症。

乳腺癌案三

初诊：

胡某某，女，57 岁。

主诉：左乳乳腺癌切除术后 7 月余。

现病史：2019 年 6 月行左乳乳腺癌切除术，术后病理提示浸润性导管癌。已行 8 次化疗。2021 年 6 月 15 日复查 CEA 正常。2021 年 11 月复查肿瘤指标正常。CT 示：双肾轻度扩张积水；胆囊小结石伴胆囊炎。彩超示：桥本氏甲状腺炎。既往史：颈椎病、扁桃体切除病史。2022 年 1 月 12 日前来就诊。

刻下症：睡眠欠佳，醒后易口干，饮食一般，大便偏结，小便正常。

查体：舌质暗红，舌体偏胖，舌边有齿痕，舌面花剥苔，脉沉细滑。

西医诊断：乳腺癌。

中医诊断：乳岩（痰瘀互结、气阴两虚）。

治法：行气、化痰、益气养阴、宁心安神。

处方：消瘰丸合安神定志丸加减。

浙贝母 20g、猫爪草 15g、山慈姑 10g、红豆杉 8g、牡蛎 15g（先煎）、玄参 10g、白花蛇舌草 15g、藤梨根 15g、重楼 6g、夏枯草 10g、天龙 1 条、北沙参 30g、天花粉 20g、橘核 30g、茯神 20g、蜜远志 15g、石菖蒲 10g、龙齿 15g（先煎）、白芥子 8g、石斛 20g、党参 40g、酸枣仁 20g、紫苏叶 15g、厚朴 15g、百合 20g、黄芩 6g、麦冬 20g。

15 剂，每日 1 剂，分 2 次温服。

二诊：

2022 年 1 月 29 日自述睡眠较前稍改善、口干仍存，咽喉部感觉有痰伴咽痒，继续守原方加胖大海 10 g 清热利咽。

三诊：

2022 年 6 月 1 日复查胸片正常；CT 示左乳术后缺如，右肺上叶后段粟粒影≤ 4mm；甲状腺、乳腺彩超均无明显异常；CEA8.6ng/mL。未诉咽喉部不适，近期无明显不适，睡眠有时欠佳，醒后口干较前改善，伴有腹胀。舌质暗红，舌体偏胖，舌边有齿痕，舌面花剥苔，脉沉细滑

浙贝母 20g、猫爪草 15g、山慈姑 10g、红豆杉 8g、牡蛎 15g（先煎）、玄参 10g、白花蛇舌草 15g、藤梨根 15g、重楼 6g、夏枯草 10g、天龙 1 条、北沙参 30g、天花粉 20g、茯神 20g、蜜远志 15g、石菖蒲 10g、龙齿 15g（先煎）、白芥子 8g、石斛 20g、党参 40g、酸枣仁 20g、紫苏叶 15g、厚朴 15 g 、百

合20g、生地黄20g、麦冬20g、橘核30g、降香10g（后下）。

四诊：

无口干、腹胀不适，复查未见复发或转移。

按语：

《仁斋直指方论》曰："癌者，上高下深，岩穴之状，颗颗累垂，裂如瞽眼，其中带青，由是簇头，各露一舌，毒根深藏，穿孔透里，男子多发于腹，女子多发于乳。"即其例也。病因病机多因忧思郁怒，情志不畅，思虑伤脾，运化失常，痰浊内生，郁怒伤肝，肝失条达，郁久而气血瘀滞，肝脾两伤，经络阻塞，痰瘀互结于乳而发；或因冲任失调，月经不调，气血运行不畅，脏腑及乳腺的生理功能紊乱，气滞、痰凝、瘀血互结而发。曹教授常采用行气、滋阴降火、化痰软坚法。方用玄参滋阴降火，苦咸消瘰；贝母化痰消肿，解郁散结；牡蛎咸寒，育阴潜阳，软坚消瘰。合而用之，有消散之功。阴虚者晚上睡后口干，加沙参、天花粉、石斛、生地黄、百合、麦冬养阴生津。配以紫苏叶、厚朴行气；降香化瘀、理气。曹教授常根据病情使用引经药天龙，既有攻毒散结之功，又有助于药物直达病所。妇人患癌，恐慌担忧，精神压力较大，睡眠不安，曹教授用安神定志汤加减，方中菖蒲、龙齿、茯神、远志有镇胆怯、安心神的功效。定期复查，其病情稳定，随诊无明显自觉症状。

乳腺癌案四

初诊：

蔡某某，女，68 岁。

主诉：乳腺癌化疗状态。

现病史：患者 2018 年 6 月因左侧乳腺疼痛不适到当地医院就诊，经检查诊断为乳腺恶性淋巴瘤。患者间断在做化疗，治疗期间有眩晕，胸闷，心慌等不适症状。为提高治疗效果，减少化疗不良反应，2020 年 2 月 17 日到我院中医科就诊。近期 CT 检查显示：C2 ～ C7 椎间盘突出。

刻下症：眩晕明显，背部不适，活动不便，胸闷、气短、心慌，无头痛、胸痛，食欲不振，无恶心、呕吐。

查体：舌质暗红，舌体胖大，舌苔薄黄，脉细弦。

西医诊断：乳腺恶性淋巴瘤。

中医诊断：癌（肝脾不调，痰湿结聚）。

治法：疏肝健脾，化痰散结，解毒抗癌。

处方：消瘰丸合瓜蒌薤白汤加减。

玄参 10g、猫爪草 15g、牡蛎 15g（先煎）、浙贝母 20g、山慈姑 10g、藁本 15g、瓜蒌皮 15g、葛根 30g、天龙 3g、白花蛇舌草 15g、南方红豆杉 8g、藤梨根 15g、姜黄 15g、白芷 20g、天麻 15g、降香 10g（后下）、钩藤 15g、党参 30g、薤白 10g、羌活 15g、青蒿 15g、川芎 8g、蔓荆子 15g、天麻 15g。

30 剂，每日 1 剂，分 2 次温服。

复方斑蝥胶囊 0.75g，口服，每天两次。

此方随症化裁加减治疗至 2021 年 1 月。

二诊：

2021年1月7日门诊，患者胸闷气短心慌好转，伴头晕、行似踏棉。2020年12月4日复查彩超、肿瘤指标、血常规正常。舌质暗红，舌体胖大，舌苔薄黄，脉细弦。用药如下：

猫爪草15g、牡蛎15g（先煎）、玄参10g、浙贝母20g、南方红豆杉8g、天龙3g、白花蛇舌草15g、藤梨根15g、山慈姑10g、石决明20g、姜黄15g、天麻15g、钩藤20g、藁本片15g、沉香6g（后下）、红景天10g、人参10g、陈皮10g、炒蔓荆子15g、青蒿15g、厚朴15g、葛根30g、醋延胡索15g、黄芪50g。

30剂，每日1剂，分2次温服。

复方斑蝥胶囊0.75g，口服，每天2次。

此方证变方变，连续用药至2022年2月。

三诊：

2022年12月19日门诊，患者2021年7月9日复查血常规、肿瘤指标、彩超均正常。2021年12月13日复查肿瘤指标正常，CT检查显示L3—S1椎间盘膨出。2022年3月查血常规、肿瘤指标正常。2022年6月查肿瘤指标正常，彩超显示乳房小叶增生。2022年11月查血常规正常；彩超示双乳腺小叶增生。刻下头晕、头痛明显，步态不稳，稍有咳嗽，胸闷不适、下肢乏力伴沉重感，舌质暗红，舌体胖大，舌苔薄黄，脉细弦。用药如下：

牡蛎15g（先煎）、炒川楝子15g、姜黄15g、猫爪草15g、天麻20g、红景天10g、葛根30g、伸筋草15g、制黄精15g、玄参10g、浙贝母20g、醋延胡索15g、厚朴15g、太子参30g、紫石英15g（先煎）、牛膝15g、黄芪60g、炒火麻仁30g、木瓜15g、天龙3g、石决明20g、柴胡8g、陈皮15g、郁金15g、青蒿20g、钩藤15g、山慈姑10g。

30剂，每日1剂，分2次温服。

复方斑蝥胶囊 0.75g，口服，每天 2 次。

加减化裁用至 2023 年 4 月。

四诊：

2023 年 4 月 7 日门诊，患者服药后症状有改善，但仍感头晕。2023 年 3 月查血常规、肿瘤指标正常；彩超示双乳腺小叶增生；DR 示颈椎退行性变、寰枢关节失稳；腰椎 MRI 示曲度变直、胸腰段脊柱侧弯；L2 ～ S1 椎间盘突出、膨出，硬膜囊受压。舌质暗红，舌体胖大，舌苔薄黄，脉细弦。用药如下：

荔枝核 15g、鳖甲 30g（先煎）、浙贝母 20g、牡蛎 15g（先煎）、玄参 10g、夏枯草 10g、灵芝 10g、薏苡仁 30g、山慈姑 10g、白花蛇舌草 15g、橘核 30g、芥子 8g、重楼 6g、天龙 1 条、蒲公英 20g、猫爪草 15g、龙葵 10g、天麻 15g、葛根 30g、青蒿 15g、钩藤 15g、红景天 10g、石决明 20g、白芷 10g。

15 剂，隔日 1 剂，分 2 次温服。

五诊：

2023 年 6 月 23 日门诊，患者头晕好转，步态不稳，牙龈肿痛，舌质暗红，舌体胖大，舌苔薄黄，脉细弦。用药如下：

玄参 10g、夏枯草 10g、黄芪 40g、山慈姑 10g、白花蛇舌草 15g、橘核 30g、芥子 8g、天龙 1 条、重楼 6g、蒲公英 20g、龙葵 10g、天麻 15g、猫爪草 15g、葛根 30g、蔓荆子 15g、荔枝核 15g、鳖甲 30g（先煎）、浙贝母 20g、牡蛎 15g（先煎）、钩藤 15g、红景天 10g、石决明 20g、磁石 20g、怀牛膝 20g、白马骨 15g。

15 剂，隔日 1 剂，分 2 次温服。

患者自服用中药以来，眩晕，头痛，背部不适，下肢乏力，胸闷气短心慌等症状改善。定期复查血常规、肿瘤指标均正常，乳腺彩超，胸部CT等检查未见变化，病情稳定。

按语：

乳腺癌是妇女常见的恶性肿瘤之一，临床治疗方式主要有手术、化疗、内分泌治疗等，但不良反应较多、影响患者生活质量。曹教授认为乳腺癌的发生发展与肝郁、脾虚、肾亏、冲任失调密切相关，病理因素主要为气滞痰瘀互结成毒。乳腺癌发病根本是肝郁脾虚、冲任失调，好发于忧郁积忿的中老年女性，故肝郁伤脾是乳腺癌发病的重要内因。在经络归属上，乳头属足厥阴肝经，乳房属足阳明胃经。临床常见乳房无痛性肿块，质硬、活动度差，此多为肝郁气结，经脉阻滞不通，结而成块所致。痰毒瘀结在乳腺癌病程中贯穿始终。乳腺癌形成过程中，因肝郁脾虚、冲任失调，常可产生痰浊、血瘀、毒热等诸多病理产物。故就病机而论，乳腺癌多有肝郁脾虚、冲任失调、瘀毒痰热互结之分，只不过在病程的不同阶段，三者相兼为病的轻重缓急程度不同而已，痰毒血瘀贯穿于病程始终。

治疗临床常以疏肝健脾益肾、调补冲任、解毒抗癌为主，随证灵活加减。肿块与情绪变化有关，心烦易怒，精神忧郁，舌红苔薄黄，脉弦。治宜疏肝解郁化痰散结。方用逍遥散加减，常用柴胡、枳实、陈皮、香附、郁金、当归、白芍等。兼肿块局部皮肤凹陷如橘皮状，肢重倦怠，治宜化痰利湿，软坚散结，方选海藻玉壶汤合化痰消核丸加减，常用海藻、昆布、橘叶、橘核、山慈姑、制半夏、夏枯草、陈皮、当归等。兼肿块皮色青紫晦暗，肌肤甲错，面色暗黑，治宜活血化瘀，消积破结，可在辨证用药的基础上加炮山甲。

乳腺癌案五

初诊：

郑某某，女，54 岁。

主诉：乳腺癌术后 3 年余。

现病史：患者因体检时发现左乳肿块，到当地医院就诊，经检查诊断乳腺浸润性癌，于 2015 年 10 月行左乳单纯切除及左侧前哨淋巴结活检术。术后病理：浸润性导管癌Ⅲ级，大小 1.5cm×1.2cm×1cm，脉管浸润，神经未见侵犯，前哨淋巴结 0/4。患者乳腺癌术后 3 年余，时有咽部梗阻不适、口苦、口干等症状。为预防肿瘤复发，改善不适症状，提高生活质量，2019 年 4 月 11 日到我院中医科就诊。

刻下症：咽部有梗阻感，稍微咳嗽，咳痰，痰白，口干、口苦，无胸痛、胸闷，纳食正常，睡眠可，二便调。

查体：舌质淡红，舌苔黄厚，脉细滑。

西医诊断：乳腺癌术后。

中医诊断：癌（痰浊瘀结，气阴亏虚）。

治法：化痰散结，解毒抗癌，益气养阴。

处方：消瘰丸加减。

浙贝母 20g、牡蛎 15g（先煎）、玄参 10g、猫爪草 15g、猫人参 15g、炒芥子 10g、首乌藤 15g、藤梨根 15g、南方红豆杉 6g、蒲公英 15g、蜜紫菀 15g、干石斛 20g、龙葵 10g、天麻 15g、羌活 15g、葛根 30g、姜黄 15g、盐荔枝核 15g、黄芩片 10g、川射干 10g、灵芝 10g、百合 20g。

30 剂，每日 1 剂，分 2 次温服。

此方加减化裁用至 2019 年 10 月。

二诊：

2019年10月17日门诊，患者服药期间一般情况可，复查未见明显异常改变，刻下口干口苦、颈背部不适，大便溏，舌质淡红，舌苔黄厚，脉细滑。

浙贝母20g、牡蛎15g（先煎）、玄参10g、猫爪草15g、猫人参15g、炒芥子10g、首乌藤15g、藤梨根15g、灵芝10g、南方红豆杉6g、蒲公英15g、蜜紫菀15g、干石斛20g、百合20g、龙葵10g、天花粉15g、北沙参30g、姜黄15g、黄芩片10g、川射干10g、盐橘核30g。

30剂，每日1剂，分2次温服。

其间根据症变而更方，略作调整，用至2020年11月。

三诊：

2020年11月5日门诊，患者近期复查彩超示右乳低回声结节4.5mm×2.9mm，CT检查无明显变化。刻下口干口苦好转、大便可。舌质淡红，舌苔黄厚，脉细滑。

浙贝母20g、牡蛎15g（先煎）、玄参10g、猫爪草15g、猫人参15g、炒芥子10g、首乌藤15g、藤梨根15g、灵芝10g、南方红豆杉6g、干石斛20g、蒲公英15g、蜜紫菀15g、百合20g、龙葵10g、北沙参30g、黄芩片8g、天花粉15g、姜黄15g、川射干10g、盐橘核30g、肿节风20g、白术20g、重楼6g。

30剂，隔日1剂，分2次温服。

其间此方随症加减，或症变而更方，用至2022年11月。

四诊：

2022年11月17日门诊，近期体检发现乳腺及肺部小结节，病情稳定，复查各项指标正常。刻下一般情况可，无明显自觉不适。舌质淡红，舌苔黄厚，脉细滑。患者要求继续短期治疗，用药如下：

浙贝母 20g、白花蛇舌草 15g、龙葵 10g、牡蛎 15g（先煎）、盐橘核 30g、天龙 3g、猫爪草 15g、玄参 10g、山慈姑 10g、炒芥子 8g、重楼 6g、藤梨根 15g、夏枯草 10g、薏苡仁 30g、蒲公英 20g、石上柏 10g、六月雪 15g、盐荔枝核 15g、肿节风 15g、天麻 15g、党参 30g、葛根 30g。

共 30 剂，隔日 1 剂，分 2 次温服。

患者术后 7 年余，服用中药治疗 3 年半，不适症状明显改善，精神状态良好，定期复查各项指标正常，病情稳定，定期随访无复发。

按语：

乳腺癌是女性最常见的恶性肿瘤之一，临床治疗方式主要有手术、化疗、放疗、靶向、内分泌治疗等。乳腺癌的发生发展与肝郁、脾虚、肾亏、冲任失调密切相关，病理因素主要为气滞痰瘀互结成毒。乳腺癌发病根本是肝郁脾虚、冲任失调，好发于忧郁积忿的中老年女性。治疗临床常以疏肝健脾益肾、调补冲任、解毒抗癌为主，随证灵活加减。本患者为乳腺癌肿瘤术后，证属痰湿结聚证，方选用消瘰丸加减。全方以消痰、软坚、散结为主，理气为辅为治疗原则。方中浙贝母苦辛微寒，善消痰散结且兼开郁清热；夏枯草苦辛寒，辛以散结，可助浙贝母消痰散结，寒能清热；玄参苦甘咸寒，苦寒可清降虚火，甘寒能养阴清热，咸能软坚散结；生牡蛎咸、微寒，软坚散结、潜阳补阴。猫爪草、山慈姑、白花蛇舌草、灵芝、南方红豆杉、重楼，或有泄浊之功，或有清热解毒之效。在处方过程中注意调气药物的使用。常用的理气药有：木香、陈皮、砂仁、香橼皮、枳实、枳壳、槟榔、厚朴、沉香、降香、香附子、延胡索等。曹教授认为调气则滞祛、浊化、湿除，故而临床多调气祛痰、泄浊，而慎用化瘀之药，以防变数。

乳腺癌案六

初诊：

朱某某，女，48 岁。

主诉：乳腺癌术后 9 月。

现病史：乳腺癌术后 9 月，近期感颈背部不适，伴胸闷。2020 年 1 月复查彩超示盆腔少量积液；右乳低回声结节 0.9cm×0.6cm。CT 示左肺上叶粟粒灶。2020 年 1 月 18 日来我院中医科就诊。

刻下症：近期感颈背部不适，头晕、胸闷，纳可，睡眠欠佳，二便正常。

查体：舌质暗红，舌边有齿痕，舌苔薄白，脉细弦滑。

西医诊断：乳腺癌术后状态，乳腺结节。

中医诊断：乳岩（痰浊互结）。

治法：化痰泄浊。

处方：加味消瘰丸。

鸡冠花 15g、猫人参 15g、浙贝母 20g、牡蛎 15g（先煎）、猫爪草 15g、红豆杉 6g、白花蛇舌草 15g、蒲公英 20g、天龙 1 条、党参 30g、薏苡仁 30g、山慈姑 10g、玄参 10g、藤梨根 15g、黄柏 10g、冬瓜皮 30g、鱼腥草 15g、连翘 20g、金银花 15g

30 剂，每日 1 剂量，分 2 次温服。

二诊：

患者服药后头晕好转，未诉胸闷及颈背部不适，坚持每月复诊，每日服中药。2022 年 5 月 21 日，诉已行 4 次化疗，现头晕好转，手术创口怕冷，近期感耳闭、耳鸣。颈椎正侧位示曲弓反张，C3 ~ C6 边缘骨质增生，C4 ~ C6 椎间隙变窄。肿瘤指标近期复查无明显异常。舌质暗红，舌边有齿痕，舌苔薄白，脉细弦滑。

鸡冠花 15g、猫人参 15g、浙贝母 20g、牡蛎 15g（先煎）、猫爪草 15g、红豆杉 6g、白花蛇舌草 15g、蒲公英 20g、天龙 1 条、党参 30g、薏苡仁 30g、山慈姑 10g、玄参 10g、藤梨根 15g、黄柏 10g、冬瓜皮 30g、鱼腥草 15g、连翘 20g、金银花 15g、天麻 15g、重楼 6g、吴茱萸 3g、石菖蒲 10g。

30 剂，每日 1 剂量，分 2 次温服

三诊：

患者服药后未诉头晕，耳闭、耳鸣症状缓解，嘱患者坚持戴颈椎固定器 6 个月，保持良好坐姿，并继续服用中药。2023 年 4 月 22 日就诊诉近期乳房时有胀痛，腰痛明显，睡眠欠佳。腰椎 CT 示：L4 ～ S1 椎间盘突出，硬膜囊受压、右侧椎间孔受压变窄。舌质稍暗，舌体胖，舌边有齿痕，舌面有裂纹，舌苔薄白，脉细弦滑。

党参 30g、龙葵 10g、鹿角霜 30g（先煎）、白英 10g、天花粉 20g、北沙参 30g、茯神 20g、蜜远志 15g、酸枣仁 20g、石菖蒲 10g、肿节风 20g、延胡索 15g、葛根 30g、六月雪 15g、绿梅花 15g。

30 剂，每日 1 剂量，分 2 次温服

四诊：

患者乳房胀痛消失，无腰背部不适，无头晕、胸闷，睡眠正常。复查 B 超提示乳腺低回声结节缩小。

按语：

乳腺癌是现代医学的病名，它在传统中医学里，属于乳岩或乳痈的范畴。发病原因和肝郁气滞关系密切，随着病情进一步进展，因肝郁脾虚，导致气血瘀滞，气血不畅、痰瘀互结日久形成结块，成为乳腺癌。曹教授认为乳腺癌的发病有两

个方面，一是正虚，肾气不足、肝郁、脾虚；二是邪气入体，包括气滞、血瘀、痰和毒。从这两个方面治疗。其中党参益气，浙贝母、牡蛎、玄参、猫爪草、鱼腥草、龙葵、石菖蒲化痰软坚散结，红豆杉、白花蛇舌草、蒲公英、山慈姑、藤梨根、肿节风、六月雪、白英清热解毒，薏苡仁健脾，鹿角霜补肾助阳。阴虚加用天花粉、北沙参养阴生津；睡眠不好加用茯神、蜜远志、酸枣仁养心安神，加用绿梅花疏肝；颈椎头晕加用天麻、葛根通络；腰痛加用延胡索行气止痛。曹教授在治疗肿瘤过程中慎用活血化瘀药，所以患者腰椎突出引起腰痛时，皆未使用活血化瘀类药物，而是以调气健脾法，使气血充盈，气行则血行，气行则有利于瘀滞、浊毒得到缓解。患者坚持服药已满 3 年。嘱常保暖、调情志，忌生冷，定期复查。

宫颈癌案

宫颈癌案一

初诊：

官某某，女，66岁。

主诉：宫颈癌手术后2年复发。

现病史：患者2年前（2017年6月）行宫颈癌手术。2019年4月诊断为阴道残端恶性肿瘤。行3次化疗，30次放疗。既往有高血压病病史。2019年5月外院CT示左侧髂窝、盆壁及腹股沟区见多发结节状软组织代谢增高，考虑转移。

刻下症：腹部时胀痛，大便时而秘结、时而泄泻。

查体：舌稍暗，舌面有裂纹，舌苔薄白稍厚，脉细弦滑。

西医诊断：宫颈癌术后复发。

中医诊断：癌（痰浊互结）。

治法：化痰散结泄浊。

处方：消瘰丸合五磨饮子加减。

浙贝母20g、牡蛎15g（先煎）、夏枯草10g、猫爪草15g、猫人参15g、山慈姑10g、灵芝10g、天龙1条、红豆杉3g、槟榔15g、枳实15g、乌药10g、甲珠5g（研粉冲服）、玄参10g、藤梨根15g、白花蛇舌草15g、重楼6g、木香10g、蒲公英20g、沉香5g（后下）。

15剂，每日1剂，分2次温服。

二诊：

大便时而秘结、时而便溏症状改善，睡眠欠佳。舌稍暗，舌面有裂纹，舌苔薄白稍厚，脉细弦滑。守原方加茯神。

浙贝母 20g、牡蛎 15g（先煎）、夏枯草 10g、猫爪草 15g、猫人参 15g、山慈姑 10g、灵芝 10g、天龙 1 条、红豆杉 1 袋、槟榔 15g、枳实 15g、乌药 10g、甲珠 5g（研粉冲服）、玄参 10g、藤梨根 15g、白花蛇舌草 15g、重楼 6g、木香 10g、蒲公英 20g、沉香 5g（后下）、茯神 20g。

三诊：

2019 年 8 月 29 日复查右肺中叶慢性感染。时有咳嗽，口干，下腹部时有胀痛。舌稍暗，舌面有裂纹，舌苔薄白稍厚，脉细弦滑。加鱼腥草及山豆根。

浙贝母 20g、牡蛎 15g（先煎）、夏枯草 10g、猫爪草 15g、猫人参 15g、山慈姑 10g、灵芝 10g、天龙 3g、南方红豆杉 8g、枳实 15g、乌药 10g、沉香 5g（后下）、茯神 20g、玄参 10g、藤梨根 15g、蒲公英 20g、白花蛇舌草 15g、槟榔 15g、炮山甲 5g（先煎）、川木香 10g、鱼腥草 15g、山豆根 5g。

共 15 剂，每日 1 剂，分 2 次温服。

后口干口苦，加沙参、天花粉、黄芩或麦冬；出现双侧膝关节疼痛，口干改善，去黄芩、茯神、山豆根、北沙参、天花粉，加牛膝 30g。2020 年 5 月 19 日复查 CT 提示盆腔包裹性积液较前减少，左盆腔壁及腹股沟水肿。下肢水肿加茯苓皮、小腿疼痛加伸筋藤。其间换用石上柏、六月雪、重楼。

2022 年 7 月 26 日四十一诊，患者一直带瘤生存中。

按语：

宫颈癌是常见的妇科恶性肿瘤，有数据显示，我国每年新发宫颈癌病例达13.15 万，每年死亡人数约 53 万，约占全部女性恶性肿瘤死亡人数的 18.4%。中医认为宫颈癌属于“崩漏”“癥瘕”“阴疮”范畴。宫颈癌发病可归因于“正虚”“邪实”两方面。《医宗必读》中记载：“积之成也，正气不足，而后邪气踞之。”人体正气不足，又因饮食失衡、情志不畅、房劳过度、多产等使湿、热、痰、瘀、毒客于胞门，损伤冲任，进而发病。

宫颈癌早期通常选择手术治疗，中晚期多进行放化疗以延缓病情。但西医治疗有诸多不良反应，如手术易造成术后排尿异常，放疗导致脱发、放射性皮炎，化疗药常导致恶心、呕吐、手脚麻木、骨髓抑制、肾毒性等。联合中医治疗，能改善患者不良反应，增强患者免疫功能，在一定程度上控制肿瘤术后的转移、复发。

本案患者为宫颈癌手术后复发，已行放化疗。后续治疗予以中药维持。中医治疗以化痰散结泄浊为主。予以消瘰丸合五磨饮子加减。消瘰丸方中，浙贝母苦辛微寒，善消痰散结且兼开郁清热；夏枯草苦辛寒，辛以散结，可助浙贝母消痰散结，寒能清热；玄参苦甘咸寒，苦寒可清降虚火，甘寒能养阴清热，咸能软坚散结；生牡蛎咸、微寒，软坚散结、潜阳补阴。猫爪草、猫人参、白花蛇舌草、藤梨根、山慈姑、红豆杉、重楼等药物或有泄浊之功，或有清热解毒之效，经现代药理研究具有一定的抗肿瘤作用。复发之前应该谨慎使用活血化瘀药，但该患者为肿瘤复发患者，适当加入天龙、穿山甲等破瘀通络药以泄浊，从而促进癌肿消散。该患者行多次放疗，出现腹痛，大便时而秘结、时而便溏等症状，考虑存在放射性肠炎可能。六腑以通为用。故予以五磨饮子加减。槟榔降气，乌药、沉香理气，木香行气，枳实破气。气顺则六腑通，通则不痛。加蒲公英解毒清热，灵芝扶正。失眠加茯神宁心安神。关节痛加牛膝活血止痛，引药下行。全方共奏化痰散结泄浊、调气止痛之功效。

宫颈癌案二

初诊：

李某某，女，68岁。

主诉：宫颈癌术后10个月。

现病史：患者因“腹痛伴阴道血性分泌物”在外院就诊，确诊子宫颈鳞状细胞癌，于2018年8月行子宫及附件全切除术，活检病理示中低分化鳞癌浸润型脉管（+），IIIB期。术后已行放化疗。近期复查CT示两肺慢性炎症。为提高治疗效果，改善不适症状，2019年6月21日到我院中医科就诊。既往有肾功能不全病史。

刻下症：乏力，面色黄，无光泽，阴道有黄色分泌物，二便正常，睡眠欠佳，无明显腹痛、腹胀，无恶心、呕吐。

查体：舌质淡红，舌苔薄黄，脉细滑。

西医诊断：子宫颈癌术后，肾功能不全。

中医诊断：癌（脾肾亏虚，痰瘀互结）。

治法：补益脾肾，清热解毒，化瘀散结。

处方：消瘰丸合四君子汤加减。

浙贝母20g、牡蛎15g（先煎）、夏枯草10g、玄参10g、猫爪草15g、猫人参15g、山慈姑10g、藤梨根15g、白花蛇舌草15g、灵芝10g、天龙3g、蒲公英20g、南方红豆杉8g、炒芥子10g、茯苓15g、盐黄柏8g、鸡冠花15g、党参30g、薏苡仁30g、白术15g。

30剂，每日1剂，分2次温服。

二诊：

刻下阴道分泌物较前减少，上肢酸胀不适。舌质淡红，舌苔薄黄，脉细滑。复查肿瘤指标正常，盆腔CT无明显异常浙贝母 20g、牡蛎 15g（先煎）、夏枯草 10g、玄参 10g、白花蛇舌草 15g、猫爪草 15g、猫人参 15g、藤梨根 15g、山慈姑 10g、灵芝 10g、南方红豆杉 8g、天龙 3g、蒲公英 20g、炒芥子 10g、党参 30g、薏苡仁 30g、白术 15g、炒苍术 15g、盐黄柏 10g、连翘 25g、葛根 30g、天麻 15g。

60 剂，每日 1 剂，分 2 次温服。

三诊：

2021 年 04 月 29 日门诊，患者 2020 年 9 月复查肿瘤指标正常，盆腔 CT 无明显异常。腰椎 CT 示：侧弯，L3 ～ L5 椎间盘膨出。2021 年 3 月复查盆腔 CT 示无异常，彩超示脂肪肝。刻下上肢酸胀好转，乏力改善，纳食一般。舌质淡红，舌苔薄黄，脉细滑。

玄参 10g、夏枯草 10g、浙贝母 20g、牡蛎 15g（先煎）、藤梨根 15g、猫人参 15g、白花蛇舌草 15g、猫爪草 15g、山慈姑 10g、南方红豆杉 8g、蒲公英 20g、炒芥子 10g、灵芝 10g、天龙 3g、炒苍术 15g、盐黄柏 10g、薏苡仁 30g、党参 30g、白术 15g、木瓜 12g、鸡冠花 15g、连翘 25g、天麻 15g、麦冬 20g。

30 剂，每日 1 剂，分 2 次温服。

四诊：

2022 年 4 月 28 日门诊，患者 2022 年 2 月复查肿瘤指标正常，盆腔 CT 未见明显异常，彩超示脂肪肝。近期感视觉模糊，伴有双目流泪，时有腰部不适，右上肢麻木较前改善，偶有胸闷、心慌。舌质淡红，舌苔薄黄，脉细滑。

天龙 3g、夏枯草 10g、白花蛇舌草 15g、玄参 10g、葛根 30g、麦冬 20g、人参 10g、薏苡仁 30g、蒲公英 20g、盐黄柏 10g、牡蛎 15g（先煎）、猫爪草 15g、炒芥子 10g、山萸肉 15g、鸡冠花 20g、醋鳖甲 15g（先煎）、半枝莲 15g、龙葵 15g、白术 15g。

30 剂，隔日 1 剂，分 2 次温服。

五诊：

2023 年 10 月 26 日门诊，患者 2023 年 3 月复查肿瘤指标正常，CT 检查示两肺小结节大者 5mm，纵隔见稍大淋巴结大者 10mm；宫颈放化疗后改变，余未见明显异常。彩超示脂肪肝。2023 年 10 月查 CT 较前大致相仿；颅脑 MRI 示老年脑改变。近期生化检查示血糖偏高，高尿酸血症。服药后矢气减少。舌质淡红，舌苔薄黄，脉细滑。

蒲公英 20g、焦山楂 30g、延胡索 15g、玄参 10g、白术 15g、天麻 15g、山茱萸 15g、夏枯草 10g、半边莲 15g、牡丹皮 10g、陈皮 12g、全须生晒参 10g（先煎）、浙贝母 20g、白花蛇舌草 15g、天冬 12g、山慈姑 10g、醋鳖甲 15g（先煎）、牡蛎 15g（先煎）、天龙 1 条、降香 10g 后下、石斛 30g、仙鹤草 30g、白芍 30g、绞股蓝 15g、甘草 15g。

30 剂，隔日 1 剂，分 2 次温服。

按语：

本案患者坚持中药治疗 4 年余，乏力、食欲不振、上肢麻木、睡眠差等症状较前改善，生活质量有明显提高。服药期间定期复查，各项检查指标相对稳定，未见转移性病灶，病情稳定。

淋巴瘤案

淋巴瘤案一

初诊：

李某某，女，70 岁。

主诉：确诊弥漫大 B 淋巴瘤 2 年，右侧偏瘫 46 天。

现病史：患者 2020 年 4 月 29 日无明显诱因出现头晕伴恶心、呕吐、耳鸣，站立不稳、视物旋转，无视物重影，无发热、咳嗽、咳痰，无双下肢水肿，无肢体抽搐。曾行头颅 MRI 提示右侧小脑占位性病变，至神经外科住院手术治疗，病理示（右侧小脑）弥漫性大 B 细胞淋巴瘤，考虑原发中枢神经系统的大 B 细胞淋巴瘤。免疫组化提示生发中心来源；免疫组化示 CD20（+++），CA79a（+++），CD43（-），CD3（-），BCL-2（40%），BCL-6（50%），CD19（99%+），C-myc（10%），CD10（+），CD5（-），CD21（-），CD23（-），MUM-1（-），PAX-5（3+），Ki-67（90%），Cyclin D1（-），GFAP（-），CD2（-），CD4（-），CD8（-），CD7（-），CD30（-），GrB（-），TiA-1（-），CD56（-），TdT（-），MPO（-），CD99（-）；原位杂交：EBER（-）。术后转入血液科进一步诊治，骨髓相关检查未见骨髓累及，MYD88—L2657P 阳性，明确诊断为原发中枢神经系统弥漫大 B 细胞淋巴瘤（生发中心来源）。于 2020 年 6 月 29 日、2020 年 7 月 20 日、2020 年 8 月 17 日、2020 年 9 月 14 日予泽布替尼 +R—CHOP 方案（泽布替尼 160mg，每日 2 次，口服；美罗华 600mg，d0；环磷酰胺 1100mg，d1；脂质体阿霉素 50mg，d1；长春瑞滨 30mg，d1；强的松 100mg，d1—5）化疗。2020 年 10 月 14 日行泽布替尼 +R+ 大剂量 MTX 方案（泽布替尼160mg，每日2次，口服；美罗华600mg，d0；环磷酰胺4.5g，d2）。患者持续口服泽布替尼，2021年4月自行停药，2021年9月14日患者因头晕、恶心、纳差，偶有步态不稳，视力下降，查MRI提示左侧颅脑出现病灶，完善检查提示疾病复发。2021年9月16日予R+泽布替尼+MTX方案治疗（利妥昔单抗—美罗华600mg，长春瑞滨40mg，d1；多柔比星脂质体40mg，d1；环磷酰胺1.2g，d1；地塞米松15mg，d1—5）。2021年11月19日进入CIBI110B201临床试验，于2021年11月19日、2021年12月10日、2021年12月30日、2022年1月19日、2022年2月8日予IBI110—LAG3抗体，并予护肝、护胃、甘露醇降颅压等对症治疗。患者2022年2月20日左右出现右下肢偏瘫、言语含糊，伴左侧肢体不自主颤抖。2022年3月3日予IBI110—LAG3抗体200mg治疗。2022年4月7日复查颅脑MRI示临床提示弥漫性大B细胞淋巴瘤，治疗后复查，对比2022年3月10日，颅脑多发异常强化，水肿较前增多，患者及其家属拒绝再次行西医放化疗治疗，遂于2022年4月23日来我院中医科诊治。

刻下症：患者轮椅推入病房，症见身体消瘦，腰酸膝软，潮热盗汗，眼睛干涩，口干咽燥，大便秘结，右下肢偏瘫、言语含糊，左侧肢体不自主颤抖，伴有头晕耳鸣、两胁作痛。

查体：舌质红，少苔，脉弦细数。

西医诊断：弥漫大B细胞淋巴瘤。

中医诊断：恶核（肝肾亏虚，阴虚风动）。

治法：滋补肝肾、育阴息风、解毒散结。

处方：育阴通络汤加减。

生地黄10g、熟地黄10g、何首乌10g、白芍10g、麦冬10g、玄参10g、丹参10g、赤芍10g、钩藤10g、山慈姑10g、重楼10g、火麻仁15g、太子参15g。

10剂，每日1剂，分2次温服。

二诊：

患者口服 10 剂中药后复诊，轮椅推入病房，症见身体消瘦，腰酸膝软、潮热盗汗、眼睛干涩、口干咽燥较前明显改善，大便已通，右下肢偏瘫、言语含糊，左侧肢体不自主颤抖，伴有头晕耳鸣、两胁作痛。舌红少苔，脉弦细数。因患者头晕、耳鸣、两胁作痛，在上方基础上加天麻、川芎、柴胡、黄芩各 10g，蝉蜕 6g。

生地黄 10g、熟地黄 10g、何首乌 10g、白芍 10g、麦冬 10g、玄参 10g、丹参 10g、赤芍 10g、钩藤 10g、山慈姑 10g、重楼 10g、火麻仁 15g、太子参 15g、天麻 10g、川芎 10g、柴胡 10g、黄芩 10g、蝉蜕 6g。

7 剂，每日 1 剂，分 2 次温服。

三诊：

患者口服 7 剂中药后再次复诊，轮椅推入病房，腰酸膝软、潮热盗汗、眼睛干涩、口干咽燥基本缓解，大便每日 1 次，右下肢偏瘫、言语含糊，左侧肢体不自主颤抖、头晕耳鸣、两胁作痛较前好转。舌质偏红，脉弦细。继续口服原方治疗，之后症状渐缓解，目前肢体无震颤，无头晕、耳鸣，无胸胁作痛，精神、饮食、睡眠可，二便平。

按语：

淋巴瘤起源于淋巴结或其他淋巴组织，其发生多与免疫应答过程中淋巴细胞增殖分化产生的某种免疫细胞恶性变有关，是免疫系统的恶性肿瘤。淋巴组织遍布全身，且与单核—巨噬系统、血液系统关系密切，所以淋巴瘤可以发生在人体的任何部位。弥漫性大 B 细胞淋巴瘤是成人淋巴瘤中最常见的一种类型，并且是一组在临床表现、组织形态和预后等多方面具有很大异质性的恶性肿瘤。淋巴瘤根据其临床表现，可归为中医学“石疽”“阴疽”“恶核”等范畴。《恶性肿瘤中医诊疗指南》将恶性淋巴瘤分为气虚证、阴虚证、血虚证、痰湿证、血瘀证、气滞证。这些证型可单独或同时出现，根据其出现情况又可归为实证类、虚证类、虚实夹杂证类。

该患者身体消瘦，腰酸膝软，潮热盗汗，眼睛干涩，口干咽燥，大便秘结，右下肢偏瘫、言语含糊，左侧肢体不自主震颤，伴有头晕耳鸣、两胁作痛，结合舌质红，少苔，脉弦细数，考虑为肝肾亏虚型阴虚风动证。治以滋补肝肾、育阴息风、解毒散结。予以育阴通络汤加减，方中熟地、何首乌、白芍滋补肝肾；生地、麦冬、玄参滋养阴液；丹参、赤芍活血通络；钩藤平肝熄风；山慈姑、重楼解毒散结；火麻仁、太子参补气生津。诸药合用，共奏滋补肝肾、育阴息风、解毒散结之功。恶性肿瘤多数难以治愈甚至无法缓解，仅有小部分可以临床治愈，但也难免复发，需定期复查。与肿瘤激烈抗争最终将导致两败俱伤，所以不妨把肿瘤作为身体的一部分，通过药物的控制，将其遏制于机体可耐受范围之内，使之处于休眠状态，从而达到与机体共处。部分经过放化疗后疗效评价为无效或难以耐受剧烈化学治疗的患者，以及因体质差、年龄较大或重要脏器功能受损等难以耐受常规剂量的联合化疗和放疗的中晚期肿瘤患者，可以选取单纯中医药治疗，从而起到缓解临床症状，提高生活质量，延长生存时间，以及带瘤长期生存的目标。

淋巴瘤案二

初诊：

龚某某，女，51岁。

主诉：非霍奇金淋巴瘤术后2年余。

现病史：患者于2016年11月16日因阵发性右下腹痛到当地医院就诊。查腹部CT示：右下腹局部肠壁增厚及相邻肠系膜肿大淋巴结。经肠镜取活检组织病理提示：（回肠末端）非霍奇金淋巴瘤，B细胞性，考虑弥漫性大B细胞淋巴瘤，诊断为非霍奇金淋巴瘤。2019年5月30日因精神饮食睡眠差等不适到我院中医科就诊。

刻下症：咽干，稍有咳嗽，精神食欲欠佳，睡眠一般，无口苦、无恶寒、发热，无自汗、盗汗，二便正常。

查体：舌体胖大，舌质暗，舌边有齿痕，舌苔薄黄，脉细滑。

西医诊断：非霍奇金淋巴瘤。

中医诊断：癌（气阴两虚，痰湿结聚）。

治法：益气养阴，清热解毒，化痰散结。

处方：消瘰丸加减。

浙贝母 20g、牡蛎 15g（先煎）、夏枯草 10g、玄参 10g、猫爪草 15g、猫人参 15g、山慈姑 10g、藤梨根 15g、白花蛇舌草 15g、灵芝 10g、天龙 3g、南方红豆杉 8g、蒲公英 20g、盐橘核 30g、炒芥子 8g、炮山甲 5g（先煎）、重楼 6g、茯神 20g、合欢皮 15g、醋五味子 15g。

15 剂，每日 1 剂，分 2 次温服。

二诊：

2020 年 7 月 30 日门诊，患者 2019 年 8 月 9 日复查 CT 肝右叶多发结节大者 8mm×11mm。与 5 月 CT 相比无明显变化。2020 年 7 月 30 日复查彩超无异常；血常规，白细胞 3.1×10^9/L，红细胞 3.7×10^9/L。近期夜寐欠佳，夜寐口干，下肢酸胀。舌体胖大，舌质暗，舌边有齿痕，舌苔薄黄，脉细滑。用药如下：

浙贝母 20g、牡蛎 15g（先煎）、玄参 10g、猫爪草 15g、白花蛇舌草 15g、天龙 3g、南方红豆杉 8g、山慈姑 10g、藤梨根 15g、茯神 20g、蒲公英 20g、重楼 6g、北沙参 30g、炒芥子 8g、党参 30g、制远志 15g、肉苁蓉 20g、黄芪 60g、龙齿 15g（先煎）、人参 10g、柏子仁 15g、石菖蒲 10g、葛根 30g、烫狗脊 15g。

30 剂，每日 1 剂，分 2 次温服。

玉屏风颗粒 5g，口服，每天 3 次。

三诊：

2021 年 12 月 13 日门诊，患者 2021 年 5 月 25 日 PET—CT 无明显异常。2021 年 9 月 CT 示 C5 ~ C6 椎间盘突出；纵隔稍大淋巴结 7mm。2021 年 10 月 28 日查白细胞 3.32×10^9/L。患者时有大便干结，醒后难以再入眠，夜寐口干明显。舌体胖大，舌质暗，舌边有齿痕，舌苔薄黄，脉细滑。用药如下：

浙贝母 20g、牡蛎 15g（先煎）、猫爪草 15g、玄参 10g、山慈姑 10g、藤梨根 15g、白花蛇舌草 15g、天龙 3g、六月雪 15g、北沙参 30g、重楼 6g、龙齿 15g（先煎）、茯神 20g、制远志 15g、肿节风 20g、天麻 15g、黄芪 60g、炒火麻仁 30g、醋鳖甲 30g（先煎）、石菖蒲 10g、虎杖 30g、柏子仁 15g、天花粉 20g、太子参 30g、山豆根 6g。

共 30 剂，隔日 1 剂，分 2 次温服。

四诊：

2022 年 3 月 7 日门诊，患者 2022 年 3 月 CT 示：较前无明显变化，L3—S1 椎间盘膨出；甲状腺结节 3 类；肿瘤指标正常；白细胞 3.22×10^9/L。患者夜寐欠佳，口干明显，咽干咽痒，近感腰酸腰痛。舌体胖大，舌质暗，舌边有齿痕，舌苔薄黄，脉细滑。用药如下：

猫爪草 15g、牡蛎 15g（先煎）、浙贝母 20g、玄参 10g、六月雪 15g、天龙 3g、白花蛇舌草 15g、山慈姑 10g、藤梨根 15g、茯神 20g、制远志 15g、龙齿 15g（先煎）、重楼 6g、北沙参 30g、天麻 15g、茯苓 15g、肿节风 20g、炒火麻仁 30g、黄芪 60g、天花粉 20g、太子参 30g、柏子仁 15g、石菖蒲 10g、虎杖 30g、葛根 30g。

30 剂，隔日 1 剂，分 2 次温服。

此方患者随症加减用药至2023年10月6日复诊，患者一般情况可，不适症状基本改善，近期各项检查指标大致正常，病情稳定。患者术后治疗近5年，后暂停中药治疗，嘱定期复查，调理饮食起居，观察病情变化，门诊随诊。

按语：

淋巴瘤是血液系统常见恶性肿瘤，根据肿瘤细胞类型，可分为非霍奇金淋巴瘤和霍奇金淋巴瘤。现代医学对淋巴瘤的治疗通常采取化疗兼放疗等手段，但多数亚型淋巴瘤长期生存率高及预后较差。中医学将淋巴瘤归于“石疽”“阴疽”“恶核”等范畴。在病机方面，淋巴瘤主要涉及湿、痰、毒、瘀、虚。如《灵枢·百病始生》指出：“湿气不行，凝血蕴里而不散，津液涩渗，著而不去，而积皆成矣。”《诸病源候论·诸候》曰：“饮水积聚而不消散，故成痰也。”《素问·评热病论》谓：“邪之所凑，其气必虚。”清余听鸿《外证医案汇编》亦曰：“正气虚则成癌。”

曹教授认为本病多以脾肾亏虚为本，痰毒瘀结为标，故治以补益脾肾，化痰解毒。治疗该病需把握祛邪与扶正，消除“癌毒”是最积极的治疗原则，同时攻补有序。在临床用药方面，可选用补益药、清热药、化痰祛湿药、行气药等，如白术、黄芪、茯苓、夏枯草、当归、贝母、白花蛇舌草、薏苡仁、猫爪草、山慈姑等。

弥漫大 B 淋巴细胞瘤案

初诊：

罗某某，男，66 岁。

主诉：干咳 2 年。

现病史：患者 2 年前无明显诱因出现持续性干咳，其间服各种止咳药未见明显效果，伴有体重下降、低热日久未退。当地人民医院检查胸部 CT 示：间质性肺病，弥漫大 B 淋巴细胞瘤于 2018 年 11 月进行肺部手术治疗，术后行化疗 3 次。2020 年 5 月 20 日来我院中医科就诊。

刻下症：干咳、遇冷则关节酸痛，夜寐则上肢稍有麻木，小便不利，无怕热，大便症状。

查体：舌质暗，舌体胖，舌面有裂纹，呈花剥苔，部分黄腻，脉细弦滑。

西医诊断：间质性肺病，弥漫大 B 淋巴细胞瘤。

中医诊断：肺痿（阴虚肺燥夹痰浊），癌（痰浊互结）。

治法：滋阴清热、化痰散结。

处方：消瘰丸加减。

浙贝母 20g、夏枯草 10g、猫爪草 15g、山慈姑 10g、薏苡仁 30g、野葡萄藤 15g、姜黄 10g、葛根 30g、炒芥子 8g、木瓜 15g、车前草 10g、牡蛎 15g（先煎）、玄参 10g、人参 10g、白花蛇舌草 15g、龙葵 10g、白术 20g、冬瓜皮 30g、橘核 30g、红景天 10g、南方红豆杉 8g、淫羊藿 20g、醋延胡索 15g。

30 剂，每日 1 剂，分 2 次温服

二诊：

2023年2月18日复查基本正常。未诉咳嗽，近下肢皮肤瘙痒、时有抽搐。舌质暗，舌体胖，舌面有裂纹，舌苔花剥，部分黄腻，脉细弦滑。复方斑蝥胶囊，口服每次3粒，每日2次。加蜜紫菀15g、山豆根15g、补骨脂15g、白豆蔻10g、六月雪15g、干石斛20g、苦参10g、白鲜皮15g。

30剂，每日1剂，分2次温服。

三诊：

2023年4月1日，药后皮肤瘙痒改善明显。望诊：舌质暗，舌体胖，舌苔花剥减轻，部分黄腻，舌面有裂纹。切诊：脉细弦滑。守原方不更方。

按语：

患者坚持服药，病情平稳，复查肺部CT无异常。间质性肺炎属中医“肺痿”范畴，燥热之邪灼肺，或痰火内郁伤肺，以及久咳耗伤肺阴，津伤日久而见舌面裂纹、花剥苔，曹教授以润燥养阴、软坚消痰、培补脾肾为治疗原则。关节酸痛，上肢稍有麻木加用葛根、木瓜舒筋活络。小便不利加用白术、冬瓜皮健脾利水，加用淫羊藿温阳补肾。皮肤瘙痒加用苦参、白鲜皮燥湿止痒。患者五年疗程结束，复查间质肺无进展，弥漫大B淋巴细胞瘤无肿瘤复发。

神经纤维瘤案

初诊：

熊某某，男，13岁。

主诉：全身皮下结节2年。

现病史：2年前无明显诱因出现全身皮下结节。多次至皮肤科就诊，诊断考虑为神经纤维瘤。无疼痛等其他不适。父亲有神经纤维瘤病史。

刻下症：面部、躯干部、四肢数处咖啡色的色素沉着斑，有大小不等软瘤数十枚，以前胸、后背居多，四肢有散在分布，瘤体大小不一，最大者似蚕豆，小者似绿豆、以手触之，质不坚但有韧感，推之可移，按之无疼痛。皮肤表面无疼痛、无红肿、无瘙痒。

查体：舌质稍暗红，舌苔薄白，脉细稍滑。

西医诊断：神经纤维瘤。

中医诊断：瘤（痰湿浊互结）。

治法：化痰散结，祛痰湿化浊。

处方：消瘰丸加减。

浙贝母15g、夏枯草8g、玄参8g、生牡蛎10g（先煎）、猫爪草10g、山慈姑8g、红豆杉4g、橘核20g、白芥子5g、莪术8g、枇杷叶24g、桑白皮10g

30剂，每日1剂，分2次温服。

二诊：

咖啡色的色素沉着斑转为皮肤本色，软瘤数变小、变少。舌质胖大，舌边有齿痕，舌苔薄白，脉细稍滑。守上方，加僵蚕。

浙贝母 15g、夏枯草 8g、玄参 8g、生牡蛎 10g（先煎）、猫爪草 10g、山慈姑 8g、红豆杉 4g、橘核 20g、白芥子 5g、莪术 8g、枇杷叶 24g、桑白皮 10g、僵蚕 8g。

30 剂，每日 1 剂，分 2 次温服。

三诊：

患者停药后软瘤有增多、增大的趋势。舌质胖大，舌边有齿痕，舌苔薄白稍厚，脉细稍滑。守上方加白芷、苍术。

浙贝母 15g、夏枯草 8g、玄参 8g、生牡蛎 10g（先煎）、猫爪草 10g、山慈姑 8g、红豆杉 4g、橘核 20g、白芥子 5g、莪术 8g、枇杷叶 24g、桑白皮 10g、僵蚕 8g、白芷 15g、苍术 10g。

30 剂，每日 1 剂，分 2 次温服。

四诊：

软瘤变少、变小，局部瘙痒，舌质胖大，舌边有齿痕，舌苔薄白，脉细。去苍术，加橘核、薏苡仁、白鲜皮。

浙贝母 15g、夏枯草 8g、玄参 8g、生牡蛎 10g（先煎）、猫爪草 10g、山慈姑 8g、红豆杉 4g、橘核 20g、白芥子 5g、莪术 8g、枇杷叶 24g、桑白皮 10g、僵蚕 8g、白芷 15g、橘核 30g、薏苡仁 30g、白鲜皮 15g。

30 剂，每日 1 剂，分 2 次温服。

五诊：

软瘤继续变少、变小，局部瘙痒改善。守上方加山豆根、蒲公英。

浙贝母 15g、夏枯草 8g、玄参 8g、生牡蛎 10g（先煎）、猫爪草 10g、山慈姑 8g、红豆杉 4g、橘核 20g、白芥子 5g、莪术 8g、枇杷叶 24g、桑白皮 10g、山豆根 5g、蒲公英 15g、橘核 30g、薏苡仁 30g、白鲜皮 15g。

30剂，每日1剂，分2次温服。

六诊：

软瘤继续变少、变小，局部瘙痒改善，继续守上方。

按语：

神经纤维瘤病又称冯·雷克林豪森病，为神经嵴细胞过度增生和肿瘤形成的多系统损害的常染色体显性遗传病。本病常伴有脑、脊髓和视神经肿瘤，皮肤色素斑沉着，咖啡色斑，躯干可散见富有弹性，米粒、蚕豆大小软性肿物，瘤体呈孤立结节状或串珠状生长，典型神经纤维瘤病、周围性神经纤维瘤病，表现为神经系统、骨骼和皮肤的发育异常。西医治疗皮肤神经纤维瘤病极其困难，主要为对症处理，对皮损有碍美观者或瘤块增大有疼痛而疑有恶变者给予手术切除。咖啡牛奶斑可选择激光治疗。中医认为，该病发病与肺密切相关，肺主皮毛，失于宣肃，气滞痰凝浊停，痰气凝聚肌表、痰湿浊互结，积久成形，发而为瘤，而出现躯干、四肢泛发褐色咖啡斑、软瘤，大者蚕豆大小，无痛。治予以化痰、散结、泄浊。

本案选用消瘰丸加减。方中浙贝母苦微寒，可消痰、散结、清热、解毒。玄参苦甘咸寒，咸能软坚散结。夏枯草苦辛寒，辛以散结，可助贝母软坚散结。生牡蛎咸微寒，软坚散结。莪术活血通络。猫爪草、山慈姑、红豆杉、橘核、白芥子、清热解毒化痰散结。枇杷叶以及桑白皮引药达表入肺经。诸药合用可软坚、散结、消痰、泄浊。服药后患者病情明显减轻，获得满意疗效。

海绵状血管瘤案

初诊：

宁某某，女，30 岁。

主诉：发现右侧颜面部暗红色肿块 1 年。

现病史：患者 1 年前无明显诱因右侧颜面部逐渐出现一暗紫色包块，质软如棉，界限不清晰，起初较小，之后渐增大，约 3.5cm×4.0cm，伴轻度压痛，按之肿势可转平坦，无发热、咳嗽、咳痰，无脱发、雷诺征，无肌痛、肌无力，曾在当地医院就诊，查血常规、血生化、肿瘤标志物、胸部 CT、心电图等无明显异常，行体表包块彩超检查提示海绵状血管瘤。当地医院建议手术切除治疗，患者暂时不考虑西医手术治疗，遂于 2022 年 10 月 12 日来中医科诊治。

刻下症：右侧颜面部暗紫色包块，3.5cm×4.0cm，轻度压痛，神疲乏力，口干，无口苦、无汗出、无烦躁不安，食欲可，二便平。

查体：舌质红，舌苔少，脉细。

西医诊断：海绵状血管瘤。

中医诊断：血瘤（气阴两虚，血热妄行，瘀阻血脉）。

治法：益气养阴，凉血行瘀。

处方：自拟血瘤方加减。

炙红芪 20g、党参 15g、赤芍 12g、白芍 12g、麦冬 12g、北沙参 12g、紫草 15g、牡丹皮 10g、夏枯草 15g、蜀羊泉 30g、重楼 6g、太子参 10g。

共 10 剂，每日 1 剂，分 2 次温服。

二诊：

患者口服10剂中药治疗后复诊，右侧颜面部暗紫色包块明显缩小，大小约1.5cm×1.8cm，神疲乏力、口干改善。舌质稍红，舌苔薄白，脉细。

炙红芪20g、党参15g、赤芍12g、白芍12g、麦冬12g、北沙参12g、紫草15g、牡丹皮10g、夏枯草15g、蜀羊泉30g、重楼6g、太子参10g。

共10剂，每日1剂，分2次温服。

三诊：

患者继续口服上方治疗10天后复诊右侧颜面部包块基本消退。神疲乏力、口干基本缓解。舌淡红，舌苔薄白，脉细。

按语：

海绵状血管瘤是指由众多薄壁血管组成的海绵状异常血管团，由于血管造影检查时常无异常血管团的发现，故将其归类为隐匿型血管畸形。实际上该病并非真正的肿瘤，而是一种缺乏动脉成分的血管畸形。随着医学影像学的发展，有关该病的报告日渐增多。海绵状血管瘤好发于30～40岁，无明显性别差异。海绵状血管瘤好发于头、面、颈部，四肢、躯干次之。除常见于皮肤皮下组织外，偶见于黏膜下，也可发生在肌肉、骨骼和内脏器官内。多在出生时即已发现，或起病隐伏而难以准确追溯发病年月。海绵状血管瘤还可发生于肌肉组织内，称为肌间血管瘤，以股四头肌最常累及，易被误诊。也可累及骨骼，表面粗糙不平，如虫咬状。累及骨髓腔者，X片中可见骨小梁被破坏后的多腔空泡样征象。血管瘤中医叫血瘤，血瘤是指体表血络扩张、纵横交集形成的肿瘤。中医属于“血瘤”“红丝瘤”范畴，究其病因，多因气虚不能帅血，阴虚血热，而致血热妄行，瘀阻血脉所致，症状严重的患者难以自愈，症状较轻患者预后一般良好。

本案处方中炙红芪、党参、白芍、麦冬、北沙参、太子参益气养阴，牡丹皮、紫草、夏枯草、蜀羊泉、重楼凉血行瘀，佐以攻毒之品。因气阴两虚得到改善，血热得凉，瘀血行散，血行通畅，肿块自然缩小。海绵状血管瘤与其他类型的血管瘤不同，它会随着患者的身体状态变化而发生变化，也容易受外界细菌感染等影响，所以在日常生活中应注意保持皮肤黏膜的完整与清洁，避免反复摩擦，以免血管瘤破裂。饮食应注意清淡、易消化、高维生素、高蛋白、高热量，少量多餐，进食时应细嚼慢咽，避免过多进食高盐饮食，不食霉变食品。

下编

曹正柳杂病医案集萃

第一章
肺系病证医案

发热案

发热案一

初诊：

赵某某，女，5岁

主诉：发热1天

现病史：患者1天前无明显诱因出现发热，体温最高为39.8℃，伴有头晕、精神萎靡、不思饮食。晚上8点体温为39.6℃，予以美林口服出汗后体温下降。约凌晨2点再次出现高热，体温为39.6℃，再次予以美林口服后热退而入睡。但早上8点再次出现高热，体温最高为39.8℃。

刻下症：发热，体温最高为39.8℃，怕冷怕风，精神萎靡、嗜睡、头晕、呼吸急促，不思饮食，全身乏力、无法起床或坐立，不愿意睁眼，不愿意说话，有少许汗，无明显口干以及口苦，无咳嗽及咳痰，咽喉部无红肿，大便未解，小便正常。

查体：舌质淡红，舌苔薄白，脉浮数。

西医诊断：感冒。

中医诊断：外感发热（营卫不和证）。

治法：解肌发汗。

处方：桂枝汤。

桂枝 12g、白芍 12g，炙甘草 10g，生姜 3 片，大枣 3 枚

2 剂，水煎频服，嘱服药后食小米粥，盖被。

二诊：

患者第一次服药约 100mL，服药后喝米汤半碗，前胸后背垫上汗巾，盖被后胸背部出少许汗，1 小时后测体温 38.8 C。第二次，再服药 150mL，服药后喝稀饭半碗，前胸后背垫换上干燥汗巾，盖被后胸背部出少许汗，1 小时后测体温 38.0 C。第三次服药约 150mL，服药后再喝稀饭半碗，全身湿润，微微出汗，1 小时后体温降至 37.2 C。后每半小时左右频繁少量服用米汤或稀饭。过 2 小时左右测体温 36.5 C。患者能下床活动，无头晕症状。随访 7 周未再发。

按语：

桂枝汤是《伤寒论》中开宗明义的第一方。清代柯韵伯在《伤寒来苏集》中载："此方为仲景群方之魁，乃滋阴和阳，调和营卫，解肌发汗之总方也。"《伤寒论》中云："太阳中风，阳浮而阴弱。阳浮者，热自发；阴弱者，汗自出。啬啬恶寒，淅淅恶风，翕翕发热，鼻鸣干呕者，桂枝汤主之。""太阳病，头痛发热，汗出恶风，桂枝汤主之。"该患儿发热、汗出、怕风脉浮。符合桂枝汤证。

桂枝汤由桂枝、芍药、甘草、生姜、大枣五味药组成。桂枝辛温，助卫阳，通经络，解肌发表而祛在表之风寒。芍药酸甘而凉，益阴敛营。桂枝、芍药等量配伍，既营卫同治，邪正兼顾，相辅相成；又散中有收，汗中寓补，相反相成。

生姜辛温，助桂枝散表邪；大枣甘平协芍药补营阴，兼健脾益气。生姜、大枣相伍，补脾和胃，化气生津，益营助卫。炙甘草调和药性，合桂枝辛甘化阳以实卫，合芍药酸甘化阴以益营，功兼佐使之用。发中有补，散中有收，营卫同治，卫强则足以御外，营盛则祛邪外出而身热退。桂枝汤煎服法："服已须臾，啜热稀粥一升余，以助药力。温覆令一时许，遍身絷絷微似有汗者益佳，不可令如水流漓，病必不除。"张仲景以热稀粥保护胃气，正气充足则促进疾病的痊愈。该患儿发热、汗出、怕风脉浮，符合桂枝汤证，后严格按桂枝汤将息，故取效快，一剂而愈。

发热案二

初诊：

张某某，女，1955 年 3 出生。

主诉：发热 1 月

现病史：患者 1 个月前因发热在我院住院，体温维持在 37.1 C ～ 37.5 C之间波动。诊断考虑干燥综合征、肺部感染，予甲泼尼龙片 4mg（每日 1 次）抗炎，硫酸羟氯喹片 0.2g（每日 2 次），骨化三醇软胶囊、维生素 D 碳酸钙咀嚼片调节骨代谢，乳酸左氧氟沙星抗感染等治疗。患者仍有低热，于 4 月 24 日出院。出院后患者一直有低热，遂来中医科就诊。

刻下症：低热，体温维持在 37.1 C ～ 37.3 C之间波动，自汗、盗汗、口干、口苦、上肢不自主抖动，无恶寒、无寒战，食欲偏差，大小便正常。

查体：舌质稍暗红，舌苔薄黄，脉细稍弦。

西医诊断：干燥综合征、肺部感染。

中医诊断：发热（阴虚发热，余毒未清）。

治法：清热解毒，益气养阴。

处方：五味消毒饮加减。

金银花、连翘、野菊花、紫花地丁各15g，苍术1.5g，地骨皮15g，知母10g，栀子10g，黄芩10g，北沙参30g，石斛20g。

6剂，每日1剂，分2次温服。

二诊：

低热除，仍有自汗。舌质稍暗红，舌苔薄黄，脉细稍滑。中药守上方去知母，加黄芪、白术、防风。

治法：清热解毒，益气固表。

处方：五味消毒饮和玉屏风散加减。

7剂，每日1剂，分2次温服。

金银花、连翘、野菊花、紫花地丁各15g，苍术1.5g，地骨皮15g，栀子10g，黄芩10g，北沙参30g，石斛20g，黄芪40g，白术15g，防风15g。

三诊：

自汗减轻，但动则仍有自汗。舌质稍暗红，舌苔薄黄，脉细稍滑。中药守上方加人参。

金银花、连翘、野菊花、紫花地丁各15g，苍术1.5g，地骨皮15g，栀子10g，黄芩10g，北沙参30g，石斛20g，黄芪40g，白术15g，防风15g，人参6g。

7剂，每日1剂，分2次温服。

四诊：

自汗减轻，但动则仍有自汗，肢体有少许皮疹。舌质稍暗红，舌苔薄黄，脉细稍滑。

加白鲜皮15g、苦参30g。

7剂，每日1剂，分2次温服

五诊：

有自汗，颈部僵硬不适。舌质稍暗红，舌苔薄黄，脉细。改为玉屏风散加减。

黄芪60g、防风15g、白术15g、苎麻根15g、人参10g、鹿角霜20g、麻黄根15g、龟甲10g（先煎）、葛根30g。

7剂，每日1剂，分2次温服。

按语：

五味消毒饮源于《医宗金鉴》，由金银花、野菊花、蒲公英、紫花地丁、紫背天葵子组成。有清热解毒之功效。该患者发热时间较久，予以抗生素以及激素治疗后阴液已伤。加用鳖甲咸寒，直入阴分，滋阴退热；青蒿苦辛而寒，其气芳香，清热凉血、透邪外出。两药相配，滋阴清热，内清外透。其特点在于滋清兼备，标本兼顾，清中有透，养阴而不恋邪，祛邪而不伤正。该患者自汗、盗汗、口干、口苦、上肢不自主抖动，舌质稍暗红，舌苔薄黄，脉细稍弦，故加北沙参及石斛益气养阴。地骨皮、知母、黄芩清虚热。小剂量苍术是治疗顽固性发热的经验性用药。苍术为菊科植物茅苍术或北苍术的干燥根茎。朱震亨云：“苍术治湿，上、中、下皆有可用。又能总解诸郁，痰、火、湿、食、气、血六郁，皆因传化失常，不得升降，病在中焦……故苍术为足阳明经药，气味辛烈，强胃健脾，发谷之气，能径入诸经，疏泄阳明之湿，通行敛涩。”《神农本草经》言其功效为除湿痹、止汗、活血生肌等。李时珍曰：“苍术甘而辛烈，性温而燥，阴中阳也，可升可降，入足太阴、阳明，手太阴、阳明、太阳之经。”因此苍术既可以健脾、治湿、调节气机，还可治郁、治火。其归脾、胃、肺、大肠及小肠经，因温燥之性可治湿，因升降之性能引药归各经，使药达其所，透邪外出，邪热自去。故少量苍术灵活应用可谓清热之圣药。后期患者低热除，自汗为主，予以玉屏风散加减益气固表善后。

咽痛案

初诊：

李某某，女，60岁

主诉：咽喉部疼痛不适3年。

现病史：患者3年前无明显诱因出现咽喉部疼痛，吞咽时疼痛明显，曾服用阿莫西林、头孢类抗生素以及慢咽舒灵、金嗓子喉宝以及清热解毒中药后症状持续存在。

刻下症：咽喉部疼痛，吞咽时疼痛明显，咽喉部无红肿以及充血，常有异物感，无口干口苦。舌质淡红，舌边有齿痕，舌苔薄白稍厚腻，脉沉弦紧。

西医诊断：慢性咽炎。

中医诊断：咽痛（寒凝痰结）。

治法：散寒化痰散结。

处方：半夏散及汤。

桂枝15g，姜半夏15g，甘草片15g。

3剂，每日1剂，分2次温服。

二诊：

3剂后患者咽痛缓解70%，继服3剂而愈。嘱患者少食生冷食物，以防复发。

按语：

慢性咽炎是一种咽部黏膜、黏膜下及淋巴组织的慢性弥漫性炎症。慢性咽炎目前在临床治疗上无特效药，西医常规治疗常用抗生素、激素类药物。本病极为常见，具有病程长、症状易反复发作、难以完全治愈的特点，且患者疼痛明显，严重影响生活质量。

半夏散及汤来源于《伤寒论》，其曰：“咽中痛，半夏散及汤主之。上三味，等分，个别捣筛已，合治之，白饮和，服方寸匕，日三服。若不能服散者，以水一升，煎七沸，内散两方寸匕，更煮三沸，下火令小冷，少少咽之。”然半夏有毒，不当散服。《伤寒贯珠集》认为半夏散及汤为少阴清法之属，此方辛甘合用，且辛胜于甘，其气又温，不但能解寒客之气，亦能散咽喉怫郁之热。少阴经脉循喉咙，挟舌本，若邪气阻滞少阴经脉气机，可致咽喉疼痛，少阴病有咽痛。然少阴咽痛有客寒上泛咽喉痛与热性喉痛之分。本案患者服用多种寒性之抗生素，服清热解毒中药致寒痰聚集于咽喉，则咽痛有异物感，咽喉部无红肿以及充血，无口干以及口苦，可区别于热性喉痛。半夏散及汤是治疗少阴咽痛的代表药方，由半夏、桂枝、炙甘草3味药组成。半夏涤痰散结，桂枝通阳散寒，炙甘草缓急止痛，调和诸药，三药合用，则寒可除，痰可化，咽痛自止。

咳嗽案

咳嗽案一

初诊：

徐某某，女，83岁

主诉：咳嗽1年

现病史：患者1年前无明显诱因出现咳嗽、伴有咽喉部瘙痒不适，干咳为主，痰不容易咳出，时咳少量白痰，夜间咳嗽明显，严重时不能入睡，无胸闷以及胸痛症状，曾服用多种中西医药物（具体不详），咳嗽症状持续存在。电子喉镜未见明显异常。胸部CT提示两肺散在少许慢性炎症，两肺小结节。

刻下症：咳嗽、咽喉部瘙痒不适，干咳，痰不容易咳出，时咳少量白痰，夜间咳嗽明显，口干，无口苦。

查体：形体消瘦，舌质红，舌苔薄黄，脉弦细

西医诊断：肺部感染，肺结节。

中医诊断：咳嗽（阴虚燥热）。

治法：滋阴清热润肺止咳。

处方：百合固金汤加减。

百合10g、生地黄12g、熟地黄10g、玄参10g、川贝4g、桔梗6g、甘草8g、麦冬10g、白芍10g、当归6g、黄芩8g、芦根25g。

7剂，每日1剂，分2次温服。

二诊：

7剂药后患者咳嗽十去八九，守上方继服7剂而愈

按语：

百合固金汤由百合、生地黄、熟地黄、麦冬、当归、白芍、桔梗、川贝母、玄参、甘草等中药组成，其中君药百合配伍麦冬具有滋养肺肾、清虚降火、止咳的作用。玄参与生地黄配伍可益肾阴，降虚火。熟地黄补血滋阴凉血止血。当归与白芍配伍能养血泄热，养阴柔肝。川贝母润肺化痰止咳。桔梗化痰利咽。甘草调和诸药。诸药合用，共奏滋阴养肺、补虚培元之功。患者年老，素体阴虚、虚热灼肺，肺失清肃则干咳少痰，不易咳出，阴虚内热则口干，舌质红，舌苔薄，脉细为阴虚有热之体征。患者咳嗽日久舌红，舌苔黄，肺热偏重，加黄芩、芦根清热生津。

咳嗽案二

初诊：

谢某某，男，69岁。

主诉：咳嗽半年。

现病史：患者半年前因新冠后出现咳嗽，咳痰，时有胸闷气短，予以消炎药以及中药（具体不详）治疗后症状反复。CT提示肺部感染。因持续咳嗽影响正常生活而至我院中医科就诊。

刻下症：咳嗽、咳痰、痰白，痰偏稀，能咳出，下午明显，伴有口干，无口苦，时有汗出，背部怕风怕冷，活动后感胸闷，无胸痛以及心悸症状。

查体：舌质暗红，舌苔薄白，脉弦。

西医诊断：肺部感染。

中医诊断：咳嗽（外寒内饮化热）。

治法：散寒化饮，兼清热。

处方：小青龙加石膏汤。

桂枝10g、生麻黄6g（先煎，去上沫）、白芍10g、甘草6g、五味子6g、法半夏12g、干姜10g、细辛3g、石膏15g（包煎）。

4剂，每日1剂，分2次温服。

二诊：

咳嗽及咳痰好转，痰白偏稠，时成块状，背部怕风怕冷消失，无明显胸闷，咽痒时出现咳嗽，无口干以及口苦、无胸痛以及心悸，二便平。

处方：止嗽散合三子养亲汤加减。

紫菀6g、荆芥3g、桔梗6g、前胡6g、陈皮6g、百部6g、炙甘草6g、白前6g、苏子6g、白芥子6g、莱菔子10g。

7剂，每日1剂，分2次温服。

三诊：

患者基本痊愈。

按语：

患者初诊时咳嗽、咳清稀痰，背部怕风以及怕冷。该患者虽然咳嗽时间较久，但仍存在外有寒内有饮。然患者咳嗽日久，痰虽稀但非为水样，伴有口干，舌苔薄白，有化热的迹象。故选用小青龙加石膏汤。《金匮要略·肺痿肺痈咳嗽上气病脉证治第七》记载："肺胀，咳而上气，烦躁而喘，脉浮者，心下有水，小青龙加石膏汤主之。"小青龙加石膏汤取麻、桂之宣散温通，使痰饮由里而出表，使贮痰之器清净；干姜温中，使中焦健运，以固生痰之源；半夏、细辛燥湿化饮；五味子、白芍收敛兼养血柔肝防麻黄之升散太过；石膏甘、寒，清解郁热同时又可制约麻黄、桂枝、干姜之辛、燥；甘草既可清热、化痰止咳，又可调和诸药。

纵观全方，发散而不致太过，止咳又兼调中，温化痰饮同时又可不致燥热，可使痰化热平，咳嗽得止。

二诊患者背部怕风怕冷消失，而出现咽痒时咳嗽，痰白偏稠，时成块状，提示饮消寒减痰凝。故更方为止嗽散合三子养亲汤加减化痰止咳兼散寒。止嗽散由桔梗、荆芥、百部、白前、紫菀、甘草、陈皮七药组成。紫菀、百部润肺止咳；桔梗开上宣下之性，载药上行入肺；白前苦辛善于降肺气、化痰饮，共达祛痰化痰之效。荆芥药性平和，辛而微温，疏风散寒解表利咽；陈皮长于燥湿化痰，理气健脾；甘草性平，利咽止咳、调和诸药、培补中焦、资肺之化源之效。三子养亲汤由紫苏子、白芥子、莱菔子组成。白芥子温肺豁痰、利气平喘；紫苏子止咳平喘；莱菔子消食除胀、降气化痰。全方使肺气宣降有序，疏风散寒止咳，气顺痰消，咳喘得平。

咳嗽案三

初诊：

陈某某，女，43岁。

主诉：咳嗽1周。

现病史：患者1周前受凉后出现咳嗽，伴有咳痰，自服用泰诺、苏黄止咳胶囊、阿莫西林等药物治疗后咳嗽症状持续存在。3年前确诊为肺癌并肺内，淋巴、骨以及颅内转移。磁共振提示脑萎缩，脑内多发缺血灶，脑内多发结节灶。CT提示肺内多发肿块及结节，右肺门以及纵隔淋巴结增大，右侧肾上腺结节增大，右侧肋骨以及椎体、髂骨骨质异常。

刻下症：咳嗽、咳大量泡沫痰，流清涕，鼻塞明显，伴有胸闷，咳嗽严重时伴有胸痛，恶寒，遇寒咳嗽加重，无咯血、无发热、无自汗盗汗，无口干以及口苦，大便正常，小便色清。

查体：舌质暗红，舌体胖大，舌苔薄白，脉数。

西医诊断：上呼吸道感染，肺癌。

中医诊断：咳痰（外寒内饮）。

治法：温肺化饮。

处方：小青龙汤加减。

生麻黄 8g、桂枝 10g、法半夏 12g、白芍 8g、干姜 108g、细辛 3g、五味子 6g、炙甘草 10g、生姜 10g、辛夷花 15g。

3 剂，每日 1 剂，分 2 次温服。

二诊：

患者诉服用 1 剂药后恶寒症状消失，咳嗽以及流涕症状明显缓解。服用 2 剂药后咳嗽以及流涕症状基本消失。剩下 1 剂未服。

按语

《伤寒论》记载："伤寒表不解，心下有水气，干呕，发热而咳，或渴、或利、或噎、或小便不利，少腹满、或喘者，小青龙汤主之。"小青龙汤属于麻黄汤类方之一，由麻黄、桂枝、炙甘草、半夏、白芍、五味子、细辛、干姜 8 味中药组成。方中半夏、干姜、细辛可燥湿化痰、温肺化饮，以治在里之寒饮；桂枝、麻黄宣肺温阳以平喘化饮，发汗解表以祛散外寒；佐以芍药、五味子可养血敛阴，避免桂枝、麻黄、细辛等辛散温燥太过，损伤气阴；炙甘草可调和诸药。全方具有解表散寒、温肺化饮的功效。该患者有肺癌基础疾病，受凉后出现咳嗽，咳大量泡沫痰，伴有恶寒。久病肺虚，痰饮潴留，复感外邪，则致疾病发作。加生姜散寒化饮；加辛夷花经祛风寒，通鼻窍。

咳嗽案四

初诊：

李某某，女，1948 年出生。

主诉：发热伴咳嗽、咳痰 1 月。

现病史：患者 1 月前无明显诱因出现发热，伴有咳嗽及咳痰，先后予以左氧氟沙星、莫西沙星、哌拉西林他唑巴坦钠静脉输液后咳嗽及咳痰仍存在，伴有低热，大便次数偏多，每日 3 ～ 4 次，大便溏，小便常和大便同出。既往有高血压病史。对链霉素过敏。CT 提示肺气肿并两肺感染，右肺舌段慢性支气管扩张，心包微量积液。

刻下症：低热、咳嗽、咳痰、咳黄白相兼痰，痰能咳出，时有胸闷，无恶寒发热、无口干口苦、无自汗盗汗，大便稀溏、小便不能自控。

查体：形体消瘦，舌质暗红，舌苔薄黄，脉细弦。

西医诊断：肺部感染。

中医诊断：发热（热邪蕴肺），咳嗽（痰热蕴肺）。

治法：清热解毒，化痰止咳。

处方：五味消毒饮合七紫汤加减。

蒲公英 15g、金银花 15g、连翘 15g、野菊花 15g、苍术 2g、甘草 10g、紫河车 9g（先煎）、紫菀 15g、沉香 5g（后下）、紫衣核桃 15g、紫苏子 15g、紫背天葵 15g。

3 剂。每日 1 剂，分 2 次温服。

二诊：

患者发热症状已除，咳嗽及咳痰症状改善。舌质暗红，舌苔薄黄，脉细弦。

蒲公英 15g、金银花 15g、连翘 15g、野菊花 15g、苍术 2g、甘草 10g、紫河车 9g（先煎）、紫菀 15g、沉香 5g（后下）、紫衣核桃 15g、紫苏子 15g、紫背天葵 15g。

共 3 剂。每日 1 剂，分 2 次温服。

按语：

五味消毒饮源于《医宗金鉴》，由金银花、野菊花、蒲公英、紫花地丁、紫背天葵子组成。功能清热解毒、消散疔疮。七紫汤方中紫河车益气补肾；紫沉香、紫衣核桃纳气平喘；紫菀、紫苏子降气化痰、止咳平喘；紫背天葵清解毒热。两方合用既可清热解毒，又可以化痰止咳，纳气平喘。全方共奏清热解毒，化痰止咳之效。

喘证案

喘证案一

初诊：

刘某某，女，28岁。

主诉：反复喘息25年。

现病史：患者25年前（3岁）开始每至秋、冬、春交替之际发作哮喘，辗转诸院求治。经中西医对症处理，给予氨茶碱、地塞米松等西药，宣肺平喘之中药治疗，虽症状缓解，但仍然反复发作，而来我院中医科求诊。

刻下症：喘息，呼吸气促，胸部憋闷，喉中痰鸣有声，面色苍白，腰膝酸软，汗出怕风。

查体：舌质暗红，舌苔白微腻，脉细滑。

中医诊断：喘证（肺肾两虚、痰浊阻肺）。

治法：益气补肾以纳气、宣肺化痰通络以开闭。

处方：1.加味七紫汤。

紫菀、紫苏子（捶）、紫背天葵各15g，紫衣核桃2枚（捶），沉香4g（冲服），紫河车10g（先煎）、桔梗、白果10g，生麻黄10g，五味子8g。

15剂，每日1剂，分2次温服。

2.卡介菌多糖核酸注射液于双侧肺俞穴位注射，每日1次，每穴位1mL，连用15天。

二诊：

其哮喘十去七八，诸症亦减，停服中药。

继续予以卡介菌多糖核酸注射液，于双侧肺俞穴位注射，隔日 1 次，每穴位 1mL，连用 75 天。患者哮喘未作，诸证悉除，随访 20 余年患者哮喘从未复发。

按语：

曹正柳认为患者哮喘羁身已达25载，肺肾两虚、肾不纳气为本，痰浊阻肺为标，气候骤变为诱因，治以益气补肾纳气、宣肺化痰通络以开闭。七紫汤为曹教授治疗肺系疾病经验方，方中紫河车味甘、咸、温，入肺、肾、心经，益气补肾益精；紫沉香、紫衣核桃温肺纳气平喘；紫菀、紫苏子降气消痰、止咳平喘；紫石英辛、温，归心、肺、肾经，一者可助紫菀、紫苏子降气平喘，二者入心入血可安未病之脏，诸药合用重在降逆下气，此即治痰必先顺气之法。再配紫背天葵，苦、寒、清热，一方面可防止伏痰化热，另一方面有反佐之意，防止佐诸药过于温燥，以上为七紫汤的主要组成部分。又伍桔梗辛散苦泄，宣开肺气祛痰，且引诸药入肺经；白果敛肺气、定喘嗽；麻黄辛散以祛邪外出且平喘；五味子酸敛；桔梗配白果，麻黄配五味子一宣一敛、一散一收，相辅相成，调节气机。纵观全方，标本兼治，攻补兼施，肺肾同调，宣肺敛肺并用，降逆、消痰、平喘、祛邪同施。如此肺主气布津，肾纳气、蒸化水液功能恢复，痰化气畅，宣降有权而喘逆自平。

预防采用肺俞穴位注射：中医认为“有诸内必形于诸外”。当脏腑功能发生病变时，可从经脉—穴位反映到体表。曹正柳发现哮喘在患者肺俞穴位处均可触及条索状阳性反应物，触之酸胀感明显，其大小可以反映病变的严重程度。中医经络理论认为，肺俞穴是肺脏经络气血输注于背部的腧穴，属足太阳经穴，位于背部第 3 胸椎旁开 1.5 寸处，有补气平喘作用。现代研究表明，卡介菌多糖核酸注射液是一种新型免疫调节剂，有增强机体免疫功能、人体自身抗病能力，减少炎症细胞，扩张支气管的作用。曹教授认为，选择肺俞穴注射卡介菌多糖核酸注射液，药物通过经络传导循经直达病所，可以发挥穴位与药物的共同治疗作用，既可达到疏通经络脏腑及体表的治疗作用，又可发挥西药免疫增强剂双向调节免疫功能。通过扶助正气、祛邪外出，使人体的阴阳、气血、营卫、津液达到新的平衡。

喘证案二

初诊：

患者刘某某，女，10岁。

主诉：反复喘息8年。

现病史：患者2岁开始无明显诱因出现哮喘，多地就诊，诊断为过敏性哮喘。曾多年多次在外院授受三伏贴以及中西药治疗，仍反复发作。此次因受凉感冒而诱发，予以抗生素（头孢类）输液治疗后喘息症状无缓解。

刻下症：喘息、活动后加重，咳嗽、咳黄色黏稠痰，痰多，大便秘结，鼻塞、怕风。

查体：形体消瘦、唇红，舌尖红，舌苔薄白，脉滑稍数。

西医诊断：过敏性哮喘。

中医诊断：喘证（肺肾两虚、痰热阻肺）。

治法：益气补肺，补肾纳气，清热化痰。

处方：七紫汤、玉屏风散加减。

紫河车6g（先煎）、沉香4g（后下）、紫衣核桃8g、紫菀9g、紫苏子8g、紫背天葵8g、黄芪12g、白术8g、防风8g、化橘红9g、胆南星6g、鱼腥草10g、炙麻黄9g、辛夷花8g、甘草6g。

共9剂，每日2剂，分2次温服

嘱进食清淡及容易消化饮食，避免进食肥甘厚腻以及辛燥食物。

二诊：

服药后大便通畅，咳嗽、气喘大减。舌质暗红，舌苔薄白，脉细滑中药守上方去鱼腥草，加佛手10g。

紫河车6g（先煎）、沉香4g（后下）、紫衣核桃8g、紫菀9g、紫苏子8g、紫背天葵8g、黄芪12g、白术8g、防风8g、化橘红9g、胆南星6g、炙麻黄9g、辛夷花8g、甘草6g、佛手10g。共9剂。

三诊：

患者喘未发。嘱患者平时服用玉屏风颗粒以补肺气，提高免疫力。

按语：

喘证为外感六淫，内伤饮食、情志，以及久病体虚所致。其病主责之于肺、肾。《类证治裁·喘证》曰："肺为气之主，肾为气之根，肺主出气，肾主纳气，阴阳相交，呼吸乃和。若出纳升降失常，斯喘作焉。""喘由外感者治肺，由内伤者治肾。"《医碥·杂症·气》曰："气根之于肾，亦归之于肾，故曰肾主纳气，其息深深；肺司呼吸，气之出入，于是乎主之。"正常的呼吸必须依靠肺肾的相互配合，才能圆满完成。肺之肃降利于肾之纳气，肾之精气充盛、纳摄有权利于肺之肃降。喘证有虚实之分，实喘为邪气壅肺，气失宣降，治当祛邪利气；虚喘为精气不足，肺肾出纳失常，治宜培补摄纳。同时，虚喘虽有补肺、补肾之别，但每多相互关联，其中尤当重视治肾。

该患儿从2岁开始发病，至今已8年，形体消瘦，平素容易感冒，有肺肾两虚之本，此次因天气变化受凉诱发而出现咳嗽、咳黏痰症状。故此患者发病的机理为肺肾两虚为本，痰浊阻肺，郁而化热为标。予以加味七紫汤和玉屏风散加减。方中紫河车益气补肾；紫沉香、紫衣核桃纳气平喘；紫菀、紫苏子降气化痰、止咳平喘；紫背天葵清解毒热；合玉屏风散益气补肺；加炙麻黄宣肺平喘，化橘红、胆南星以及鱼腥草理气清热化痰，辛夷花通窍，甘草调和诸药，全方有降气消痰、清热平喘、益气补肺、补肾纳气之效。

肺胀案

初诊：

程某某，男，69 岁。

主诉：反复咳嗽咳痰伴胸闷气短 3 年

现病史：患者诉 3 年前无明显诱因开始出现胸闷、气短，咳嗽咳痰反复发作，伴发热，发作时伴气喘，动者尤甚，不得平卧。1 周前再次出现咳嗽咳痰，胸闷气喘，痰呈白黏状，不易咳出，无双下肢水肿、发热、胸痛等不适，平素畏风。2021 年 8 月来我院中医科就诊。既往有慢性阻塞性肺疾病病史。

刻下症：咳嗽咳痰，痰呈白黏状，不易咳出，伴胸闷气喘、乏力、夜寐欠安，小便清长，大便秘结，纳差。舌质淡红，舌苔白滑，脉沉细。

西医诊断：慢性阻塞性肺疾病。

中医诊断：肺胀（肺肾两虚，痰浊阻肺）。

治法：宣肺化痰、纳气平喘。

处方：七紫汤加减。

紫河车 9g（先煎）、紫菀 15g、苏子 15g、天葵子 15g、沉香 5g（后下）、炙麻黄 10g、白果 6g、桔梗 12g、苏叶 15g、诃子 6g、款冬花 15g、枇杷叶 20g、百合 20g、法半夏 10g、大黄 6g。

9 剂，每日 1 剂，水煎服，每日 2 次。

二诊：

患者诉咳痰好转，喘闷之症已去七八，现寐可平卧，仍有纳差、乏力感，二便调。舌质淡白，舌苔薄白，脉细。遂予前方去大黄，增党参、白术以增健脾益气之效。

按语：

慢性阻塞性肺病以持续性气道受阻为特征，在老年人中发病率逐年上升，严重影响了患者的生活质量。在中医学中，慢性阻塞性肺病属于肺胀范畴，常由慢性肺系疾病反复发作、迁延不愈转化而来。临床表现为胸部胀满、喘息憋闷、反复咳嗽咳痰，甚则心悸、烦躁、面唇紫绀、神昏。本病虽在肺脏，但却与脾、肾、心多脏关系密切。如《明医杂著》言："咳谓有声，肺气伤而不清嗽谓有痰，脾湿动而生痰。咳嗽者，因伤肺气而动脾湿也。"《景岳全书》曰："五脏之气分受伤，则病必自上而下，由肺而脾，以极于肾。"《本草述钩元·芳草部》言："肺合于心而气化，为血脉之所由始。"脾虚则布散津液失司，水饮易留滞于肺，聚而成痰；肺为气之主，肾为气之根，当肺脏久病，易损及肾，使金水不生，肺肾失调；肺气久亏，也必及心血，血运不畅，易瘀痰互结。另外，肺与大肠相表里，其宣发肃降与肠腑得通互相影响，如《素问·咳论》曰："肺咳不已，则大肠受之。大肠咳状，咳而遗矢。"故在治疗肺胀时，应重视他脏的治疗。

本例患者病程长，反复胸闷、咳喘，此次因再次咳喘发作1周就诊，伴咳白黏痰、胸闷气喘、小便清长、大便干结，舌质淡红，舌苔白滑，脉沉细，辨证属肺肾两虚，痰浊阻肺证，治疗予宣肺化痰、纳气平喘为法。方中紫河车入肺、肾经，既可补肺气，又可益肾精，纳气平喘，以助金水相生。沉香温肾纳气、降气平喘，紫石英暖肾助阳、温肺平喘，两药甘温补益，又可助肾纳气。紫菀、款冬花、百合润肺化痰。紫苏、麻黄、桔梗宣肺散寒，五味子、诃子敛肺止咳，两组药物一散一收，调畅肺气升降，相辅相成。法半夏辛温燥湿，降逆化痰。枇杷叶清肺止咳，紫背天葵清热解毒，两药性寒，既可防痰郁化热，又可佐制方中药物的温燥之性。苏子润肠通便，大黄泄热通腑，两药既可复大肠传导之功，使邪有去之道，又可助肺气下达，使气机升降如常。全方升中有降，散中有收，攻补兼施，肺肾同调，共奏宣肺化痰、纳气平喘之效。

第二章 心（脑）系病证医案

胸痛案

胸痛案一

初诊：

李某某，女，59岁。

主诉：胸痛1年余，加重2月入院。

现病史：患者诉1年前无明显诱因出现胸痛，疼痛剧烈，喜按，以右侧前胸为主，以夜间为主，间断发作，持续数分钟，口服胃药及温敷热水袋后缓解。近2月因劳累胸痛加重，伴冷汗，头皮发麻，恶心欲吐，腹痛，蹲起时明显，口苦症状，予以多种药物治疗后症状持续存在。

刻下症：胸痛、冷汗，头皮发麻，恶心欲吐，无反酸、呃逆，饮水后腹胀，肠间有水声，腹痛喜按，便后腹痛，蹲起时明显，口苦，大便基本正常，小便偏黄，睡眠差，易醒，醒后难再入睡，多梦，纳可。

查体：舌质暗红，舌下络脉怒张，舌苔黄白相兼，脉涩。

西医诊断：胸痛。

中医诊断：胸痛（气滞血瘀）。

治法：理气活血止痛。

处方：血府逐瘀汤合失笑散加减。

川芎 10g、枳壳 15g、甘草 6g、桔梗 6g、赤芍 10g、生蒲黄 12g、红花 4g、当归 12g、生地黄 12g、柴胡 20g、桃仁 6g、五灵脂 10g。

共 2 剂，每日 1 剂分 2 次温服。

服药 1 剂后患者自诉胸痛症状缓解十去五六，因患者欲明确诊断而行冠脉造影，后停药。

二诊：

冠脉造影显示左主干未见明显异常，前降支近段 5TIMI 血流 3 级；回旋支无狭窄，TIMI 血流 3 级；右冠中段斑块，TIMI 血流 3 级。予以琥珀酸美托洛尔缓释片、匹伐他汀钙片以及硫酸氢氯吡格雷片口服后患者自诉胸痛时作。

刻下见胸痛时作，但较入院时好转，无冷汗、头皮发麻，睡眠改善，仍有口干。舌质暗红，舌苔黄白相兼，脉涩。

治法：理气活血止痛。

处方：血府逐瘀汤合失笑散加减。

川芎 10g、枳壳 10g、生地黄 12g、柴胡 10g、五灵脂 10g、红花 4g、甘草 6g 桔梗 10g、桃仁 6g、生蒲黄 12g、黄芪 15g。

共 3 剂，每日 1 剂分 2 次温服。

服用两剂后患者胸痛症状完全消失。

按语：

胸痛是以胸部疼痛，甚则胸痛彻背、短气、喘息不得卧为主证的一种心系疾病。

中医学认为，其主要由外邪侵袭、内伤七情、饮食不节、年老体衰等引起，最终导致阳气虚衰、胸阳不振、痰浊瘀阻、痹滞心脉，发为本病。无论是实邪阻滞脉络，还是正虚推动无力，皆可导致血行不畅，瘀血阻滞心脉，不通则痛，发为胸痛。治心血瘀阻型胸痛当活血化瘀、通脉止痛。

血府逐瘀汤出自清代王清任《医林改错》，由当归、红花、桃仁，生地黄、川芎、赤芍、牛膝、桔梗、柴胡、枳壳、甘草组成。血府逐瘀汤是桃红四物汤与四逆散（枳壳易枳实）配合，再加上牛膝、桔梗而成。方中川芎、桃仁、红花、赤芍活血祛瘀，和营通脉；柴胡、桔梗、枳壳、牛膝调畅气机，行气活血；当归、生地补养阴血；甘草缓急止痛，调和诸药。其中桃红四物汤活血化瘀，四逆散疏肝解郁，枳壳、柴胡、桔梗开胸散结以利其气，牛膝行瘀血下行升降配合，气血得行。失笑散取五灵脂、蒲黄，有活血行瘀、散结止痛之效。失笑散源自《太平惠民和剂局方》，由蒲黄、五灵脂组成，具有活血祛瘀、散结止痛之功。蒲黄，《本草汇言》言："至于治血之方，血之上者可清，血之下者，可止。"入血分，能导瘀结而治气血瘀滞之病。五灵脂入肝经，具有疏通血脉、散瘀止痛的功效。丹参一味合四物，祛瘀活血通经，《吴普本草》有云："主心腹痛。黄芪补气，气行则血行。"该患者胸痛1年，久病必虚、久病必瘀。故在理气活血止痛中加用黄芪补气。致使活血而不伤正。

胸痛案二

初诊：

张某某，男，57岁。

主诉：胸痛、胸闷5年。

现病史：患者5年前无明显诱因出现胸痛，中间痛为主，阵发性发作，伴有胸闷。曾多个医院就诊，行电子胃镜、动态心电图、运动平板、胸部

CT均未找到胸痛以及胸闷原因。近半年胸痛以及胸闷加重，伴有右侧肩部以及颈部疼痛不适，牵拉痛为主。既往无高血压、糖尿病以及高血压病史。此次行心脏彩超提示右房增大。三尖瓣轻度反流，二尖瓣、主动脉瓣微量反流。心电图提示窦性心律，大致正常心电图。胸部CT提示肺大疱，右肺上叶磨玻璃结节，考虑炎性病变。甲状腺彩超提示甲状腺未见明显异常。肩关节磁共振平扫提示右侧肩锁关节退变。右侧冈上肌肌腱前段下缘约1/3肌腱纤维退变。右肩关节喙突下隐窝少许积液。电子胃镜检查提示慢性胃炎。电子结肠镜检提示结肠炎症性改变。

刻下症：平时喜食肉。症见胸闷以及胸痛加重，伴有右侧肩部以及颈部疼痛不适，牵拉痛为主，大便偏稀、无怕冷怕热，无口干以及口苦，小便正常。

查体：体形偏胖，舌质暗红，舌络脉稍怒张，舌苔白厚腻，脉弦。

西医诊断：胸痛，肺结节，右侧肩锁关节退变，结肠炎。

中医诊断：胸痹（痰浊血瘀）。

治法：通阳泄浊、理气化瘀。

处方：瓜蒌薤白半夏汤和丹参饮加减。

法半夏12g、瓜蒌子8g、瓜蒌皮8g、薤白15g、丹参15g、沉香4g（后下）、砂仁4g（后下）、炒白术20g、桂枝15g、赤芍20g。

7剂，每日1剂，分2次温服。

二诊：

患者半年后因复查CT而再次就诊，自诉服药3剂药后症状改善，7剂量后胸痛以及胸痛症状消失。

按语：

中医认为胸痹病机在于阳微阴弦，即正虚邪实，痰浊、血瘀、气滞是其常见病理因素。该患者好食肥甘厚味，导致脾胃虚弱，运化无权，痰浊内生。痰浊互结致气血运行障碍而血瘀。瓜蒌薤白半夏汤出自《金匮要略》，由瓜蒌、薤白、半夏三味药组成。瓜蒌甘寒质润入肺，善于涤痰散结，开胸通痹。薤白辛苦温而滑窍，功能是宣通阳气、宽胸散结，行气导滞，化痰散寒，化上焦痰浊，散胸中阴寒，宣胸中气机，为治胸痹要药。半夏燥湿化痰，消痞散结。丹参饮出自《时方歌括》，是治疗“心腹诸痛”的经典方剂。方中丹参活血祛瘀，檀香、砂仁温中行气止痛。加桂枝以及赤芍温通。全方具有通阳泄浊散结，豁痰宣痹之效。

头痛案

头痛案一

初诊：

范某某，男，51岁。

主诉：头痛11天。

现病史：患者11天前因在重庆开长途货车熬夜受凉后出现全身疼痛，头痛，伴有高热，体温最高为39.8℃。在重庆市东南医院就诊，CT提示脑实质未见异常。予以退烧药和消炎药（具体不详），后体温恢复正常，但头痛持续存在。后至江西瑞金人民医院就诊，磁共振提示脑白质散在缺血灶，右侧基底节少许腔梗灶，腰穿未见明显异常。予以抗感染、抗病毒、降低颅内压以及镇痛等治疗后头痛仍持续存在。需要规律使用止痛药。既往有高血压以及糖尿病病史。

刻下症：头痛（双氯芬酸钠塞肛后），不服用止痛药则疼痛剧烈，不能忍受，以头痛为主，伴有头部重浊感，伴有怕风，因疼痛而精神萎靡，不愿言语，无口干以及口苦，无关节疼痛，无自汗以及盗汗，无恶心、呕吐以及止痛抽搐或偏瘫，精神、食欲以及睡眠均差，大小便基本正常。

查体：舌质暗红，舌苔白稍厚腻、脉滑。

西医诊断：头痛，缺血性脑血管病，高血压，2型糖尿病。

中医诊断：头痛（风寒湿束表）。

治法：散寒祛湿止痛。

处方：九味羌活汤加减。

羌活15g、防风15g、苍术10g、白芷15g、细辛3g、川芎15g、甘草

6g、姜黄 15g。

3 剂，颗粒剂，每日 1 剂，分 2 次温服。

针灸：百会穴、四神聪、太阳、头维、印堂。

每天 1 次，每次 40 分钟。

二诊：

患者服药加针灸治疗 1 天后疼痛减半，第二天停服止痛药，第三天停针灸，头痛愈。

按语：

对于头痛持续以及剧烈患者，需要行磁共振以及腰穿检查排除颅内感染以及器质性病变。风为阳邪，其性轻扬、升发、向外向上，寒湿为阴邪，气性重浊，风寒湿夹杂，上袭头面部经络，气血运行不畅则头痛，头部重浊感。苔白厚腻、脉滑亦是寒湿之体征。治疗宜散寒祛湿止痛，选用九味羌活汤加减。九味羌活汤首载于元代王好古的《此事难知》，由羌活、苍术、防风、川芎、细辛、白芷、黄芩、生地、甘草九味药物组成。其中羌活、防风、细辛、川芎、白芷祛风散寒解表，羌活、苍术除湿。因湿邪郁遏阳气，故以黄芩、生地黄清泄；因阳气被郁而生之热，解阳气之郁。甘草调和诸药。该患者无口干，舌苔无裂纹，无伤阴化热之表现，故去生地而保留黄芩制约其他药物温燥之性。而患者疼痛较重，故加姜黄通经止痛。配合局部穴位针灸百会穴、四神聪、太阳、头维、印堂通络止痛。针对病因，增强治疗效果。

头痛案二

患者江某，女性 59 岁。

主诉：头痛 2 年。

现病史：近 2 年来反复出现头痛，以头顶部偏左侧疼痛为主，常需服用止痛药能暂时止痛，偶有颈部僵硬不适感。曾在外院就诊，查颅脑 MRI+MRA 提示：脑内多发缺血灶。曾服用正天丸、川芎茶调颗粒等药物，服药期间头痛能减轻，停药后疼痛如前。

刻下症：头顶部偏左侧胀痛，伴口干，无明显口苦，无头晕、恶心呕吐等不适，食欲正常，大小便正常。

查体：BP130/70mmHg，心肺腹查体未及阳性体征，神经系统查体无阳性体征。舌质红，舌苔薄黄，脉弦滑。

西医诊断：神经性头痛。

中医诊断：头痛（肝阳上亢）。

治法：平肝潜阳。

处方：针刺右手劳宫穴，中渚穴，后溪穴，留针 40 分钟。

针刺结束后患者颈部僵硬感明显减轻，头顶无明显疼痛。

按语：

头痛是临床上常见的自觉症状，可单独出现，亦可出现于多种急慢性疾病之中。《素问·风论》把头痛之因责于外来之邪，因于风寒之气侵犯头脑而致头痛。《素问·五脏生成》还提出："是以头痛巅疾，下虚上实。"《内经》认为六经病变皆可引起头痛。《伤寒论》六经条文中明确提出头痛为太阳病、阳明病、少阳病、厥阴病，而太阴、少阴则无。《东垣十书》在《内经》和《伤寒论》的基础上加以发挥，补充了太阴头痛和少阴头痛，这样便成为头痛分经用药的开始。

头为诸阳之会，清阳之府，又为髓海所在，凡五脏之精华，六腑清阳之气，皆上注于头，故六淫之邪外袭，上犯巅顶，邪气羁留，阻抑清阳，或内伤诸疾，导致气血逆乱，瘀血阻络，脑失所养，均可发生头痛。

头为诸阳之会，手足三阳经皆循头面，厥阴经上会于巅顶，故可根据发病部位的不同，参照经络循行路线对头痛加以判断。大抵太阳经头痛，多在头后部，下连于项；阳明经头痛，多在前额即眉棱骨等处；少阳经头痛，多在头之两侧，并连及耳部；厥阴经头痛，则在巅顶部位，或连于目系。

该患者以头顶部疼痛为主，考虑为厥阴经受邪，故取手厥阴心包经上的劳宫穴，亦可取足厥阴肝经上的太冲穴。然该患者为头顶部偏左侧头痛，考虑还存在少阳经病变，故取手少阳三焦经上的中渚穴，亦可取足少阳胆经的足临泣穴。同时患者颈部不适，考虑太阳经亦受邪，故取手太阳小肠经的后溪穴，亦可取足太阳膀胱经上的申脉穴。

不寐案

不寐案一

雷某某，女，15岁。

主诉：环境改变后失眠近1年。

现病史：环境改变后失眠近1年，入睡困难，且容易惊醒，食欲不佳，学习效率低，曾长期用西药对症处理，伴嗳气，乏力，腹胀，大便3～4日一行，小便清长。

刻下症：失眠，嗳气，疲倦感，乏力，腹胀。

查体：舌稍暗边有齿痕，舌苔薄白，脉弦滑。

西医诊断：失眠。

中医诊断：不寐（心肾不交证）。

治法：健脾养血，养心安神。

处方：安神定志汤加减。

党参20g、茯苓10g、黄连4g、大枣10g、木蝴蝶10g、合欢皮15g、茯神20g、石菖蒲10g、首乌藤20g、炙甘草15g、龙齿15g（先煎）、制远志15g、玫瑰花15g、醋五味子15g、郁金15g、柏子仁15g、盐吴茱萸3g、浮小麦30g。

共7剂，每日1剂，分2次温服。

患者治疗后失眠明显改善，睡眠时间延长，睡眠质量提高。嘱患者继续口服中医药治疗20剂，平素注意生活调护。患者睡眠持续向好，逐渐恢复到正常的学习、生活状态。

按语：

失眠为临床常见症，中医可归属于“不寐”范畴。心火旺盛、心肾不交，兼脾虚气滞为多见。曹教授在临床诊疗中多以安神定志汤加减治疗，以茯苓、茯神、人参、远志益气养心安神；石菖蒲、龙齿可以镇惊安神。该药主要用于治疗心胆气虚，心神不宁所致的烦乱失眠，梦中惊醒，心悸、心慌、胆怯等，也可用于癫痫。如患者心火炽盛，多可见心烦不眠，躁扰不宁，口舌生疮，小便短赤，舌尖红，舌苔薄黄，脉细数等，则可加栀子、牡丹皮；若心脾两虚，症见多梦易醒，心悸健忘，神疲食少，头晕目眩，舌淡苔薄，脉细无力等，可合归脾汤加减；若心肾不交，症见虚烦不眠，心悸健忘，头晕眼花，腰膝酸软，盗汗遗精，舌质红，脉细数等，合交泰丸加减；若肝郁化火，症见不寐多梦，急躁易怒甚至彻夜不眠，头痛耳鸣，舌红，舌苔黄，脉弦数等，合龙胆泻肝汤加减。

现代医学对失眠干预治疗手段虽多，但面临很多瓶颈，如治疗靶点不明确，药物副反应，反复发作等。失眠如果长时间得不到改善，会造成身体、心理等多方面压力，还可诱发诸多系统性疾病。

不寐案二

初诊：

患者马某某，男，68岁。

主诉：失眠40余年。

现病史：患者自述40余年前因受轰炸机惊吓后出现夜寐不安，多次在外院中西医治疗均未取得明显疗效。既往有高血压病史、冠状动脉粥样硬化性心脏病史以及脑梗病史。

刻下症：夜寐不安，容易受惊，继而欲解小便，紧张时欲解大便，纳差。舌质暗红，舌苔薄黄，脉沉细弦。

西医诊断：失眠。

中医诊断：不寐（肝郁脾虚、心虚胆怯、心神失养）。

治法：益气疏肝健脾，重镇养心安神。

处方：安神定志汤合甘麦大枣汤。

党参20g、茯苓10g、朱茯神20g、石菖蒲10g、郁金15g、龙齿15g（先煎）、玳瑁8g（先煎）、浮小麦30g、红枣3枚、炙甘草12g、夜交藤15g、炙远志15g、紫石英15g（先煎）。

7剂，每日1剂，分2次温服

二诊：

患者自述用1剂后睡眠逐渐改善，并逐渐恢复至正常，但停药后症状有反复，伴有头晕以及颈部不适。舌质暗红，舌苔薄黄。脉沉细稍弦。

党参20g、茯苓10g、朱茯神20g、石菖蒲10g、郁金15g、龙齿15g（先煎）、玳瑁8g（先煎）、浮小麦30g、红枣3枚、炙甘草12g、夜交藤15g、炙远志15g、紫石英15g（先煎）、片姜黄15g、天麻15g。

7剂，每日1剂，分2次温服

按语：

本例失眠受轰炸机惊吓所致。《素问·举痛论》曰："惊则气乱……惊则心无所依，神无所归，虑无所定。"心主血、藏神，暴受惊骇则心气紊乱，出现夜寐不安。心为五脏六腑之主，心失所主，五脏六腑功能皆紊乱。若影响到肝胆则精神紧张，焦虑易惊；影响到肾则二便失常。若心神不安，魂不归肝，夜不能寐，绵延数月，则伤及于脾。脾为后天之本，气血生化之源，脾虚运化功能失常，则出现不思饮食，纳差症状。久则出现气血不足症状。《内经》指出："血不足则恐。"故患者夜寐不安、容易受惊恐。脉沉细弦是肝郁脾虚、心神失养，心气不足之表现。方中党参、茯苓益气健脾以安神，朱茯神、龙齿重镇养心而安神，石菖蒲开窍定惊而安神，远志益智安神，夜交藤养心安神，玳瑁平肝定惊，郁金疏肝。同时重用紫石英潜阳纳气。合用甘麦大枣汤养心安神，柔中缓急。全方有益气、健脾、养心、安神、疏肝、定惊之功效。

不寐案三

初诊：

李某某，女，68岁。

主诉：失眠10余年。

现病史：患者10余年前无明显诱因出现失眠，曾多次在外院就诊，服用多种中西医药物（具体不详）治疗均未取得明显疗效。

刻下症：失眠、彻夜难眠，面色轻微浮肿，心中烦乱，口干，乏力，无口苦，无发热、无自汗、盗汗，食欲偏差，大小便基本正常。

查体：舌质暗红，舌苔薄白，舌质胖大，舌边有齿痕，舌面有裂纹，脉细涩。

西医诊断：失眠。

中医诊断：不寐（肝郁脾虚、心虚胆怯、心神失养）。

治法：健脾养心、安神定志、益气养阴。

处方：1. 安神定志汤合甘麦大枣汤加减。

党参20g、茯苓10g，朱茯神20g、炙远志15g、龙齿15g（先煎）、玳瑁8g（先煎）、石菖蒲10g、浮小麦30g、红枣3枚、炙甘草15g、夜交藤15g、枣皮15g、石斛20g。

7剂，每日1剂，分2次温服。

2. 维生素 B_{12} 注射液1mL×10支。每侧风池穴各注射1mL，每日16:30左右注射1次，共5天。

3. 氟哌噻吨美利曲辛片，口服，每日1片，服2次，共7天

二诊：

自诉服药5天后睡眠明显改善，同时仍有乏力症状。舌质暗红，舌苔薄白，舌质胖大，舌边有齿痕，舌面有裂纹，脉细涩。

治法：健脾养心、安神定志、益气养阴。

处方：安神定志汤合甘麦大枣汤加减。

党参 20g、茯苓 10g，朱茯神 20g、炙远志 15g、龙齿 15g（先煎）、玳瑁 8g（先煎）、石菖蒲 10g、浮小麦 30g、红枣 3 枚、炙甘草 15g、夜交藤 15g、枣皮 15g、石斛 20g。

15 剂，每日 1 剂，分 2 次温服。

三诊：

偶有失眠症状，时有心烦。舌质暗红，舌苔薄白，舌质稍胖大，舌边有齿痕，脉细涩。

党参 20g、茯苓 10g，朱茯神 20g、炙远志 15g、龙齿 15g（先煎）、玳瑁 8g（先煎）、石菖蒲 10g、浮小麦 30g、红枣 3 枚、炙甘草 15g、夜交藤 15g、枣皮 15g、石斛 20g。

15 剂，每日 1 剂，分 2 次温服。随诊 3 月未复发。

按语：

失眠之症，病因多端。本例患者为老年女性。《难经》载："老人血气衰，肌肉不滑，荣卫之道涩，故昼日不能精，夜不能寐也。"故老人不得寐可从气血来论治。心血不足、心失所养则彻夜难眠，心阴不足，不能敛阳则心中烦乱，阴血不足不能滋润则口干、舌面有裂纹。脾主运化，长期服用多种中西药容易损伤脾胃，脾胃运化功能失常，津液输布功能障碍，则出现颜面部浮肿以及舌质胖大，脾虚气血不足则乏力。方中党参、茯苓益气健脾以安神，朱茯神、龙齿重镇养心而安神，石菖蒲开窍定惊而安神，远志益智安神，夜交藤养心安神，玳瑁平肝定惊。枣皮、石斛滋阴补血，养阴生津。合用甘麦大枣汤养补益心脾，宁心安神。全方通过配伍，有益气、健脾、养心、安神、定惊、养阴之功效。因患者焦躁不安，在问诊的过程中发现其顾虑颇多，对治疗总持怀疑态度，伴有紧张、焦虑、悲观厌世等。考虑其前期用药时间长、药物较多，恐单一服药治疗不能奏效。故联合穴位注射以及服用氟哌噻吨美利曲辛片以求取效。风池穴为少阳经、阳维脉、阳跷脉的交会穴，针刺能疏调气机，安神定惊。维生素 B_{12} 具有营养神经的功效。用维生素 B_{12} 注射风池穴，将针刺和药物对穴位的刺激作用结合起来，延长对经络腧穴的刺激时间，可达到事半功倍的效果。对于失眠较重且长期服用安眠药患者，嘱其逐渐递减安眠药用量同时加用小剂量抗焦虑或抗抑郁药物，从而逐渐过渡至纯中医治疗。

不寐案四

初诊：

彭某某，女，35 岁。

主诉：失眠 1 周。

现病史：患者 1 周前赴湿热之地后出现失眠、夜间梦多，容易惊醒，伴有口干以及口苦。开始以为是环境变化不适应而未引起重视，因自觉症状加重而就诊。平时性格急躁，喜食肥甘厚腻食物、辛辣刺激食物，尤其喜食火锅。

刻下症：失眠、夜间梦多，噩梦多，容易惊醒，醒后难以入睡，心烦，伴有口干以及口苦，食欲偏差，无胸闷、心悸，无咳嗽及咳痰，大便正常，小便黄。

查体：舌质暗红，舌苔黄厚腻，脉滑。

西医诊断：失眠。

中医诊断：不寐（痰热扰心）。

治法：清化痰热、和中安神。

处方：黄连温胆汤。

黄连 10g、枳实 15g、竹茹 15g、法半夏 12g、陈皮 12g、茯苓 12g、炙

甘草10g，生姜2片，大枣2枚。

3剂，每日1剂，分2次温服。

二诊：

症状改善80%。舌质暗红，舌苔黄稍腻，脉滑。

黄连6g、枳实15g、竹茹15g、法半夏12g、陈皮12g、茯苓12g、炙甘草10g，生姜2片，大枣2枚。

2剂，每日1剂，分2次温服。

回访，失眠已愈。

按语：

失眠是一种常见的睡眠障碍，归属于中医“不寐”范畴。主要表现为睡眠时间短、深度不足，轻者入睡困难，或寐而不酣，时醒时寐，或醒后不能再寐，重者则彻夜不寐。黄连温胆汤出自《六因条辨》卷上，由温胆汤去大枣加黄连而成。基础方为二陈汤，二陈汤燥湿化痰、理气和中，加竹茹、枳实温胆，主治“大病后，虚烦不得眠，此胆寒故也”。方中黄连味苦寒，入心、脾、胃、大肠经，清热泻火，清化痰热，清心开窍，善清中焦湿热。半夏、竹茹入脾、胃经，加之竹茹入胆经，二者合用，化痰和胃，清胆止呕除烦。黄连、半夏一苦一辛，辛开苦降，调气机，调脾胃，一温一寒，寒温并行，清热而不寒凝，此药可清热燥湿祛痰，调畅气机。陈皮理气和胃，燥湿化痰，枳实降气导滞化痰，有“治痰先治气，气顺痰自消”之功。茯苓健脾利湿，以杜绝生痰之源。生姜、大枣调和脾胃。甘草益气和中，调和诸药。

该患者平时性格急躁，喜食肥甘厚腻食物，喜辛辣刺激食物，尤喜火锅。长期进食肥甘厚腻以损伤脾胃，致使脾胃虚弱，加之辛辣刺激食物，其性本热，加之继赴湿热之地，以至于湿热内蕴，上扰心神而出现失眠、梦多、心烦，口干、口苦等症状。治以黄连温胆汤加减，以清化痰热、和中安神。同时嘱患者清淡饮食，改变生活习惯，从源头解决湿热形成之因。

痴呆案

初诊：

张某某，女，72岁。

初诊时间：2022年12月。

主诉：记忆力下降2年。

现病史：患者诉2年前无明显诱因开始出现记忆力下降，反应迟钝，动作笨拙，家属诉其时有神志不清、胡言乱语，偶不识人。伴反复头部刺痛，肢体麻木感，夜寐欠安，多梦易惊，于神经内科查颅脑MRI提示脑白质脱髓鞘脑改变、脑萎缩，根据量表评分及相关检查诊断为阿尔茨海默病，予美金刚等药物治疗后效果不佳。既往无高血压、糖尿病、脑卒中等病史。

刻下症：记忆力下降，时神志不清、胡言乱语，伴夜寐欠安，伴头部刺痛、肢体麻木感。舌质暗红，舌苔白稍厚，舌下脉络曲张青紫，脉弦细。

西医诊断：阿尔茨海默病。

中医诊断：痴呆（瘀阻脑络，心神失养）。

治法：活血通窍，养心安神。

处方：通窍活血汤合安神定志汤加减。

川芎9g、赤芍9g、桃仁9g、红花9g、龙齿15g（先煎）、石菖蒲10g、炙远志15g、党参20g、茯神20g、益智仁10g、肉苁蓉20g、茯苓10g、大枣6g、甘草6g。

共15剂，每日1剂，分2次温服。

二诊：

患者诉夜间睡眠较前改善，头痛、肢体麻木感较前缓解，神志不清发作次数较前减少。舌质稍暗，舌苔薄白，脉弦细。

患者服药后症状改善，遂继守前方缓缓图之。

按语：

老年痴呆主要表现为学习能力、记忆力、语言表达力、执行能力等各方面的认知功能受损，甚至伴有精神异常、人格改变等，可分为阿尔茨海默病和血管性痴呆等，常见于老年人群。阿尔茨海默病痴呆的临床治疗效果不佳，伴随着患者的颅脑海马、皮层等结构的渐进性萎缩，病症逐渐加重。中医学中早有类似痴呆的病名的记载，如杨继洲《针灸大成》中就载有病名“呆痴”“痴呆”“愚笨”；《景岳全书》中亦记载有痴呆的病机分析，如“痴呆证，凡平素无痰，而或以郁结，或以不遂，或以思虑，或以惊恐而渐致痴呆”。现代将阿尔茨海默病痴呆证候分型归纳为髓海不足证、脾肾两虚证、气血亏虚证、痰浊蒙窍证、肝阳上亢证、瘀阻脑络证等。一般认为在疾病早期，多因脾肾亏虚，逐渐出现髓海空虚，或同时引起气血渐亏，进而疾病进展，出现痰浊、瘀血等病理产物，表现为瘀阻脑络、痰浊蒙窍等病机特点。最后随着病程日长，脏腑衰败，出现形神俱衰之象。故而在治疗上，应根据不同病程阶段、症候特点辨证施治。同时阿尔茨海默病患者常合并有失眠，因前者大脑前叶病变部位正与大脑睡眠调节相关区域密切相关，故两者常互相影响，故在这类患者治疗中，可兼施健脾安神之力。

本例患者为72岁老年女性，因反复健忘2年就诊，表现为记忆力下降，时神志不清、胡言乱语，伴夜寐难安，伴头部刺痛、肢体麻木感。舌质暗红，舌苔白稍厚，舌下脉络迂曲青紫，脉弦细。诊断为痴呆，辨证为瘀阻脑络，以通窍活血汤合安神定志汤加减。方中桃仁破血行滞润燥；红花辛散温通，活血祛瘀；赤芍辛行苦泄，活血祛瘀；川芎辛温行气，助血行而瘀散，同时携诸活血之品上行头目以散头窍瘀血，缓其疼痛。再以党参、茯苓健脾益气，养心安神；茯神、龙齿重镇安神；石菖蒲芳香开窍，醒神益智，远志祛痰开窍，安神益智；益智仁暖肾温脾，肉苁蓉助阳补肾。全方以活血通窍为主治，兼顾化痰开窍、补益脾肾、养心安神，既改善瘀血痰浊之标，也兼顾脾肾亏虚之本，标本兼顾之法使患者髓海缓充，神机渐复。

下肢水肿案

初诊：

舒某某，女，80岁。

主诉：双下肢肿痛8个月。

现病史：患者8个月前无明显诱因出现双下肢水肿疼痛，逐渐加重，伴有咳嗽、咳痰、白色泡沫痰，时有胸闷、胸痛以及心悸症状。近期出现双下肢肿痛加重，伴有口干，大便干结以及口苦症状。彩超提示双侧髂动脉、股动脉、腘动脉、胫前动脉、胫后动脉内膜毛糙并双侧股动脉、腘动脉斑块。既往有高血压心脏病病史及泌尿系统疾病病史。

刻下症：双下肢肿痛，双下肢重度凹陷性水肿，大便多日未解，食欲差、口干、口苦，胸闷，咳痰、咳痰，痰黄白相兼，小便少，小便黄。

查体：舌质暗红，舌苔黄厚腻，脉滑。

西医诊断：高血压心脏病。

中医诊断：水肿（湿热内蕴）。

治法：清热利湿。

处方：三仁汤合二陈汤加减。

杏仁10g、薏苡仁30g、白豆蔻10g（后下）、厚朴15g、滑石20g（包煎）、淡竹叶15g、法半夏12g、茯苓20g、陈皮10g、黄芩10g、泽泻10g、虎杖30g。

3剂，每日1剂，分2次温服。

二诊：

患者诉服3剂药后双下肢水肿疼痛明显减轻，每日大便2次，量偏多，小便明显增多。舌质暗红，舌苔黄厚腻，脉滑。法半夏减量至 10g、黄芩减量至 8g，茯苓加至 25g。

杏仁 10g、薏苡仁 30g、白豆蔻 10g（后下）、厚朴 15g、滑石 20g（包煎）、淡竹叶 15g、法半夏 10g、茯苓 25g、陈皮 10g、黄芩 8g、泽泻 10g、虎杖 30g。

6 剂，每日 1 剂，分 2 次温服。

患者服完 6 剂后，双下肢水肿及口干、口苦症状消失，大小便恢复至正常。

按语：

三仁汤出自《温病条辨》，由杏仁、白豆蔻、薏苡仁、法半夏、厚朴、滑石、淡竹叶、通草组成。杏仁苦辛，止咳化痰平喘，下气开痹，宣通肺气，肺气得通，湿亦可化，轻开肺气以宣上；白蔻仁芳香苦辛，行气宽中化湿以畅中；薏苡仁甘淡渗利，健脾利湿以渗下，三仁合用，三焦分消。法半夏、厚朴辛开苦降，化湿行气，散满消痞。滑石、淡竹叶、通草甘寒淡渗，利湿清热。药用辛开苦降淡渗以宣上、畅中、渗下，使湿热之邪从三焦分消，调畅三焦气机。诸药合用，可使湿热之邪分消，各症得除。

该患者辨证为湿热内蕴，湿热郁于上焦，则口干、口苦，胸闷；湿热郁于中焦，则纳呆，舌苔黄腻厚，脉滑；湿热郁于下焦，则下肢水肿、小便黄。故选用三仁汤以宣上、畅中、渗下，使气畅湿行，“通则不痛”而诸症自除。脾为生痰之源，肺为贮痰之器，湿热内蕴则脾失健运，聚湿生痰，痰湿犯肺则导致咳嗽痰多、胸闷。半夏燥湿化痰，陈皮理气燥湿化痰，理气可使气顺则痰消。患者有胸闷、咳痰症状，符合二陈汤方证。因木通缺药而改为泽泻，加黄芩清热燥湿，虎杖清热利湿通便。

心悸案

心悸案一

初诊：

彭某某，女，50岁。

主诉：心悸1月余。

现病史：患者1月前无明显诱因出现心悸，劳累后加重，伴有乏力，容易受惊。2023年10月14日来我院中医科就诊。动态心电图示：窦性心律、偶发房性期前收缩，短阵房性心动过速、偶发室性期前收缩。既往有胆囊切除、颈椎病史。

刻下症：心悸、伴乏力、头晕，活动后或劳累后加重，睡眠一般，纳可，大小便正常。

查体：舌质稍暗，舌体胖，舌边有齿痕，舌苔薄黄，脉细滑稍数。

西医诊断：心律失常。

中医诊断：心悸（阴阳两虚）。

治法：滋阴养血、益气温阳、复脉定悸。

处方：炙甘草汤加减。

炙甘草15g、火麻仁30g、阿胶粉10g（粉冲）、甘松3g、生地黄15g、红景天10g、红参片（粉冲）4g、煅紫石英15g（先煎）、柏子仁15g、天麻15g、粉葛根30g、石决明（先煎）20g。

14剂，每日1剂，水煎服，分2次温服。

二诊：

患者诉服药后心悸、心慌，头晕、乏力均有改善，但劳作后仍有心悸，容易焦虑。原方甘松加至 5g，加用玫瑰花 15g、合欢皮 15g。

7 剂，每日 1 剂，水煎服，分 2 次温服。

三诊：

患者未诉心悸、心慌，劳作后偶发。继续服药巩固。

按语：

心律失常属中医“心悸”范畴，《诸病源候论》言：“心藏神而主血脉。虚劳损伤血脉，致令心气不足，因而邪气所乘，则使惊而悸动不定。”故禀赋不足，素体虚弱，或久病失养，劳欲过度，气血阴阳亏虚，以致心脉受损，发为心悸。本案予炙甘草汤加减治疗，如《圣济经》所言：“津液散为枯，五脏痿弱，营卫涸流，湿剂所以润之。麻仁、阿胶、地黄之甘，润经益血，复脉通阳也。”此方以炙甘草为君，能补中气之虚，故以为君。患者舌体胖大、边有齿痕，提示脾虚致气不足，以红参益气以健脾，益心复脉；气虚日久易致血瘀，故舌稍暗，加用红景天益气活血；煅紫石英镇心安神，天麻入肝经，能平抑肝阳；心悸患者平素心虚胆怯突遇惊恐或情绪不佳，忤犯心神，不能自主而心悸，故加用甘松开郁行气，加用玫瑰花、合欢皮宁心解郁。曹教授常嘱患者应保持精神乐观，情绪稳定，积极配合，坚持治疗，坚定信心，有助于康复。生活中应避免惊恐刺激及忧思恼怒等。

心悸案二

初诊：

翟某某，女，40岁。

主诉：心悸1年。

现病史：患者1年前无明显诱因出现心悸、阵发性发作。2023年1月14日来我院中医科就诊。动态心电图示窦性心律、偶发高位室性期前收缩、心律变异性正常范围。

刻下症：心悸、阵发性发作，活动后或劳累后明显，伴有胸闷、乏力，睡眠差，容易惊醒，大便偏干，小便正常。

查体：形体消瘦，舌质暗红，舌边有齿痕，舌面有裂纹，舌苔薄白，脉弦细稍数。

西医诊断：心律失常。

中医诊断：心悸（心脉失养）。

治法：补血养心、益气安神。

处方：炙甘草汤加减。

炙甘草10g、党参20g、生地黄15g、桂枝6g、麦冬20g、大枣10g、火麻仁30g、甘松2g、煅紫石英15g（先煎）、红景天15g、红参片5g（粉冲）、阿胶粉10g（粉冲）、蜜远志15g、柏子仁15g。

15剂，每日1剂，分2次温服。

二诊：

用药后心悸症状改善明显。舌质暗红，舌边有齿痕，舌面有裂纹，舌苔薄白，脉弦细稍数。中药守上方加丹参。

炙甘草10g、党参20g、生地黄15g、桂枝6g、麦冬20g、大枣10g、火麻仁30g、甘松2g、煅紫石英15g（先煎）、红景天15g、红参片5g（粉冲）、阿胶粉10g（粉冲）、蜜远志15g、柏子仁15g、丹参15g。

15剂，每日1剂，分2次温服。

三诊：

服药1月后症状基本症除，舌质暗红，舌边有齿痕，舌面裂纹，舌苔薄白，脉弦细。去丹参加郁金

炙甘草10g、党参20g、生地黄15g、桂枝6g、麦冬20g、大枣10g、火麻仁30g、甘松2g、煅紫石英15g（先煎）、红景天15g、红参片5g（粉冲）、阿胶粉10g（粉冲）、蜜远志15g、柏子仁15g、郁金10g。

15剂，每日1剂，分2次温服。

按语：

心律失常属“心悸”范畴。炙甘草汤出自《伤寒论》，具有止悸复脉、滋阴养血、益气温阳等功效，是治疗心悸的特效药方。方中君药为炙甘草，具有缓急养心、益气甘温等功效；麦冬、生地、阿胶、麻仁为臣药，可起到滋阴养血功效，并资生化之源；大枣、党参为使药，可发挥健脾益气、养心补血等功效；生姜、桂枝为佐药，能温心阳通血脉。加煅紫石英、红景天、红参、阿胶粉、蜜远志、柏子仁益气养血、安神。血虚心脉失养，则心悸，气虚鼓动无力，则脉细，阴血亏虚则四肢失于荣养，虚羸乏力，劳累后加重，虚火上炎则虚烦不眠，心虚胆怯则容易受惊，舌面有裂纹、舌苔薄白、脉弦细稍数亦是阴虚不足、心脉失养之表现。故予以炙甘草汤补血养心、益气安神。加煅紫石英、红景天、红参片、阿胶粉、蜜远志、柏子仁，加强益气养血、镇心安神之效；加甘松、丹参理气醒脾，活血化瘀。多药联用，既能甘润，又能辛燥，滋而不腻、温而不燥，补心血、益心气，理气化瘀，促使机体气血充沛、脉始复常、经脉畅通，让心悸、胸闷等临床症状快速消失。

胸痹案

初诊：

刘某某，男性，51 岁。

主诉：冠心病 20 年，胸闷反复发作 1 周。

现病史：患者 20 年前因胸闷于当地就诊，心电图提示陈旧性前壁心肌梗死，冠脉造影检查提示多支病变，行冠脉搭桥术。长期规律口服阿司匹林、他汀、单硝酸异山梨酯等药物治疗。近 1 周无明显诱因胸闷反复发作，有咽部发紧感，甚则喘息，乏力、畏寒，食欲尚可、睡眠佳，大便日一行，颜色性状均无明显异常。

刻下症：胸闷反复发作，咽部发紧感，甚则喘息，乏力、畏寒，食欲尚可、睡眠佳，大便日一行，颜色性状均无明显异常。

查体：血压 125/58mmHg，心尖部可闻及吹风样杂音，下肢皮温变低，足背动脉搏动未触及。舌暗红，舌苔薄白，脉沉细。

西医诊断：陈旧性心肌梗死，冠状动脉搭桥术后。

中医诊断：胸痹（气阴两虚、痰瘀互结）。

治法：益气养阴、活血通络。

处方：生地 20g，炙黄芪 30g，党参 20g，葛根 15g，水蛭 6g，肉苁蓉 30g，当归 30g，鸡血藤 15g，茯苓 15g，山茱萸 18g，丹参 15g，熟地黄 15g，山药 15g。

7 剂，每日 1 剂，水煎温服。

二诊：

患者服用中药后胸闷、喘息较前次数减少，乏力稍有改善，食欲尚可，大便每日 2 ～ 3 次。继续上方加减用药，复诊持续 2 年余，症状基本稳定。

按语：

本患者胸闷反复发作，中医病属胸痹范畴。患者为老年男性，肝肾素亏，且消渴日久，气阴亏虚，心脉失养。复因消渴日久，血脉虚涩，血停为瘀，痰瘀互阻，不通则痛，发为胸痹心痛。胸痹心痛中医病机多认为为本虚标实。本虚有气血阴阳之别，标实多归于痰浊、气滞、血瘀。故治疗常以温阳、补气、益气养阴、活血通脉、散寒、化痰行气为法。本例患者气阴两虚、痰瘀互结，故以益气养阴、活血通络为法，予以六味地黄丸加减治疗。曹教授认为冠心病日久，中医病机多为本虚标实之证。本虚证中，气阴亏虚、心气衰弱、心阴不足、心阳不振是常见证型，注意辨证施治。

第三章
肝胆脾胃肠病证医案

呃逆案

呃逆案一

饶某某，女，58岁。

主诉：呃逆半年。

现病史：患者半年前无明显诱因出现呃逆，伴有咽喉部不适感，进食后腹胀，伴有腹部阵发性疼痛不适，稍感恶心，无呕吐以及腹泻等症状。服用多种质子泵抑制药、针灸以及促进胃动力药物均无明显改善。

刻下症：呃逆，呈持续性，伴有咽喉部不适感，进食后腹胀，伴有腹部阵发性疼痛不适，稍感恶心、焦躁不安，口苦，大便不畅，小便正常。

查体：舌质稍暗红，舌苔薄黄，脉弦滑。

西医诊断：呃逆。

中医诊断：呃逆（肝郁气滞，胃气上逆）。

治法：疏肝理气、降逆止呃，理气止痛。

处方：四逆散和金铃子散加减。

柴胡 10g、白芍 25g、枳壳 15g、枳实 15g、炙甘草 10g、炒川楝子 15g、延胡索 15g、乌药 10g、柿蒂 10g、木香 10g、旋覆花 15g（布包）、槟榔 15g、沉香（后下）6g、代赭石（先煎）20g、法半夏 10g。

5 剂，每日 1 剂，水煎服，每日 2 次。

复诊时患者诉服用药物 3 剂后呃逆症状消失，无腹痛以及腹胀症状。

按语：

患者呃逆日久，伴有口干、烦躁不安，舌质暗红，病位涉及肝脾。肝为将军之官，主疏泄，喜条达舒畅，调畅气机、调节情志、协助运化。脾升胃降则升清降浊，水谷精微得以输送全身营养脏腑，饮食糟粕得以下入膀胱肠道排到体外。若气机阻滞运化失常，则机体消化功能发生障碍，胃失和降则出现呃逆、腹胀、腹痛。四逆散一方出自《伤寒论·辨少阴病脉证并治》，原文为："少阴病，四逆，其人或咳，或悸，或小便不利，或腹中痛，或泻利下重者，四逆散主之。"该方由柴胡、白芍、枳实、甘草四味药组成。柴胡入肝胆经，疏肝解郁，升举阳气，透邪外出；白芍养血柔肝敛阴与柴胡相配，一气一血，一散一收，使柴胡升散而无耗伤阴血之弊，使气血调和；枳实行气消滞解郁，与柴胡为伍，一升一降，调畅气机，并奏升清降浊之效；枳实与芍药相配，行气活血，气血并治；甘草调和诸药，益脾和中。金铃子散由川楝子和延胡索组成，川楝子疏肝气、泻肝火；延胡索可行气、活血、止痛。加乌药、沉香、木香、槟榔理气止痛，柿蒂、旋覆花、代赭石、法半夏降逆止呃。全方共奏疏肝理气、降逆止呃、理气止痛之效。

呃逆案二

初诊：

戴某某，男，1950年出生。

主诉：呃逆7天。

现病史：患者诉7天前无明显诱因开始出现呃逆，持续性发作，因呃逆而整晚不能入睡，伴有腹部胀满，按之轻微疼痛不适，大便7日未解，偶有反酸，无呕吐，无心悸胸闷。曾在当地行电子胃肠镜检查，未见明显异常。予以中药、针灸、穴位注射以及多潘立酮、乳果糖、开塞露以及护胃等多种药物治疗后呃逆症状持续存在。既往有高血压、脑梗死及便秘病史。

刻下症：呃逆，持续性发作，伴有腹部胀满，反酸，食欲差，乏力，便秘、小便少，口干、口不苦，但欲漱水不欲咽。

查体：舌淡红，舌苔白厚腻、中有齿痕，脉弦滑数。

西医诊断：膈肌痉挛。

中医诊断：呃逆（胃气上逆），便秘（腑气不通）。

治法：降逆止呃、理气通便。

处方：1. 加味五磨饮子、大承气汤加减。

槟榔15g、乌药10g、沉香4g（后下）、檀香4g（后下）、降香6g（后下）、枳实15g、木香10g、虎杖30g、莱菔子30g、大黄10g（后下）、郁李仁30g、火麻仁30g、玄明粉6g（冲服）、柿蒂15g。

3剂，每日1剂，分2次温服。

2. 甘油灌肠剂1支，纳肛，立刻。

3. 针灸：内关、合谷、攒竹及足三里。

二诊：

患者诉下午使用甘油灌肠剂 1 支以及服用中药 1 次后解出大便 1 次，腹胀稍减轻，但整晚呃逆。晨起后再次服用中药 1 次，解大便 2 次，呃逆以及腹胀症状消失，食欲恢复。患者口干、口不苦，但欲漱水不欲咽，舌淡红、苔白厚腻、中有齿痕，脉弦滑。中药去玄明粉以及柿蒂，大黄改为 8g。

槟榔 15g、乌药 10g、沉香 4g（后下）、檀香 4g（后下）、降香 6g（后下）、枳实 15g、木香 10g、虎杖 30g、莱菔子 30g、大黄 8g、厚朴 10g、郁李仁 30g、火麻仁 30g。

3 剂，每日 1 剂，分 2 次温服。

三诊：

患者服药后口干症状消失，无呃逆。腹胀症状。随访 3 月呃逆未再复发。

按语：

呃逆是膈肌不自主的间歇性收缩运动，致使空气突然被吸入呼吸道内，声带闭合，产生的一种声音。呃逆以气逆上冲，喉间呃呃连声，声短而频，令人不能自制为主症。其病因多为饮食不节，过食生冷，寒袭于胃，寒邪阻遏，肺胃之气失降，或过食辛辣，均可使胃失和降，气逆于上而生呃逆。本例患者近期有急性脑梗病史，有便秘病史，无明显诱因，出现呃逆，口干、口不苦，舌淡红、舌苔白厚腻、舌边有齿痕，脉弦滑。考虑为胃气上逆，腑气不通。根据急则治其标的原则，立即予以甘油灌肠剂 1 支，纳肛以通腑气。予以加味五磨饮子合大承气汤降逆止呃以及理气通便。加味五磨饮子是治疗消化系统疾病的常用方，由药用槟榔、枳实、广木香、乌药、沉香、檀香、厚朴、炒莱菔子、厚朴、玄胡、虎杖等组成。方中沉香、槟榔、炒莱菔子、厚朴降气，檀香、乌药、玄胡理气，木香行气，枳实破气，虎杖泄浊，加用郁李仁、火麻仁润肠，玄明粉泻热，柿蒂降逆止呃。同时针刺内关、合谷、攒竹及足三里，具有宽中理气之功，能缩短病程。

饮证案

初诊：

曾某某，男，66岁

主诉：流涎半年。

现病史：患者半年前在全麻下行胃大部分切除术，术后病理诊断为胃体腺癌，术后出现流涎，伴有胃脘部灼热感，当地予以抑酸护胃、促进胃动力西药以及中药半夏泻心汤加减后流涎以及胃脘部灼热感持续存在，主要流清水样痰涎伴有反酸、腹胀、食欲差，乏力。外院电子胃镜提示反流性食管炎，胃切除术后。幽门螺杆菌阳性。

刻下症：流清水样痰涎、胃脘部灼热感，反酸、腹胀、食欲差，乏力，无恶心、无腹痛症状，无自汗、盗汗，无怕风怕冷，大便偏稀，小便正常。

查体：舌质淡红，舌苔薄白，脉弦滑。

西医诊断：反流性食管炎，胃癌切除术后，幽门螺杆菌感染。

中医诊断：饮证（脾胃虚寒）。

治法：温胃散寒。

处方：理中丸和苓桂术甘汤加减。

党参15g、炒白术12g、干姜8g、炙甘草10g、茯苓20g、桂枝10g。

3剂，每日1剂，分2次温服。

二诊：

患者反酸以及流涎症状减轻，但腹胀、食欲差、乏力仍存在，伴有烧心，舌质淡红，舌苔薄白，脉弦滑。去桂枝，加藿香、佩兰、香橼皮、厚朴、海螵蛸、豆蔻以及砂仁。

党参 20g、炒白术 15g、干姜 8g、炙甘草 15g、茯苓 15g、人参 8g、佩兰 15g、藿香 15g、香橼皮 15g、厚朴 15g、海螵蛸 15g、豆蔻 10g、砂仁 10g（后下）。

3 剂，每日 1 剂，分 2 次温服。

三诊：

服药后反酸、流涎症状加重、乏力以及腹胀症状好转，舌质淡红，舌苔薄，脉弦滑。

继续予以理中丸和苓桂术甘汤。

党参 15g、炒白术 12g、干姜 10g、炙甘草 10g、茯苓 20g、桂枝 6g。3 剂，每日 1 剂，分 2 次温服。

四诊：

反酸、流涎消失，乏力以及腹胀症状明显好转。

中药守上方继进 6 剂。患者病愈出院。

按语：

《伤寒论》曰："大病瘥后，喜唾久不了了，胸上有寒，当以丸药温之，宜理中丸。"理中丸由白术、干姜、党参、甘草等成分组成，其中党参能够补中益气，干姜可扶阳抑阴，白术可燥湿健脾，炙甘草可调和诸药。加茯苓以淡渗利水，加桂枝温通利水成苓桂术甘汤，温阳利水。全方具有温阳祛寒、益气健脾、温阳利水的作用。该患者为大病愈后，久病，脾气虚弱，中气不足，脾虚生湿，水湿内停，停蓄为饮。脾气虚之极致脾阳虚弱，虚而不摄则喜唾，以理中法温暖中阳，津液自化。痰阻蕴脾，使气血运化无力。

腹胀案

初诊：

张某某，男，40 岁。

主诉：腹胀半年。

现病史：患者半年前无明显诱因出现腹胀，进食有加重，时有腹痛。曾服中药（具体不详），后症状持续存在。近期行电子胃镜检查提示浅表性胃炎。病理提示肠化生。分型为大肠化生。今为求医治疗而就诊。

刻下症：腹胀，进食有加重，时有腹痛，矢气少，纳差、矢气后腹胀减轻，伴有烧心、口干，无口苦、恶心及呕吐等症状，二便平。

查体：舌质暗红，舌体偏胖，舌边有齿痕，舌苔薄黄白相兼，脉细弦。

西医诊断：慢性胃炎，肠化生。

中医诊断：胃痞（中焦气滞，气阴两虚，毒损胃络）。

治法：理气止痛，益气养阴，解毒散结。

处方：五磨饮子加减。

槟榔 15g、枳实 15g、木香 10g、乌药 10g、沉香 5g（后下）、荷叶 15g、太子参 30g、石斛 20g、北沙参 30g、白芍 20g、肿节风 15g、白花蛇舌草 15g、山慈姑 10g、红豆杉 6g、川楝子 15g、香橼皮 15g。

60 剂，每日 1 剂，分 2 次温服

二诊：

腹胀改善，时有腹痛、矢气少，无烧心症状，中药守上方去荷叶加降香以及檀香。

槟榔 15g、枳实 15g、木香 10g、乌药 10g、沉香 5g（后下）、太子参

30g、石斛 20g、北沙参 30g、白芍 20g、肿节风 15g、白花蛇舌草 15g、山慈姑 10g。红豆杉 6g、川楝子 15g、香橼皮 15g、降香 10g（后下）、檀香 6g（后下）。

60 剂，每日 1 剂，分 2 次温服。

三诊：

患者进食后稍有腹胀，食欲偏差，时有呃逆，无明显口干，去北沙参，加鸡内金、焦山楂及柿蒂。

槟榔 15g、枳实 15g、木香 10g、乌药 10g、沉香 5g（后下）、太子参 30g、石斛 20g、白芍 20g、肿节风 15g、白花蛇舌草 15g、山慈姑 10g。红豆杉 6g、川楝子 15g、香橼皮 15g、降香 10g（后下）、檀香 6g（后下）、鸡内金 10g、焦山楂 30g、柿蒂 10g。

60 剂，每日 1 剂，分 2 次温服

服药结束后复查电子胃镜提示慢性非萎缩性胃炎。病理提示胃黏膜轻度慢性炎。

按语：

胃黏膜肠上皮化生是损伤的胃黏膜上皮中肠型上皮取代了原有的腺体结构的一种病理改变，是常见的胃癌前病变，是防治胃癌的关键阶段。西医治疗方式主要有根除幽门螺杆菌、抑酸、保护胃黏膜、干预胆汁反流、改善胃动力等，疗效欠佳。中医药在肠上皮化生治疗方面具有一定的优势。

《内经》中提到“邪之所凑，其气必虚”。《景岳全书》中指出：“气血不虚则不滞，虚则无有不滞也。”气滞则升清降浊功能失常，邪蕴日久而成毒，蕴毒于胃，病理则可见癌前病变之肠上皮化生。本病属于本虚标实。此患者腹胀、腹痛，矢气少、烧心，伴有口干，舌质暗红，舌体偏胖，舌边有齿痕，舌苔薄黄白相兼，脉细弦。辨证为气阴两虚、中焦气滞，毒损胃络。治疗时腹胀明显，矢气少，腹痛以气滞之标实为主要表现。故治疗宜以五磨饮子加香橼皮、川楝子理气止痛为主。患者素体阴虚，嗜食辛辣食物，阴液耗伤，损及胃腑，胃阴不足致胃络失于濡养而出现口干，舌质裂纹。予以太子参、北沙参、石斛益气生津，白芍柔肝滋阴以濡养胃之津液。加用肿节风、白花蛇舌草、山慈姑、红豆杉散结解毒。荷叶散瘀解热，是治疗烧心的经验用药。二诊，患者仍有腹胀、腹痛，无烧心。故去荷叶加降香以及檀香加强理气止痛之效。三诊，患者食欲欠佳，伴有呃逆，口干不明显。故去益气养阴之北沙参，加鸡内金、焦山楂及柿蒂消食健胃，降逆止呃。中药加减治疗半年。肠上皮化生得以逆转。嘱患者改变饮食习惯，少食辛辣刺激食物，规律饮食生活，定期复查。

胃痞案

胃痞案一

初诊:

患者付某，男，65 岁。

主诉：反复反酸 2 年余。

现病史：患者 2 年前无明显诱因开始出现反酸，多于空腹时出现，晨起常胃脘部胀闷不舒，伴干呕，进食后胃部有嘈杂感，症状可持续约半小时后才能缓解，怕冷喜热饮，进食生冷食物或腹部受凉后症状加重，遇情志不舒时症状加重，食欲尚可，大便干结，2 日行 1 次。既往 2021 年于外院查胃镜提示：慢性非萎缩性胃炎伴胃糜烂。

刻下症：反复空腹时反酸，晨起胃脘部胀闷不舒，进食后胃部有嘈杂感，进食生冷食物或遇情志不舒时症状加重，大便干结，小便正常。舌质淡红，舌体稍胖，舌面有裂纹，舌苔薄白，脉细弦。

西医诊断：慢性非萎缩性胃炎。

中医诊断：胃痞（脾虚气滞）。

治法：理气健脾。

处方：四逆散加减。

柴胡 10g、枳壳 15g、白芍 25g、炙甘草 10g、川楝子 15g、法半夏 10g、柿蒂 10g、瓦楞子 10g（先煎）、乌药 10g、厚朴 15g、白术 15g、虎杖 20g、木香 10g。

5 剂，每日 1 剂，水煎服每日 2 次。

二诊：

患者诉用药后病情好转，反酸减轻，胃胀改善，大便软畅，日行 1 次。舌质淡红，舌体稍胖，舌面有裂纹，舌苔薄白，脉细弦。继续用前方，去虎杖。同时嘱患者劳逸适度，顺应四时，保持精神乐观，心胸开阔。

处方：柴胡 10g、枳壳 15g、白芍 25g、炙甘草 10g、川楝子 15g、法半夏 10g、柿蒂 10g、瓦楞子 10g（先煎）、乌药 10g、厚朴 15g、白术 15g、木香 10g。

按语：

慢性胃炎病程较长，属胃痞病范畴，脏腑辨证以脾胃为主，同时与肝、肾、大肠相关。《临证指南医案》华岫云注言：“所谓胃宜降则和者，非用辛开苦降，亦非苦寒下夺，以损胃气，不过甘平，或甘凉濡润，以养胃阴，则津液来复，使之通降而已矣。此义即宗《内经》所谓六腑者传化物而不藏，以通为用之理也。”胃腑以通为用，治宜调其气机升降畅通。故治疗应从理气着手。肝主疏泄，具有调畅气机、调畅情志、调节胆汁分泌等生理功能，与脾胃运化水谷功能密切相关，可助脾气升清、胃受纳腐熟，同时也与大肠传导之功互相影响。

四逆散虽最早被用于治疗四肢逆冷、心悸、咳喘、小便不利、腹中痛等症状，但其核心功效在于调和肝脾。柴胡舒畅肝气；枳实消积导滞；白芍酸甘化阴，缓肝理脾；甘草甘缓和中。其中柴胡和白芍一辛散一酸收，是疏肝补脾的药对，且白芍又可缓枳实之力以免其破气伤血。方中川楝子、木香、乌药理气健脾温中，厚朴、虎杖下气通腑，柿蒂、法半夏降逆止呕，瓦楞子制酸和胃，白术、炙甘草补气和中。

胃痞病与患者饮食起居、情志都有密切相关，在饮食方面，应主张节制，不应过饥食，不宜暴饮暴食，如《千金要方》所言：“不欲极饥而食，食不可过饱，不欲极渴而饮，饮不欲过多，饱食过多则结积聚，渴饮过多则成痰癖。”在情志方面，应“心安而不惧，形劳而不倦，气从以顺”，情绪息怒有节，“以恬愉为务，以自得为功”。

胃痞案二

初诊：

朱某某，女，52 岁。

初诊日期：2021 年 10 月 6 日。

主诉：腹胀痛 4 月。

现病史：患者 4 个月前无明显诱因出现腹痛、腹胀，进食后加重。胃镜检查示：非萎缩性胃炎；B 超示：子宫多发性小肌瘤；CT 示：左肺上叶 2mm ～ 2.5mm 小结节。既往史：宫颈锥切史。曾服用多种质子泵抑制剂等胃药后症状无缓解。

刻下症：腹痛、腹胀，进食后加重，大便溏薄、肠鸣亢进，口干。纳差，寐一般，小便正常。

查体：舌质暗红，舌苔黄稍厚，脉细弦。

西医诊断：非萎缩性胃炎。

中医诊断：胃痞（肝脾不和）。

治法：疏肝健脾、行气止痛。

处方：四逆散与五磨饮加减。

槟榔 15g、枳实 15g、乌药 10g、木香 10g、沉香 6g（后下）、柴胡 10g、白芍 25g、炒川楝子 15g、炙甘草 10g、延胡索 15g、枳壳 15g、降香 10g（后下）、莱菔子 30g、虎杖 15g、白豆蔻 10g（后下）、广藿香 15g（后下）。

7 剂，每日 1 剂，分 2 次温服。

二诊：

2021 年 10 月 16 日，用药后腹痛改善，仍大便日行数次。原方减莱菔子、虎杖，加用禹余粮 10g（先煎）、石榴皮 30g、砂仁 10g（后下）、炒白术 20g。7 剂，每日 1 剂，分 2 次温服。

三诊：

2021年10月30日，用药后大便正常，未诉明显腹痛，晨起有口苦。守原方加用黄芩10g、苍术15g、虎杖15g。

四诊：

患者诉腹胀改善，口苦减轻，大小便正常，余无特殊不适，继续服7剂而愈。

按语：

胃痞病又称为心下痞。病位以中焦为主。中焦是人体阴阳、气血、水火、气机升降的枢纽，当脾胃气虚或者饮食失调、过食生冷、情志抑郁时易出现此病症，临床上可表现为胃脘胀满不适、嗳气、反酸、腹胀，甚则腹痛。曹教授擅长用四逆散与五磨饮加减治疗本病。胃脘胀痛明显时可加用炒川楝子、延胡索行气止痛，恶心、纳差等湿困中焦时可加白豆蔻、广藿香、砂仁化湿醒脾，腹泻甚加禹余粮、石榴皮涩肠止泻，口苦加用黄芩、苍术清热除湿，腹胀腹痛时可加虎杖清热解毒，取通因通用之意。本案患者有腹部手术史，亦为其痞之重要原因，此即为曹教授在“痞之辨惑论”首提出的不内外因致痞论，补充并完善了痞证的病因病机。

胃痞案三

廖某，女，31岁。

主诉：腹痛伴体重进行性下降2月余。

现病史：患者于2020年1月出现腹痛，解黑便，伴有胸闷。因出现疲倦乏力，2月体重减轻约6公斤，在南昌大学第二附属医院住院诊疗，考虑胃癌，并予以胃大部切除术，术后常规予以化疗。

刻下症：腹胀，嗳气，疲倦乏力，精神尚可，大便秘结，每3～4日一行。

查体：舌质稍暗，舌苔黄，脉弦数。

西医诊断：胃癌术后。

中医诊断：胃痞（气滞血瘀）。

治法：消痞散结。

处方：五磨饮子合消瘰丸加减。

沉香末4g（冲服）、木香10g、槟榔15g、乌药10g、枳实15g、浙贝母15g、生牡蛎15g（先煎）、玄参10g、山慈姑10g、白花蛇舌草15g、藤梨根15g、夏枯草15g、鼠妇6g、党参30g。共15剂，每日1剂，分2次温服，建议连续加减用药服用5年，慎用或不用活血化瘀药。

按语：

食管癌、胃癌、肝癌、大肠癌、胰腺癌、胆管癌，阑尾癌等统称消化系统癌症。曹教授认为早期、有手术适应证者，宜尽早手术。术后在合理放化疗的基础上结合中医治疗，对于防治术后复发或转移具有显著的疗效。方中浙贝母苦辛微寒，善消痰散结，且兼开郁清热，为君药。夏枯草苦辛寒，辛以散结，可助贝母软坚散结，兼能清热，为臣药。玄参苦甘咸寒，可清降虚火，使液充火降则痰无由生，其咸能软坚，亦助君臣散结消瘰，为方中之佐药。夏枯草一则无牡蛎收敛之性，可防敛邪不愈；二则夏枯草消痰散结同时兼清热防癌毒。三药合用共奏消痰散结，泄浊解毒防癌之效。沉香、木香、槟榔降气；乌药理气，川木香行气，党参健脾益气。全方五磨饮子合消瘰丸加减，多用气药，以降气为主配合理气、行气，使浊气下行，气行则血行。理气药配乌药活血顺气，气血同调，病自愈。病证特征：消化系统癌症多由正气不足、气滞、瘀浊、邪毒等所致。气为血之帅，气行则血行，气滞则血瘀，气逆则血逆。临证上多以调气泄浊，消肿散结为法。

痞满案

痞满案一

初诊：

刘某，女，65 岁，江西省南昌市人。

主诉：反复上腹部隐痛 5 年余。

现病史：患者自述 5 年前开始每遇情志不舒、饮食过饱或感受寒邪后上腹部隐痛即会发作，伴有呃逆、大便不畅。奔波多家医院求治 7 年，经对症治疗后症状改善，继之发作。患者分别于 2014 年 1 月、2018 年 3 月、2021 年 3 月行胃镜检查，均提示非萎缩性胃炎、幽门螺杆菌阴性，腹部彩超胆囊、胰腺、肝脏均未见异常，全消化道钡餐、电子肠镜与全腹部 CT 扫描均未见异常，血常规、生化全套、肿瘤标志物、免疫相关检查、血淀粉酶、尿淀粉酶及大小便常规均正常。既往患者于 25 年前行结扎手术。

刻下症：患者自觉上腹部隐痛，疼痛部位不固定，伴有呃逆、痞满，腹中时肠鸣如雷，大便不畅，2 ～ 3 次 / 日，量少，小便正常。

查体：舌质暗红，舌体稍胖，舌边有齿痕，舌苔白微腻，脉弦涩。

西医诊断：术后肠粘连，慢性非萎缩性胃炎。

中医诊断：痞证（气滞血瘀）。

治法：调气，行血，泄浊。

处方：五磨饮子加减。

槟榔 12g、枳实 10g、广木香 10g、乌药 10g、沉香 4g（冲服）、檀香 4g（冲服）、降香 8g（冲服）、炒莱菔子 30g、厚朴 15g、玄胡 15g、神曲 20g、法半夏 15g。共 7 剂，每日 1 剂，分 2 次温服。

二诊：

患者治疗后上述症状不明显，嘱患者平素注意避免相关诱因，生活调护。随访 1 年，临床症状未有明显复发。

按语：

患者素体有气滞，气虚之基础，如稍有情志不舒，可致肝失疏泄，引起气血运行不畅，五脏六腑功能失调，从而加重。曹教授认为腹部手术患者容易出现大网膜粘连综合征，这与腹部手术导致机体气机紊乱相关。气以通为顺，气滞则血瘀；气滞则清气不升，浊气不降，清浊相干则出现腹胀、腹痛、便秘、腹泻、呃逆等症状。方中沉香、槟榔、炒莱菔子、厚朴降气，檀香、乌药、玄胡理气木香行气，枳实破气，神曲健脾和胃、消食调中。全方多用气药，以降气为主配合理气、行气、破气，使浊气下行，气行则血行。本方所选用的玄胡“行血中气滞，气中血滞”，配乌药活血顺气，气血同调，病自愈。如疼痛明显加蒲黄巧以布包煎、五灵脂，大便不畅加虎杖；便秘者加生大黄 10g（泡服）；湿困脾胃者加薏苡仁 30g、茯苓 15g 健脾渗湿；中气不足者加西党参 20g；肛门下坠者加升麻 10g。每日 1 剂分 2 次温服，共服 5 剂解患者所苦。

曹教授嘱腹部手术后患者应注意三件事六个问题，避免疾病反复发作。具体如下：避免受寒（注意腹部保暖，不进食冷饮），调畅情志（避免忧愁），饮食有节（建议七八分饱；细嚼慢咽；水果零食种类不宜过多；尽量少食不易消化食物如糯米、坚果类食品等）

痞满案二

初诊：

刘某，男，61岁。

主诉：反复腹痛8月余。

现病史：患者8月前在我院因胆囊结石行胆囊切除术，术后恢复良好，但时有上腹部隐痛，腹胀。2019年9月10日来我院中医科门诊就诊。患者自述于情绪变化、天气降温时，上腹部疼痛加重，伴有呃逆、腹胀、嗳气、大便稀溏，经过对症治疗后症状可缓解，但继之发作。电子胃镜提示非萎缩性胃炎、幽门螺杆菌阴性，电子结肠镜提示肠道未见明显异常；术后（2019年10月）复查腹部彩超提示胆囊缺如，胰腺，肝脏均未见异常，血常规+CRP，生化全套，肿瘤六项，大小便常规，血、尿淀粉酶，凝血功能，免疫六项均大致正常。

刻下症：患者上腹部疼痛，腹胀，嗳气，按之则舒，大便量少，3～4次/日。

查体：舌暗红苔白腻，脉弦滑。

西医诊断：术后大网膜粘连、非萎缩性胃炎、胆囊切除术后状态。

中医诊断：痞满（气滞血瘀，浊气不降）。

治法：调气，行血，泄浊。

处方：五磨饮子加减。

沉香末4g（冲服）、川木香10g、槟榔15g、乌药10g、枳实15g、檀香4g（冲服）、降香15g（冲服）、炒莱菔子30g、炒神曲20g、虎杖30g、玄胡10g。共6剂，每日1剂，分2次温服。

二诊：

服6剂后复诊，患者治疗后上述症状不明显，嘱患者平素注意避免上述诱因，生活调护。随访 1 年，临床症状稳定，未有明显复发。

按语：

术后肠粘连临床表现多有腹胀，腹痛，便秘，中医无此病名，大多可归属于“痞满”“聚证”“癥瘕”范畴。气滞、血瘀、浊阻为关键，术后生活方式不慎为诱因。曹教授认为临床运用调气，行血，泄浊法治疗收效显著。整体治疗上体现了审慎病机，标本兼治，攻补兼施，防治结合。临证以用五磨饮子为基础方治疗，药用沉香末 4g（冲服）、川木香 10g、槟榔 15g、乌药 10g、枳实 15g、檀香 4g（冲服）、降香 15g、炒莱菔子 30g、炒神曲 20g、虎杖 30g、玄胡 10g。方中沉香、槟榔、厚朴、炒莱菔子降气，檀香、乌药理气，川木香行气，枳实破气，炒神曲健脾和胃、消食和中，虎杖泄浊。本方以调气为主，通过降气、理气、破气、行气，使气行则血畅，浊阻可去。本方所选用的玄胡，“行血中气滞，气中血滞”，配乌药活血理气，气血同调，病苦自愈。便秘者加大黄 8 ～ 10g；泄泻者加用石榴皮 20 ～ 30g；腹痛者加用玄胡 15g，厚朴 15g；湿浊困脾者加薏苡仁 30g，每日 1 剂，分 2 ～ 3 次温服，5 ～ 7 剂即可缓解。

现代医学对此干预治疗手段虽多，但面临很多瓶颈，如治疗靶点不明确，药物副反应，疾病反复发作，手术后的肠粘连与大网膜粘连患者反复诉腹部隐痛，大便黏腻不爽，伴腹胀，嗳气，干呕，舌红苔薄黄，脉弦涩。术后肠粘连是腹腔、盆腔术后常见并发症之一，其发生率较高，其中的重症患者可进展为肠梗阻。如果病情得不到控制，迁延难愈，可进展为慢性腹痛甚至诱发不孕症，并增加相应部位再次手术的难度。

痞满案三

初诊：

王某，男，71 岁。

主诉：反复上腹部隐痛 2 年余。

现病史：患者上腹部隐痛 2 年余，曾多次做电子胃镜考虑慢性非萎缩性胃炎大肠上皮化生、幽门螺杆菌感染，曾多次口服相关西药（奥美拉唑，盐酸伊托必利，复方枸橼酸铋钾片等）、中成药（胃苏颗粒，胃复春颗粒等），症状无明显好转。就诊时患者症见：上腹部疼痛，腹胀，嗳气，按之则舒，大便量少且不成型，3 ～ 4 次 / 日。舌暗红苔白腻，脉弦滑。

西医诊断：慢性非萎缩性胃炎伴大肠上皮化生。

中医诊断：痞满（气滞血瘀，浊气不降）。

治法：调气，行血，泄浊。

处方：五磨饮子加减。

木香 15g、槟榔 20g、乌药 8g、枳实 10g，柴胡 8g，白芍 20g，甘草 10g，肿节风 15g，白花蛇舌草 15g，炒神曲 10g，沉香末 4g（冲服）、败酱草 15g。共 7 剂，每日 1 剂，水煎温服。

二诊：

患者服 7 剂后复诊，腹部隐痛显著缓解，嗳气减轻，大便成形，稍有干硬，每日 2 次。嘱患者继服上方 7 剂，日常生活中注意避免刺激性饮食，规律生活，避免感染，及时加减衣物，随访 3 月，临床疗效稳定，偶有饮食不规律后腹痛，余未诉特殊不适。

按语：

非萎缩性胃炎，胃黏膜大肠上皮化生往往临床症状不明显，仅在体检或胃脘不适时经电子胃镜及病理检查发现。曹教授认为临证表现多有胃脘嘈杂，灼热，食欲不振，嗳气，呃逆，腹胀。本方中选用沉香、槟榔降气，乌药理气，川木香行气，柴胡疏肝理气，白芍柔肝养阴，炒神曲健脾和胃、消食和中，虎杖泄浊，肿节风、白花蛇舌草、败酱草清热解毒。曹教授认为腹部隐痛与机体气机紊乱相关。气以通为顺，气滞则血瘀；气滞则清气不升，浊气不降，清浊相干出现腹胀、腹痛、便秘、腹泻、呃逆等症状。本方以调气为主，通过降气，理气、破气，行气，使气行则血畅，浊阻可去。对于萎缩性胃炎、幽门螺杆菌感染、大肠上皮化生等疾病现代医学治疗有限，生活中建议避免精神紧张，戒烟，适量限制饮酒，尽量不服用对胃有刺激的药物。饮食宜清淡，有节律，避免食用过酸、过辣、生冷及粗糙食物。

胃脘痛案

初诊：

刘某，女，26岁。

主诉：胃脘隐痛时作7年。

现病史：患者胃脘隐痛时作7年左右。经西医、中医多方治疗后胃脘隐痛时好时发。胃镜示：慢性胃炎伴胆汁反流。

刻下症：胃脘痛，进食后疼痛无缓解伴有腹胀，反酸，无口苦，小便正常，偶有便秘。

查体：舌质暗红，舌体偏胖，舌边有齿痕，舌苔薄黄，脉细弦。

西医诊断：慢性胃炎伴胆汁反流。

中医诊断：胃脘痛（肝脾气滞）。

治法：疏肝和胃，行气止痛。

处方：四逆散和金铃子散加减。

柴胡10g、白芍25g、炒川楝子15g、炙甘草10g、延胡索15g、枳壳15g、厚朴15g、炒六神曲20g、陈皮12g、降香10g（后下）。

7剂，每日1剂，水煎服，每日2次。

二诊：

药后胃脘隐痛减轻。继以原方加郁金12g、茵陈10g。

7剂，每日1剂，水煎服，每日2次。回访已愈

按语：

肝主疏泄，性喜条达，其经脉布胁肋，循少腹。若情志不遂，木失条达，则致肝气郁结，经气不利，故腹胀；肝气犯脾，则脘腹隐痛；脉弦为肝郁不舒之征。治宜遵《内经》“木郁达之”之旨，使用疏肝理气之法。方中取柴胡入肝胆经，升发阳气，疏肝解郁，透邪外出。白芍敛阴养血柔肝，与柴胡合用，以补养肝血，条达肝气。枳壳理气解郁，与白芍相配，又能理气和血，使气血调和。甘草调和诸药，益脾和中。炒川楝子、延胡索、降香行气止痛；加用厚朴、陈皮行气宽中；炒六神曲健脾和胃。加用郁金、茵陈疏肝利胆。

腹痛案

腹痛案一

初诊：

方某某，女，62岁。

主诉：腹痛7个月。

现病史：患者7个月前无明显诱因出现腹痛，以肚脐上隐痛为主，时为绞痛，曾多次在外院就诊，考虑克罗恩病，肠梗阻，予以抑酸、补液、抗感染等治疗后患者腹痛症状缓解。后再次出现腹痛，疼痛性质同前。体重近半年下降约5公斤。外院胃镜提示慢性浅表性胃炎。电子肠镜提示乙状结肠、直肠炎、溃疡性结肠炎待排。胶囊内镜提示回肠多发性溃疡，考虑克罗恩病。小肠运动障碍性疾病，假性小肠梗阻。

刻下症：腹痛，以肚脐上隐痛为主，时为绞痛，喜温喜按，伴有腹胀，进食后腹胀加重，矢气少，大便4日未解，无口干以及口苦，无发热以及便血，无里急后重，小便正常。

查体：腹平软，中上腹有压痛。舌质淡红，舌苔白，脉沉弦。

西医诊断：克罗恩病，直肠炎，慢性胃炎。

中医诊断：腹痛（脾胃虚寒兼气滞）。

治法：温中散寒，行气止痛。

处方：小建中汤和金铃子散加减。

桂枝10g、白芍20g、炙甘草10g、生姜8g、大枣10g、干姜6g、饴糖30g、川楝子15g、延胡索15g。

3剂，每日1剂，分2次温服。嘱进食清淡饮食。

二诊：

患者诉服用 1 剂药后腹痛大减，服用 2 剂后腹痛症状消失。后期因进食肉后再次出现腹痛 1 次，后继服上方 3 剂。随访 2 周未发腹痛。嘱其针对原发病规律用药治疗。

按语：

克罗恩病是一种慢性炎性肉芽肿性疾病，发病可累及全段消化道，呈现出黏膜节段性纵行线性溃疡改变。中医将其归为“腹痛”“肠澼”“泄泻”等范畴。目前该病的发病机制尚未明确。由于其病程长，临床症状复杂多样，目前无根治的特效药。中医在缓解临床症状、改善患者生活质量等方面有一定的疗效。

小建中汤出自《伤寒论》，由桂枝、白芍、生姜、大枣、炙甘草、饴糖组成。桂枝温经和营、温经通脉，芍药、甘草、缓急止痛，生姜温胃散寒，大枣补脾益气，炙甘草益气和中、调和诸药，饴糖温补中焦、缓急止痛。其中，饴糖配桂枝，辛甘化阳，温中焦而补脾虚；芍药配甘草，酸甘化阴，缓肝急而止腹痛。诸药合用，温中健脾、和胃止痛，通则不痛。该患者腹痛，喜温喜按，舌苔白，符合小建中汤方证。金铃子散方源自《素问病机气宜保命集》，由延胡索、川楝子两味中药组成，川楝子味苦，性寒，有泄热疏肝、行气镇痛功能；延胡索味辛、苦，性温，有活血行气镇痛功能。两药合用止痛，使气血能行能畅，通则不痛。小建中汤和金铃子散合用，可以同时解决不荣则痛以及不通则痛。

腹痛案二

初诊：

吴某，男，24岁。

主诉：腹痛4天。

现病史：患者4天前因暴饮暴食出现上腹剧烈疼痛入我院急诊科就诊，急查血清淀粉酶为350μ。CT示胰头周围4～5cm处影像模糊，诊断为急性胰腺炎而收入住院。治疗4天后因疼痛持续存在，至中医科就诊。

刻下症：面色萎黄，脘胁如刀割针刺样疼痛，腹胀欲吐，大便5天未解。

查体：舌苔黄厚腻，舌边尖红而有齿印，脉沉细。

西医诊断：急性胰腺炎。

中医诊断：脾心痛（湿热毒邪郁结于肝胆脾胃，升降失常）。

治法：清热解毒、疏肝利胆。

处方：五味消毒饮加减。

金银花、野菊花、天葵子各15g，蒲公英、紫花地丁各20g，炒山栀、黄芩、姜半夏各12g，生大黄、生甘草各6g，虎杖、金钱草、白芍各30g，柴胡9g，竹茹10g。

7剂，每日1剂，分2次温服。

二诊：

上方服至第5剂后，泻下黑绿色泥水样大便，此后数天症状迅速消失。复查B超示：胰头影像渐见清晰。后继用缓下、疏肝、健脾、养胃诸法辨证施治，2周后收效出院。嘱患者不要暴饮暴食、过食肥甘厚味及酗酒过度。随访2年余，未见复发。

按语：

急性胰腺炎中医称为“脾心痛”，其临床发病急，变化快，病情凶险，多由患者饮食不节、暴饮暴食或酗酒引起，若治疗不当，延误治疗，可形成慢性胰腺炎或胰腺囊肿，甚至造成死亡。本病湿热毒邪淤于肝胆，胃失和降，治宜清热解毒、疏肝利胆、和胃通腑。用五味消毒饮清热解毒，消散痈肿。炒山栀、黄芩、金钱草、柴胡、白芍疏肝利胆，姜半夏、竹茹和胃止呕，大黄、虎杖通腑。现代研究认为中药对于胰腺炎的治疗，能发挥多方面的作用，其中大黄、黄芩、白芍能抑制胰酶活性；大黄、银花、黄芩、紫花地丁、天葵子、蒲公英除具有抗菌作用外，还具有明显的抗内毒素作用。大黄能改善微循环，增加胰腺血液灌注量，还具有明显的抑制疼痛作用，柴胡具有利胰作用。诸药合用，共奏清热解毒、消肿散结、疏肝利胆、和胃通腑之功。

腹痛案三

初诊：

罗某某，女，49岁。

主诉：腹痛6年。

现病史：患者6年前无明显诱因出现腹痛，左下腹隐痛为主，喜温喜按，平时月经量偏多。曾予以多种中药以及中成药治疗后症状持续存在。血常规：血红蛋白82g/L。铁蛋白：3.4ng/mL。彩超提示子宫颈多发纳氏囊肿，双侧附件区未见明显异常。电子胃镜提示慢性胃炎。电子肠镜未见异常。

刻下症：腹痛，左下腹疼痛，隐痛为主，喜温喜按，每天均有发作，伴有乏力，活动后加重，时有心悸，无胸闷，平时月经量偏多，偏怕冷，无口干以及口苦，无自汗及盗汗，二便平。

查体：形体消瘦，面色苍白。舌质淡暗，舌苔薄白，脉细。

西医诊断：腹痛，缺铁性贫血，月经过多。

中医诊断：腹痛（中焦虚寒，气血亏虚）。

治法：温中补虚，缓急止痛。

处方：小建中汤。

桂枝 12g、白芍 30g、炙甘草 15g、生姜 10g、大枣 10g、饴糖 30g。

12 剂，每日 1 剂，分 2 次温服。

二诊：

患者诉服用第 7 剂药后腹痛症状消失，继续服药后乏力以及面色苍白好转。

按语：

小建中汤出自《伤寒论》，由桂枝、白芍、生姜、大枣、炙甘草、饴糖组成。桂枝温经和营、温经通脉，芍药、甘草、缓急止痛，生姜温胃散寒，大枣补脾益气，炙甘草益气和中、调和诸药，饴糖温补中焦、缓急止痛。其中，饴糖配桂枝，辛甘化阳，温中焦而补脾虚；芍药配甘草，酸甘化阴，缓肝急而止腹痛。

中焦虚寒，则虚劳里急，腹痛，喜温喜按；中焦虚寒，生化不足；心气虚弱则心悸；营血生化不足则心失所养，出现面色无华，舌质淡，舌苔薄白，脉细亦是中焦虚寒气血亏虚之表现。小建中汤温中健脾、和胃止痛，营则不痛。

腹痛案四

初诊：

金某某，男，64岁。

主诉：腹痛9日。

现病史：2022年9月20日因腹痛伴发热入院，诊断为肝脓肿，予以抗感染之后发热好转，但腹痛持续存在。磁共振提示肝S4段病灶包膜强化范围55mm×39mm，考虑感染性病变并脓肿形成可能。肝功能提示谷草转氨酶45.85U/L，碱性磷酸酶320.33U/L，r-谷氨酰转移酶269.11U/L，全血C反应蛋白130.34mg/dL，白细胞20.24×10^9/L，红细胞4.14×10^{12}/L，血红蛋白118g/L，血小板计数413×10^9/L。

刻下症：右上腹痛，持续性疼痛，胀痛为主，无发热，食欲不振、恶心，偶有胸痛，大小便通畅。

查体：舌质暗红，舌体偏胖，舌边有齿痕，舌苔黄稍厚，脉弦滑。

西医诊断：肝脓肿。

中医诊断：肝痈病（湿热内蕴）。

治法：清热利湿、解毒、疏肝行气止痛。

处方：四逆散、金铃子散合五味消毒饮加减。

枳壳15g、柴胡15g、白芍25g、甘草10g、炒川楝子15g、醋延胡索15g、金银花20g、连翘30g、天葵子15g、野菊花15g、肿节风15g、鸡骨草20g、醋鳖甲20g（先煎）、牡丹皮10g、郁金15g、紫花地丁15g。

15剂，每日1剂，分2次温服。

二诊：

2022年10月14日，诉服上药后右上腹痛缓解，但时感恶心欲呕伴有口干。舌质暗红，舌体偏胖，舌边有齿痕，舌苔黄稍厚，脉弦滑。

守前方加千里光 15g、芦根 20g。

15 剂，每日 1 剂，分 2 次温服。

三诊：

2022 年 10 月 24 日彩超示：肝 S4 段低回声团，大者 32mm×31mm，已停抗生素治疗。未诉恶心欲呕，穿刺创口处疼痛，食欲一般，大便尚可。舌质暗红，舌体偏胖，舌边有齿痕，舌苔黄稍厚，脉弦滑。

枳壳 15g、柴胡 15g、白芍 25g、甘草 10g、炒川楝子 15g、醋延胡索 15g、金银花 20g、连翘 30g、天葵子 15g、野菊花 15g、肿节风 15g、鸡骨草 20g、醋鳖甲 20g（先煎）、牡丹皮 10g、郁金 15g、紫花地丁 15g、千里光 15g、垂盆草 15g、叶下珠 15g。

15 剂，每日 1 剂，分 2 次温服。

按语：

肝脓肿在中医上属中医“肝痈”“胁痛”等范畴。多因外感湿热、七情内郁、跌扑闪挫、饮食内伤所致，或肝郁而气滞血瘀，久而成痈。曹教授认为此病患者湿热毒邪郁结于肝胆，影响到胆气的开发、肝气的疏泄，肝经脉络瘀阻，故以四逆散疏肝理气。佐以郁金行气郁，炒川楝子、醋延胡索疏肝理气、止痛；湿热毒邪入侵，热毒盛于内外，“阳盛则热”，故初期发热，湿热上薰，舌苔黄稍厚，脉弦滑，予以五味消毒饮加减。加用肿节风、鸡骨草、千里光、垂盆草、叶下珠清热解毒以消脓肿，醋鳖甲软坚散结。此方服用 45 剂药后肝脓肿明显较前缩小。

腹痛案五

涂某某，男，46 岁。

主诉：腹痛 5 天。

现病史：患者 5 天前开始无明显诱因出现腹痛，右上腹部为主，阵发性发作，进食后加重，时为胀痛、时为绞痛、时为隐痛，疼痛明显时冷汗淋漓，无发热，无恶心以及呕吐症状。外院就诊，电子胃镜提示胃炎。磁共振提示：胆总管下段结石。胆汁淤积，胆壁毛糙，胆囊炎。血淀粉酶升高，诊断考虑胆囊炎、胰腺炎。予以抗炎治疗后腹痛症状持续存在。复查 CT 提示：胆总管下段结石伴胆总管轻度扩张。既往有乙型病毒性肝炎携带病史。

刻下症：腹痛、时为胀痛，时为绞痛、时为隐痛，疼痛明显时冷汗淋漓，无发热、无口干口苦、无汗出，食欲差，大便少、小便正常。

查体：形体消瘦，痛苦面容。舌质暗红，舌苔黄白相兼稍厚腻，脉细弦。

西医诊断：胆总管结石。

中医诊断：腹痛（湿热蕴结兼有气滞）。

处方：理气止痛、清热利湿。

治法：小柴胡汤、金铃子散、芍甘汤以及四金汤加减。

北柴胡 10g、党参 10g、甘草 10g、法半夏 10g、生姜 10g、郁金 15g、金钱草 15g、赤芍 15g、白芍 15g、川楝子 15g、延胡索 15g、黄芩片 10g、大枣 10g、炒鸡内金 15g、炙甘草 15g、海金沙 15g、炒神曲 15g、薏苡仁 20g。

6 剂，每日 1 剂，分 2 次温服。

服药 5 剂后患者剧烈疼痛 1 次，继而腹痛症状消失。复查 CT 提示：原胆总管下段结石未见显示；胆囊炎。

按语：

胆石症属我国医学“腹痛”“胁痛””“黄疸””“胆痒”等范畴，多发于中老年人。主要因情志不畅，过食肥甘厚腻等导致。小柴胡汤原为和解少阳而设，是东汉张仲景《伤寒论》中的名方，原方由柴胡半斤、黄芩三两、人参三两、半夏（洗）半斤、甘草（炙）、生姜（切）各三两、大枣（擘）十二枚组成，具有和解少阳、扶正祛邪的作用。方中柴胡为少阳专药，轻清升散、疏邪透表，为君药；黄芩苦寒，善清少阳之火，为臣药，配合柴胡，一散一清，共解少阳之邪；半夏和胃降逆、散结消痞，为佐药，为助君臣药攻邪之用；人参、甘草为佐，生姜、大枣为使，益胃气、生津液、和营卫，既扶正以助祛邪，又实里而防邪伤。而现代药理研究证实，小柴胡汤中柴胡、黄芩、人参、甘草、生姜等均有显著的抗炎作用。郁金行气解郁、疏肝理气；炒鸡内金消食健胃、利胆化石、溶化泥沙；金钱草、海金沙溶石化石。白芍配合甘草缓急止痛。金铃子散理气止痛。加神曲消食和胃，薏苡仁健脾去湿。全方共奏理气止痛、清热利湿之功。该病患者容易合并胰腺炎。因此，治疗时应中西结合以提高疗效。

腹痛案六

初诊：

李某某，女，61岁。

主诉：腹胀、腹痛3天。

现病史：患者1周前因口眼歪斜在当地医院就诊，予以静脉输液（具体不详）后症状缓解。3天前出现腹胀，伴有阵发性腹痛，大便不通，腹围进行性增大，体重进行性增加，无矢气。予以肥皂水灌肠后仅流出少量灌肠液，仍无矢气，考虑肠梗阻，建议转外科手术。患者因不愿意手术而求助于我院中医科。患者既往有乙肝病史，目前服用恩替卡韦。有甲状腺机能减退病史，目前服用优甲乐。有地中海贫血病史。CT 提示肝硬化、脾大、大量腹水、胃底静脉曲张。

刻下症：腹胀、阵发性腹痛，大便 3 日未解，口干，小便少，烦躁、胸闷、下午明显，无恶心、呕吐、发热症状，未进食，无矢气，体重 1 周增加约 3.5 公斤。

查体：轻度贫血貌，腹部膨隆，移动性浊音阳性，双下肢轻度水肿，全腹部有压痛以及反跳痛。舌质降红，舌苔少，脉细数。

西医诊断：腹痛，肠梗阻，乙型肝炎后肝硬化失代偿期，甲状腺机能减退，地中海贫血。

中医诊断：腹痛病（水热互结，燥屎内结）。

治法：养阴清热利湿，调气通便。

处方：猪苓汤、大承气汤、五磨饮子加减。

猪苓 12g、泽泻 12g、茯苓 15g、阿胶 10g、滑石 30g（包煎）、芒硝 8g、大黄 10g、厚朴 15g、莱菔子 30g、沉香 5g（后下）、降香 8g（后下）、檀香 4g（后下）。

3 剂，颗粒剂，每日 1 剂，分 2 次温服。

二诊：

患者服用后 3 小时解出大便 2 次，量少，伴有少许矢气，尿量增多。服药第二天开始进食流质饮食，排大便 4 ～ 5 次，腹胀明显减轻，腹痛症状消失，双下肢水肿消失。体重入院时为 53 公斤，第二天 52 公斤，第三天 51 公斤。患者回当地医院继续诊疗其他疾病。1 周后回访患者已恢复至正常生活。

按语：

猪苓汤由猪苓、茯苓、泽泻、阿胶和滑石五味药组成，具有利水、清热、养阴作用，主治水热互结证。《伤寒论·辨阳明病脉证并治》中记载其功能主治为“若脉浮，发热，渴欲饮水，小便不利者，猪苓汤主之”，《伤寒论·辨少阴病脉证并治》中记载“少阴病，下利六七日，咳而呕渴，心烦不得眠者，猪苓汤主之”，可见其主要用于治疗水热互结证，证见小便不利、发热、口渴欲饮等。该患者口干，伴有小便不利以及心烦，符合猪苓汤证。

大承气汤出自《伤寒论》，由芒硝、大黄、枳实、厚朴组成。方中大黄逐瘀导滞、通便泄热；芒硝泻下通便、润燥软坚；枳实破气消积、化痰散痞；厚朴下气除满、燥湿消痰。诸药合用，共奏峻下热结、通腑泄热之效。该患者伤阴化燥，里热炽盛，实热与积滞互结于肠中，而大便不通，无矢气，腑气不通，肺失肃降，而见胸闷。患者有腹痛，便秘、腹胀、胸闷，符合大承气证。

《金匮翼·便秘》曰：“气秘者，气内滞而物不行也。”五磨饮子汤出自《医方集解》，主要由木香、乌药、枳实、槟榔、沉香组成。乌药行气疏肝以解郁，枳实行气宽中，木香行气调中，沉香顺气降逆，槟榔行气化滞。五药合用，共奏调理上、中、下三焦之气之功效。

该患者基础病较多，病机复杂。既有口干、小便不利、心烦、舌红少苔之水热互结证，又有腹痛，便秘、腹胀、胸闷之阳明腑实证，还有腹胀、无矢气之气秘。故三方合用加减有较好的疗效，使患者免受手术之苦。

腹痛案七

初诊：

梁某，女，52岁。

主诉：腹痛3天。

现病史：患者3天前进食油腻食物后出现中上腹部疼痛，以左侧明显，起初呈轻度闷胀痛，约4小时后疼痛加重，持续不能缓解，伴恶寒、发热、恶心、呕吐、反酸、嗳气，无黑便、黏液脓血便，无肾绞痛、肉眼血尿，遂于2022年9月13日至德兴市第二人民医院住院诊。查胸部+全腹部CT平扫示左肺下叶占位性病变，性质待定，建议进一步检查。两肺下叶背侧间质性改变。胰腺改变符合急性胰腺炎改变，需结合临床。脂肪肝，肝内钙化灶，左侧肾上腺钙化灶。给予对症治疗后（具体诊疗不详），患者症状无明显改善，考虑病情复杂性，患者于2022年9月14日转至我院进一步诊治，查血常规提示白细胞 20.39×10^9/L，淋巴细胞百分比4.6%，嗜中性粒细胞 18.83×10^9/L，嗜中性粒细胞百分比92.4%，红细胞 3.15×10^{12}/L，血红蛋白115g/L，血小板 355×10^9/L；C反应蛋白80.84mg/L；血生化：丙氨酸氨基转移酶102.3U/L，天门冬氨酸氨基转移酶54.1U/L，γ—谷氨酰转移酶698.9U/L，碱性磷酸酶332.8U/L，淀粉酶428.1U/L，谷胱甘肽还原酶82.7U/L，乳酸脱氢酶255.5U/L；凝血五项：D-二聚体0.88mg/L，PT12.8秒，纤维蛋白原4.80g/L；肿瘤标志物：糖类抗原—125 253.60U/mL，糖类抗原—153 108.80U/mL，糖类抗原—199 32.09U/L，细胞角蛋白19片段4.89ng/mL；红细胞沉降率70mm/h。胸部+全腹部CT示：1.左下肺胸膜下可见一大小约2.8cm×4.4cm的高密度影，边缘浅分叶，纵隔肿大淋巴结，大者约2.2cm×3.4cm，考虑占位，需结合增强及穿刺活检分析；2.两肺散在条片影，考虑感染灶；3.胰腺体积增大，周围可见渗出，左侧肾前筋膜增厚，左侧结肠旁沟可见渗出，考虑急性胰腺炎；4.肝内钙化灶，脂肪肝。肺结节分析（平扫+增强+三维成像）示：1.左肺下叶占位，考虑肺癌，需结合穿刺活检检查；2.纵隔及左肺门多发肿大淋巴结，考虑转移；3.两肺散在条索条片影，考虑感染；4.右肺下叶钙化灶；5.主动脉壁及冠脉少许钙化。诊断：急性胰腺炎，肺恶性肿瘤，给予奥美拉唑抑酸护胃、生长抑素抑制胰酶分泌、头孢哌酮舒巴坦抗感染及营养支持3天治疗。上述症状缓解不明显，大便不通，为求中医诊治2022年9月14日来我院中医科就诊。

刻下症：腹胀痞满，疼痛剧烈，发热，口苦咽干，小便短赤，大便燥结不通，精神差，睡眠欠佳。

查体：舌红苔黄燥，脉滑数。

西医诊断：急性胰腺炎，肺恶性肿瘤，肺部感染，肝功能不全。

中医诊断：腹痛（热结阳明证）。

治法：清热攻下，行气开结。

处方：大承气汤合大柴胡汤加减。

大黄 10g（后下）、厚朴 10g、枳实 10g、芒硝 10g（汤剂熬好后加入）、柴胡 10g、黄芩 10g、白芍 15g、半夏 10g、生姜 6g、大枣 6 个、黄连 6g、延胡索 10g。

7 剂，每日 1 剂，分 2 次温服。

二诊：

患者治疗 1 周后腹胀痞满、疼痛基本缓解，体温正常，仍有轻度口苦咽干，偶有恶心、呕吐，小便短赤，大便已通，精神、睡眠可，已进食。舌质偏红，舌苔薄黄，脉弦细。复查血常规：白细胞 12.53×10^9/L，淋巴细胞百分比 11.2%，嗜中性粒细胞 9.99×10^9/L，嗜中性粒细胞百分比 79.7%，红细胞 4.29×10^{12}/L，血红蛋白 130g/L，血小板 340×10^9/L；C 反应蛋白 37.23mg/L；红细胞沉降率 35mm/h；血生化：丙氨酸氨基转移酶 17.6U/L，天门冬氨酸氨基转移酶 28.2U/L，γ－谷氨酰转移酶 195.0U/L，碱性磷酸酶 137.6U/L，淀粉酶 124.8U/L。患者症状明显改善，淀粉酶及肝功能恢复正常，症状明显改善，大便已通，稍结，偶有恶心、呕吐，因此上方大黄、芒硝减为 6g，加竹茹 10g。

大黄 6g（后下）、厚朴 10g、枳实 10g、芒硝 6g（汤剂熬好后加入）、柴胡 10g、黄芩 10g、白芍 15g、半夏 10g、生姜 6g、大枣 6 个、黄连 6g、延胡索 10g。

7 剂，每日 1 剂，分 2 次温服。

三诊：

患者继续口服7天药物后，腹胀痞满疼痛、口苦咽干、恶心、呕吐基本缓解，未再出现发热，体温正常，偶有咳嗽、咳痰，咳白色黏痰，无胸痛、咯血，精神、饮食、睡眠可，二便平。因患者肺部发现占位，在超声引导下行左肺占位穿刺活检术，术后病理示（左肺下叶占位穿刺）活检组织，非小细胞低分化癌，首先考虑黏液表皮样癌，实体型腺癌不能完全除外，免疫组化示CK5/6（+++）；P63（+++）；P40（+++）；CK7（+++）；NapsinA（-）；CD56（-）；Syn（-）；CD68（组织细胞+）；Ki-67（70%+）。特殊染色示PAS（局灶+）；AB（局灶+）。病理诊断明确，患者转至肿瘤科进一步接受放化疗治疗。

按语：

急性胰腺炎是由多种病因导致胰蛋白酶在胰腺内被激活后引起胰腺组织自身消化、水肿、出血甚至坏死的炎症反应。临床以急性上腹痛、恶心、呕吐、发热和血尿胰酶增高等为特点。本病根据临床表现，可分为急性胰腺炎和急性复发性胰腺炎；按病理特征，可分为急性水肿型、坏死型和出血坏死性胰腺炎；按病因又可分胆源性、乙醇性和手术后胰腺炎。急性胰腺炎中医病名为“腹痛”“呕吐”“腹满”，中医认为本病病因主要为饮食内伤，因饮食不节，过食生冷、油腻肥甘、醇酒厚味，致使脾胃损伤；或情志不舒，肝郁气滞，加之胆胰石积、蛔虫窜扰、阻滞津管，致使肝胆郁滞，横逆脾胃；或六淫外邪侵袭，其中以热邪、热毒、湿热之邪多见。病位主要在脾胃、肝胆、大肠，致使中下焦脏腑功能紊乱，最终引发本病。急性胰腺炎在急性发作期，需要抑制胰腺的分泌，减轻胰腺负担，应禁止一切饮食，患者所需的能量可依靠肠道外营养供给。症状缓解后患者在康复期饮食应遵循低脂肪、高蛋白质、高维生素、高碳水化合物和无刺激性、易消化的原则，注意避免暴饮暴食。

腹痛案八

患者，赵某某，女。

主诉：腹痛 2 天。

现病史：患者 2 天前无明显诱因出现腹痛，腹胀，伴有恶心，欲吐，遂至我院急诊科就诊。CT 提示小肠不完全性肠梗阻，结合既往阑尾病灶，考虑慢性阑尾炎伴右侧盆腔粘连性肠梗阻可能性大，予以抗炎、补液以及甘油灌肠剂等支持治疗后患者腹痛、腹胀症状无明显缓解。既往因子宫内膜异位行子宫全切术。有慢性阑尾炎病史。

刻下症：腹部胀痛，拒按，恶心、欲吐，大便未解，矢气多，

查体：痛苦面容。舌质红，舌苔黄偏少，脉数。

西医诊断：小肠不完全性肠梗阻。

中医诊断：腹痛（气滞于肠，腑气不通，实热积滞闭阻于内）。

治法：理气通便，泄燥热之瘀结。

处方：加味五磨饮子、大承气汤以及金铃子散加减。

槟榔 15g、乌药 10g、沉香 4g（后下）、檀香 4g（后下）、降香 6g（后下）、枳实 15g、木香 10g、厚朴 15g、莱菔子 30g、大黄 10g、玄明粉 8g、延胡索 15g、川楝子 15g。

2 剂，每日 1 剂，分 2 次温服。

二诊：

患者自诉服用 1 剂药后解大便多次，腹胀，腹痛好转，拒按症状改善，腹部变软。舌质红，舌苔少，脉数。中药守上方去大黄、芒硝，加败酱草 20g、红藤 15g、虎杖 30g、薏苡仁 30g。

3 剂，每日 1 剂，分 2 次温服。

三诊：

患者诉二诊后服药 1 剂即开始进食，第三天办理出院。

按语：

加味五磨饮子是曹教授治疗肠梗阻或术后大网膜粘连的常用方。该患者有腹部手术病史，有慢性阑尾炎病史，是大网膜粘连或者肠粘连的高危人群。曹正柳教授常选用加味五磨饮子作为经验方。成分有药用槟榔、枳实、木香、乌药、沉香、檀香、炒莱菔子、厚朴、玄胡、虎杖。方中沉香、槟榔、炒莱菔子、厚朴降气，檀香、乌药、玄胡理气，木香行气，枳实破气，虎杖泄浊。全方以降气为主，配合理气、行气、破气，使浊气下行，气行则血行。配合大承气汤泄热通便。方中大黄泻热通便，荡涤肠胃。芒硝助大黄泻热通便，并能软坚润燥，二药相须为用，峻下热结之力甚强；积滞内阻，则腑气不通，厚朴、枳实行气散结，消痞除满，并助硝、黄推荡积滞以加速热结之排泄。诸药共奏泄燥热之结之功。金铃子味苦性寒，擅泄火；延胡索行气活血，长于止痛。三方合用共奏理气通积便、泄燥热之结之效。

便血案

患者刘某，女性，45 岁

主诉：反复便血 2 月入院。

现病史：患者于 2015 年 8 月份在外院确诊子宫颈癌，先后化疗 6 次，放疗 27 次。近 2 个月来频繁出现便血，每日便血 20 余次，伴腹痛、头晕、乏力。曾在外院就诊，查电子结肠镜提示（2016 年 5 月 4 日）直肠糜烂（放射损伤）。病理：（直肠）黏膜呈轻一中度慢性炎症改变伴小灶糜烂及部分腺体增生。先后予以中药口服及灌肠，西药抗炎、止血以及输血等治疗，症状均无明显改善。为进一步诊疗，患者于 2016 年 7 月 6 日至我院中医科就诊。

刻下症：头晕、乏力，活动后加重，伴腹痛，食欲差，进食后腹胀，每日解鲜血便 20 余次，小便正常。

查体：体温 36.5℃，心率 82 次 / 分，呼吸频率 20 次 / 分，血压 90/61mmHg，中度贫血貌，心肺查体未及明显阳性体征，左下腹轻压痛，无反跳痛。舌质淡，舌苔白，脉沉细。

辅助检查：白细胞 3.94×10^9/L，红细胞 3.56×10^{12}/L，血红蛋白 83g/L，血小板 327×10^9/L；凝血酶时间 29.4sec，铁蛋白 8.0g/L，肝功能、肾功能、电解质、肌酶谱、血脂、叶酸、维生素 B_{12} 测定、CA125、CA153、CA724、CA242、CEA、CA199、AFP、尿液分析等均正常。电子结肠镜（2016 年 7 月 6 日）：盲肠光滑、形态正常，回盲瓣呈唇状，开闭良好，黏膜光滑，结肠各段黏膜光滑，血管网清，整个直肠弥漫性充血水肿糜烂，间有数个溃疡，取检质脆，触之极易出血。诊断：放射性肠炎。病理：（直肠）黏膜慢性炎，灶性腺体呈瘤样增生。

西医诊断：放射性肠炎。

中医诊断：便血（气不摄血）。

治法：补益气血、收敛止血。

处方：1. 止血敏、云南白药止血。

2. 补充铁剂、参芪扶正注射液。

3. 川芎 10g、白芍 15g、当归 15g、熟地黄 30g、党参 15g、茯苓 15g、白术 15g、甘草 6g、血余炭 15g、伏龙肝 30g(包煎)、仙鹤草 15g、土茯苓 15g、白头翁 15g、秦皮 15g、三七粉 4g、蒲公英 10g。

治疗经过：

2016 年 7 月 15 日患者腹痛及便血症状无明显改善，遂加用康复新液灌肠治疗。

2016 年 7 月 18 日患者腹痛症状有所减轻，但每日便血次数无明显减少。请消化内科会诊，按消化内科会诊意见每晚使用康复新液 + 云南白药灌肠，灌肠结束后使用美沙拉嗪栓纳肛。

2016 年 7 月 25 日调整方案后患者便血次数有所减少，但总体每日便血次数均在 10 次以上，且每次便血量无明显减少。患者头晕乏力症状加重，复查血常规提示红细胞计数 2.58×10^{12}/L，血红蛋白（Hb）57g/L，予以输血纠正贫血。

2016 年 7 月 28 日曹教授查房后建议将灌肠方案调整为：康复新液 100mL+ 磷酸铝凝胶 20g+ 地塞米松 5mg+ 凝血酶 200IU，每晚保留灌肠 1 次，保留时间 1.5 小时，继续美沙拉嗪纳肛。方案调整第 2 天开始患者便血次数明显减少，至 2016 年 8 月 1 日出院时，患者每日便血 1 次，每次便血量明显减少，无明显腹痛。出院后嘱咐患者继续在家自行灌肠，由于出院时凝血酶及地塞米松针剂无法带出院，故将灌肠方案调整为：康复新液 + 磷酸铝凝胶 + 云南白药，同时继续美沙拉嗪栓纳肛。出院后患者一直在我科复诊，患者偶尔出现便血，出血量少，故未再坚持灌肠，只有在出现便血时才间断使用出院时的灌肠方案及美沙拉嗪纳肛，并一直服用中药治疗。

2016 年 11 月 29 日患者再次因头晕乏力症状至我科住院治疗，当时患者有少量便血，入院后查血常规提示白细胞 1.9×10^9/L，红细胞 3.15×10^{12}/L，血红蛋白 47g/L，予以输血、重组人粒细胞集落刺激因子升白细胞等，并再次使用康复新液 100mL+ 磷酸铝凝胶 20g + 地塞米松 5mg + 凝血酶 2000IU 方案灌肠 1 周，未使用美沙拉嗪纳肛，患者未再出现便血情况，后续复诊 4 年余未再发作便血。

按语：

放射性肠炎是腹盆腔肿瘤放疗后常见的放射性损伤，据报道有 90% ~ 95% 的患者在盆腔放疗中都会出现不同程度急性放射性肠炎，50% 左右的患者在放疗后数月甚至数年演变为慢性放射性肠炎。放疗可导致患者肠道屏障功能受损，出现肠黏膜损伤、肠通透性增加、肠道菌群失调等，增加感染结核菌、组织胞质菌、隐球菌以及曲霉等的风险，甚至出现脓毒血症、全身炎症反应及多器官功能障碍等严重病变。放射性肠炎多见于小肠、结肠和直肠，病情较重者可发生于肠道的任何节段。急性放射性肠炎以恶心、呕吐、腹痛、腹泻为主要表现，多发生在治疗后数周，一般可自行好转。慢性放射性肠炎多发生在放疗结束后的 6 ~ 12 个月，以反复发作的便血、腹泻、腹痛为主，甚至可出现肠梗阻、肠穿孔的表现，需要外科手术治疗。目前放射性肠炎治疗主要以使用抗炎类、益生菌、黏膜保护剂等药物及中药为主。黏膜保护剂以硫糖铝、双八面体蒙脱石、康复新液等为代表。益生菌有助于平衡肠道菌群及恢复正常的肠道 pH 值，缓解腹泻症状，发挥预防细菌移位、保护肠黏膜的作用。抗炎类药物包括甾体类激素及乙酰水杨酸类药物，甾体类激素常选用地塞米松，而乙酰水杨酸类药物以 COX—2 抑制剂及柳氮磺吡啶为代表。

虽然放射性肠炎治疗可选择的药物很多，但至今缺乏统一而有效的治疗方案，故在临床上需要根据患者的具体情况选择合适的方案。该患者放疗后反复便血 2 月余，曾在外院使用多种治疗措施，均无明显疗效。入院后使用止血敏、云南白药止血，中药益气摄血，康复新保留灌肠等，治疗效果亦不明显。改为康复新液＋云南白药保留灌肠，美沙拉嗪栓纳肛，便血次数有所减少，但每次便血量无明显减少，疗效不甚满意。在查阅相关文献并结合医院现有药物的基础上，将灌肠方案最终调整为康复新液100mL+磷酸铝凝胶20g+地塞米松5g+凝血酶2000IU，每晚保留灌肠1次，保留时间为1.5小时，灌肠结束后予以美沙拉嗪栓纳肛，最终患者便血得到很好的控制。

康复新是从美洲大蠊的干燥虫体提取物中分离出来的生物制剂，具有对皮肤刺激小、渗透性强的特点，可以促进肉芽组织生长，改善局部血液循环，消除炎症、水肿和增强免疫力，故能修复各类溃疡及创伤面。

糖皮质激素具有强大的抗炎作用，能治疗各种原因如物理、化学、生物、免疫等所引起的炎症，可减轻渗出、水肿、毛细血管扩张、白细胞浸润及吞噬反应。大量实验证明，地塞米松是治疗放射性肠炎最为肯定的药物，因此我们选择地塞米松。但长期使用糖皮质激素治疗患者容易出现诸多不良反应，如医源性肾上腺皮质功能减退，诱发和加重感染，诱发和加重溃疡等。尤其是使用长效激素地塞米松，虽然其抗炎作用强，作用时间长，但其对下丘脑—垂体—肾上腺轴的危害较重，故不建议长期使用。从该患者用药反应来看，地塞米松能明显减轻患者肠道炎症反应，但由于初次使用时间不够，不足以完全控制肠道出血症状，再次使用后仍能取得良好效果。因此我们认为，使用该方案灌肠时，地塞米松用药时间控制在10天左右，但需严密观察不良反应。

磷酸铝凝胶由活性磷酸铝和天然有机凝胶组成，具有中和胃酸、保护胃黏膜等作用，能促进溃疡面的肉芽发生，使溃疡面迅速复原。因其对内毒素具有强有力吸附作用，可减少黏膜损伤、促进黏膜修复，故常被用于消化性溃疡及溃疡性结直肠炎的治疗，其在防治急性放射性直肠炎中亦有确切疗效。凝血酶与出血创面接触，能促进纤维蛋白原转化为纤维蛋白而止血，但作用时间短，遇热或在酸性环境中易失去活性，并受到与出血创面接触的时间及面积等因素的影响而疗效不同，故治疗时将凝血酶溶于黏稠液为好，且磷酸铝凝胶能使肠道不致过酸，从而避免凝血酶失活。磷酸铝凝胶与凝血酶混合可以增加凝血酶与出血部位的接触面并延长作用时间。

综合以上因素，本方案选择康复新液＋地塞米松＋磷酸铝凝胶＋凝血酶。从临床疗效看，能迅速控制放射性肠炎患者肠道出血，减轻患者痛苦，为临床治疗放射性肠炎提供新思路。

泄泻案

泄泻案一

娄某某，女，77岁。

主诉：腹泻3天。

现病史：患者3天前因饮用冰水出现腹泻，腹泻10～20次/日，为水样便，伴有胃脘部疼痛不适，怕冷、汗出，干呕、反酸。自服蒙脱石散止泻、莫西沙星抗感染治疗后腹泻症状持续存在。今为进一步诊疗而至我院中医科。大便细菌培养提示：沙门菌伤寒血清型。

刻下症：腹泻，腹泻10～20次/日，水样便，胃脘部疼痛不适，怕冷、汗出，干呕、反酸、乏力、纳差，无口干以及口苦，无发热，小便少。

查体：舌质暗红，舌苔薄白，脉弦。

西医诊断：沙门菌伤寒肠炎。

中医诊断：泄泻（寒湿证）。

治法：温胃散寒、芳香化湿。

处方：藿香正气散加减。

广藿香15g、白芷10g、厚朴10g、紫苏叶10g、白术10g、炙甘草10g、大腹皮15g、陈皮10g、桔梗6g、法半夏15g、茯苓15g、生姜10g、干姜10g、大枣10g。

3剂，每日1剂，分2次温服

按语：

藿香正气散原名藿香散，出自《太平惠民和剂局方》，原文曰：“治伤寒头疼，憎寒壮热，上喘咳嗽，五劳七伤，八般风痰，五般膈气，心腹冷痛，反胃呕恶，气泻霍乱，脏腑虚鸣，山岚瘴疟，遍身虚肿。妇人产前、产后，血气刺痛；小儿疳伤，并宜治之。”原方药物组成及服法：大腹皮、白芷、紫苏叶、茯苓（去皮）各一两，半夏曲、白术、陈皮（去白）、厚朴（去粗皮，姜汁炙）、苦桔梗各二两，藿香（去土）三两，甘草（炙）二两半。上为细末，每服二钱，水一盏，姜三片，枣一枚，同煎至七分，热服。如欲出汗，盖衣被，再煎并服。

患者年老体弱，饮食冰水后，伤及脾阳，脾胃运化失职，升降失常，寒湿内停，寒湿内阻则胃脘部疼痛、怕冷、呕吐；脾虚运化失常则乏力、纳差；升降功能失常，水谷不分，合污而下成泄泻。故以藿香正气散加干姜，温胃散寒，芳香化湿。方中藿香辛温，具有理气和中，辟秽化浊，降逆止呕的作用；紫苏、白芷、桔梗，散寒利膈；大腹皮、厚朴行水消满；陈皮、半夏曲散逆除痰疏里滞；茯苓、白术、甘草健脾祛湿。加干姜温中止呕，全方具有温胃散寒、芳香化湿、理气和中之效。

泄泻案二

初诊：

叶某，女，35岁。

主诉：反复腹痛腹泻1年余。

现病史：患者1年前无明显诱因开始出现腹痛腹泻，以黏液样便为主，每日3～5次，体重呈进行性下降，肢体乏力，倦怠感明显。于2020年1月于南昌市某医院住院诊疗，考虑为溃疡性结肠炎。

刻下症：腹痛，腹泻，饱胀，嗳气，食欲不振，脓血或黏液便；

查体：舌暗红舌苔白，脉细。

西医诊断：溃疡性结肠炎。

中医诊断：腹痛（气滞血瘀）。

治法：理气行血。

处方：五磨饮子合四君子汤加减。

药用沉香末 4g（冲服）、木香 10g、槟榔 15g、乌药 10g、枳实 15g、西党 20g（或人参 4g）、茯苓 20g、焦白术 15g、炙甘草 12g、伏龙肝（包煎）30g、禹余粮 12g、败酱草 20g。

10 剂。每日 1 剂，水煎温服。

二诊：

患者服 10 剂后复诊，腹痛，腹泻，饱胀，嗳气症状缓解。嘱平时注意避免感染，生活规律，饮食健康，搭配合理，继续中医药随症治疗。随访 1 年，临床症状基本消失，体重稳定。

按语：

溃疡性结肠炎是一个局限在结肠黏膜和黏膜下层的疾病，目前病因不明，可能与感染遗传、免疫损伤等相关。曹教授认为该病典型临证表现有腹痛、腹泻、饱胀、嗳气、食欲不振、脓血或黏液便。沉香、槟榔、降气；乌药理气，川木香行气，柴胡疏肝理气，白芍柔肝养阴，炒神曲健脾和胃、消食和中，虎杖泄浊，肿节风、白花蛇舌草、败酱草清热解毒。诸病调气为先，调气亦可行血，气行则血行，气滞既消，血瘀易除。人之根本在气，气调则正气存内，诸邪难侵，故调理气机为中医大法之一。气机不畅为本病之关键。临证上多以调气健脾为大法。同时加用康复新液保留灌肠，疗效肯定。现代医学治疗主要有手术疗法和非手术疗法。对于有癌变倾向、并发中毒性巨结肠、保守治疗难以控制的溃疡性结肠炎者，可采用手术治疗。非手术疗法包括口服给药、静脉给药和保留灌肠。根据病情，可单独使用或联合用药。

生活调护应注意：避免受寒（注意腹部保暖，不进食冷饮），调畅情志（避免忧愁），饮食有节（建议七八分饱：细嚼慢咽：水果零食种类不宜过多：尽量少食不易消化食物如糯米、坚果类食品等）。

泄泻案三

初诊：

张某，男，45岁。

主诉：腹泻3年。

现病史：患者近3年来每日晨起必急于如厕，肠鸣腹泻，便时腹中微痛，泻后则安，大便如鸭溏，日数次，食少纳呆，腹冷肢凉，神疲倦怠，形体消瘦，小便清长。

刻下症：晨起腹痛腹泻，泻后痛减，食少纳呆，腹冷肢凉，神疲倦怠，小便清长。

查体：精神稍差，形体消瘦。舌质淡，舌苔薄白，脉沉细。

西医诊断：功能性腹泻。

中医诊断：泄泻（脾肾阳虚）。

治法：温阳补肾，健脾止泻。

处方：六君子汤合四神丸加减。

人参6g、苍术10g、白术10g、茯苓10g、陈皮10g、姜半夏10g、禹余粮24g、五味子6g、吴茱萸10g、补骨脂10g、诃子10g、肉豆蔻10g、白芍12g、生姜7片、大枣8枚。共用5剂，每日1剂。

二诊：

连用5天温肾运脾之剂，腹痛腹泻症状逐渐减轻，但仍溏泻，腹冷肢凉。再以原方出入，加重温补之剂，取其火旺生土之意。

处方：炮附子10g（先煎）、党参10g、炒白术10g、炮姜6g、茯苓10g、炒白芍15g、禹余粮24g、吴茱萸6g、补骨脂10g、诃子10g、肉豆蔻10g、炙甘草6g。共5剂，每日1剂。

三诊：

患者大便已成形，大便趋于正常，肾阳已有内充之机，脾阳亦有上升之能。唯神疲乏力，纳谷欠佳，依然存在。腹泻已久，脾胃受伤，资生不及，一时难以恢复，故嘱其长期交替服用人参健脾丸与四神丸，服用时以姜汤送下，以求缓图。

按语：

本例为脾肾阳虚泄泻，泄泻之证多因脾虚湿盛，然久病之后，每多及肾，致肾阳不足，命门火衰。《景岳全书·泄泻》曰："肾中阳气不足，则命门火衰，而阴寒独盛，故于子丑五更之后，当阳气未复，阴气极盛之时，即令人洞泻不止也。"脾胃虚弱，运化失职，故纳食减少；脾虚精微不运，则形瘦神疲；肾阳不足则腹冷肢凉，舌淡苔薄白，脉沉细均为脾肾阳虚之象。故治疗宜温补脾肾，固涩止泻。方用六君子汤合四神丸加减，加用补骨脂温补肾阳，吴茱萸温中散寒，禹余粮、五味子、诃子、肉豆蔻收涩止泻，六君子汤健脾益气助运，苍术燥湿，白芍缓急止痛。药后得小效，乃温补之力弱也，故二诊加用附子、干姜，其效方显，大便成形。然多年之疾病，非短时间内可治愈，故改用人参健脾丸与四神丸交替长期服用以温补脾肾，取"丸者缓也"之意，缓缓收功。

泄泻案四

初诊：

王某，男，61岁。

主诉：腹泻1月余。

现病史：患者1月余前拔牙整骨后反复出现腹泻，日行3～4次，食欲差，每日勉强进食少量米饭，不食不饥，食不知味，进食后腹胀，频繁嗳气，肠鸣，矢气频繁，小便正常。既往有高血压、冠心病心绞痛、肺气肿、肺心病、慢性胃窦炎和十二指肠球部溃疡等疾病。

刻下症：症情如上，并伴有头晕、心慌，稍动则易气喘。

查体：舌苔白厚，脉象沉细。

西医诊断：胃肠功能紊乱。

中医诊断：泄泻（肺脾肾虚）。

治法：补益肺肾，健脾和胃。

处方：骨碎补12g、补骨脂18g、党参30g、炙黄芪18g、炒山药18g、木香3g、法半夏5g、陈皮5g、砂仁3g（后下）、黄连2g、大枣7枚。共5剂，每日1剂。

二诊：

上方服2剂后，大便由日行4次转为日行1次，其质亦成形。5剂服完，诸症减轻，舌苔白不若前厚，脉如故。原意续进，原方加肉桂粉2克，再服5剂。

三诊：

大便色、质、量、次正常，唯感便时迫急，脘腹尚胀，纳谷尚少，时而嗳气。脾胃运纳不和，厥阴之气亦欠疏达。兹从健脾助运，疏和肝胃之法调治。

炒苍术5g、生炒薏苡仁各6g、法半夏6g、党参30g、骨碎补12g、吴茱萸3g、缩砂仁3g（后下）、姜川连2g、鸡内金9g、大枣7枚（切）。共10剂。

四诊：

腹泻止后迄今未再复发，每日1次大便，成形，但便时尚急，食后嗳气尚未消除。前法加减，善后调理，有望根除。

炙黄芪 15g、党参 18g、防风 5g、陈皮 5g、法半夏 5g、补骨脂 15g、骨碎补 9g、制苍术 3g、炒薏苡仁 9g、吴茱萸 3g、黄连 2g、大枣 7 枚（切）。

按语：

患者年过花甲，素患高血压、冠心病、肺气肿、肺心病、胃窦炎和十二指肠球部溃疡等多种疾病，则知其正气必损。1 月余前因拔牙后咀嚼不便，而加重了胃肠的负担。脾气本虚，不堪重负，故出现脾不健运之胃纳减少，食不知甘味，食后脘腹作胀，不时嗳气、肠鸣、便溏，日行数次等症。脾不健运，更伤气血，而刻诊并见有头晕、心悸、动则气喘，脉象沉细等气血亏虚之候。综观全症，病发于年老体虚、拔牙伤骨之后，主症为脾失健运，气血亏虚，故治以补肾健脾，益气养血。以骨碎补、补骨脂补肾坚骨；党参、黄芪、怀山药益气健脾；木香、陈皮理气健脾；半夏、砂仁和中化湿；大枣养血。方中稍用黄连者，是为反佐，一防补骨脂等温热药过，二仿香连丸之意。服两方数剂，脾运转健，故泄泻减止。

泄泻案五

马某，男，56 岁。

主诉：反复腹痛腹泻 3 月余。

现病史：患者既往前反复出现腹胀食少，大便干结，胸胁胀痛。外院考虑肝脾郁滞，遂反复予以承气汤之类泻下药治疗。近 3 月来出现肠鸣腹痛，痛则泄泻，完谷不化，反复发作，每日 2 ～ 5 次，无明显里急后重感。近 2 月来反复服用左氧氟沙星抗感染治疗，腹痛腹泻症状仍反复发作。

刻下症：肠鸣腹痛，痛则泄泻，完谷不化，反复发作，每日 2 ～ 5 次，四肢乏力，形体消瘦。

查体：精神萎靡，形体消瘦，舌苔薄白而腻，脉弦而缓。

西医诊断：慢性结肠炎。

中医诊断：泄泻（肝郁脾虚）。

治法：抑肝扶脾。

处方：痛泻要方加味。

白术12g、白芍9g、陈皮9g、茯苓12g、甘草9g、炮姜炭6g、炒吴茱萸3g、煨葛根12g、防风6g、泽泻9g。

服药3剂，痛泻均止，舌苔腻渐化，脉仍弦张。二诊时，仍遵前方，去吴茱萸、白芍，加白术、茯苓各至15g，继进3剂。三诊时脉较前有力，舌苔白腻已化，饮食逐渐增加，遵二诊之方加党参、当归各9g，以调补气血。服药6剂，诸症豁然而愈，恢复工作。

按语：

患者病初见胸胁胀痛，此为肝经郁滞，医反下之，重伤于脾，脾气损伤，则脾失健运而完谷不化。脾弱肝强，肝木克脾而见痛泻，正如《医方考》中所说："泻责之脾，痛责之肝，肝责之实，脾责之虚，脾虚肝实，故令痛泻。"痛泻反复发作，气血受损，故见四肢乏力，形体消瘦，精神萎靡等症。脉弦为肝旺之象，舌苔腻为脾运失调、湿结内停之征。治以抑肝扶脾，用白芍、甘草柔肝缓急止痛；白术、茯苓、炮姜、陈皮理气健脾；佐葛根升清止泻，泽泻利尿实肠。方症相符，故药进3剂，痛泻均止。后再加党参、当归等调补气血而收功。

泄泻案六

乔某，男44岁。

主诉：腹泻10日。

现病史：患者10天前因夏季酷暑贪凉饮冷后出现腹泻，粪便稀薄如水样，当天晚上即泻8次，次日腹泻仍多。在当地医院就诊，大便培养3

次均阴性。曾予以左氧氟沙星抗感染，补液纠正电解质紊乱，中药予以葛根芩连汤加减以及经针灸等治疗，腹泻减而未除，昨晚次数又多。遂至我院就诊。

刻下症：泄泻稀薄如水样，次数多，食后即泻，腹不痛，无后重感，肠鸣漉漉，渴喜热饮，神疲乏力。

查体：舌质红，根剥，舌苔薄腻，脉濡滑。

西医诊断：急性胃肠炎。

中医诊断：泄泻（脾胃不和，湿邪留恋）。

治法：和中化湿，调气清肠。

处方：藿香 9g、佩兰 9g、炒白扁豆 9g、炒白术 9g、木香 4.5g、陈皮 6g、炙甘草 2.4g、焦山楂 9g、神曲 9g、鲜荷叶 9g、香连丸 4.5 克（分 2 次吞服）。共 7 剂。

二诊：

服上方 2 剂后腹泻渐减，近 2 日腹泻已止，但后半夜肠鸣，至黎明时始消失，胃纳尚好。舌质红，根剥，脉濡小。再予健脾和中。

炒白术 9g、党参 9g、炙甘草 3g、木香 4.5g、陈皮 4.5g、焦楂曲（各）9g、藿香 9g、荷叶 9g。7 剂。

按语：

本例系由感受暑湿引起的腹泻，经过治疗后，泻仍未止。由于脾胃不健，致湿浊留恋，故用藿香、佩兰、荷叶芳香化湿清解暑热；炒白扁豆、炒白术益气健脾化湿；木香、陈皮理气燥湿健脾；配焦山楂、神曲健脾消食和中，甘草调和诸药；另加香连丸清解余邪。全方共奏解暑、化湿、健脾、清肠之功效。舌质红、根剥，虽属阴液亏耗之象，但不直用滋润药，待泻止能进饮食，则阴液自能渐渐恢复。如服药后泻仍不止，或转为虚寒，或转为阴伤，或属于虚中夹实，再酌情处理。

泄泻案七

初诊：

彭某，男，44岁。

主诉：反复腹泻1年余。

现病史：患者1年余来反复出现腹泻，时好时发。近2月再次发作腹泻。

刻下症：腹泻，先溏便后清水，1日10余行，泻时腹微痛，有恶寒现象，夜间睡眠较差。

查体：舌上有水滑苔，脉弦数鼓指。

西医诊断：胃肠功能紊乱。

中医诊断：泄泻（风寒外束，湿热中阻）。

治法：解表散寒，清热除湿。

处方：葛根芩连汤加味。

葛根10g、白芍15g、黄连3g、枯黄芩10g、防风10g、青皮10g、竹茹15g、甘草6g。共3剂。

二诊：

服上方后，腹泻稍有好转，但仍未正常，食欲较好，腹仍作响。脉弦数，舌质红。小便赤。伏邪未尽，再用上法。

葛根9g，茯苓9g，白芍9g，雅黄连4.5g，银花9g，连翘壳9g，滑石6g（包煎），青皮9g，炒枳壳9g，枯黄芩9g，甘草3g。共5剂。

服上方后，一直未腹泻，食欲好转，睡眠亦佳。

按语：

本例脉来鼓指，兼恶风寒，此系外感风寒之象。脉象弦数，舌质红赤，舌上有水滑苔，夜间睡眠较差，是内蕴湿热之征。湿热阻滞中焦，脾运不健，故时发腹响，腹痛。胃不和则卧不安，此为表里俱受邪，太阳与阳明合病。《伤寒论》说："太阳与阳明合病者，必自下利。"本例下利不止，脉促而兼表证，故用葛根芩连汤加味治疗。方用粉葛根、北防风辛散而解外邪；用雅黄连、枯黄芩苦寒坚阴以驱湿热；用青皮理气而行滞气；加白芍配甘草而止腹痛。因湿热久羁，炼液成痰，舌上水苔带滑，故用竹茹以化之。二诊时，恶寒、脉象鼓指减轻，表明外邪渐解，去防风；但腹泻未止，舌质红，小便赤，脉弦散，表明湿热未尽，故加银花、连翘以加强清解里热；加枳壳以行滞气；加滑石、茯苓以利尿实肠而收效。

泄泻案八

初诊：

孔某，男，47岁。

主诉：腹泻1周。

现病史：患者近1周腹部不适，进食后肠鸣腹泻。

刻下症：进食后肠鸣腹泻，偶有呕吐症状，伴恶寒，时而咳嗽，无明显发热，食欲差，小便偏少。

查体：舌质淡红，舌苔薄白，脉浮缓。

西医诊断：胃肠功能紊乱。

中医诊断：泄泻（外寒内湿）。

治法：解表散寒，化湿和中。

处方：藿香正气散和平胃散加减。

藿香9g、紫苏6g、茯苓9g、厚朴9g、苍术9g、陈皮9g、砂仁4g（后下）、木香6g、白芍12g、炮姜4.5g、炙甘草3g。共4剂。

二诊：

肠胃症状减轻，泄泻大有好转，但仍咳嗽。用脾肺双解法。

法半夏9g、厚朴9g、茯苓12g、白蔻壳9g、木香6g、炙款冬花9g、杏仁9g、炙桑皮9g、白芍9g、蜜炙枇杷叶9g、甘草3g。共5剂。

三诊：

肠鸣腹泻好转，但咳嗽喉痛，脉象弦细，舌上无苔，再用调养肺阴法。

瓜蒌壳9g、桔梗9g、枳壳9g、天花粉9g、杏仁9g、桑皮9g、百合9g、知母9g、鲜石斛9g、竹茹9g、甘草3g。共4剂。

四诊：

诸症俱渐好转，腹泻已止，精神亦好，唯思想不集中，此系阴亏所致，用丸药以调补之。

沙参30g、瓜蒌壳30g、瓜蒌子30g、牡蛎60g（先煎）、玄参30g、龟版30g（先煎）、枣仁30g、山茱萸30g、山药60g、何首乌60g、牡丹皮30g、女贞子30g、旱莲草30g、石斛30g、百合60g、知母30g、甘草15g。

上药共研细末，炼蜜为丸，每丸重6g，每次服3丸，1日服3次，白开水下。

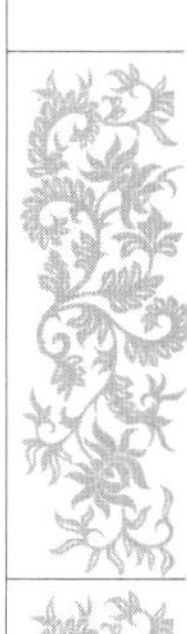

按语：

本例患者素体阴亏，内有湿滞，又外伤寒邪，故治疗上采用先除新邪而后养阴的方法。患者初诊时肠胃不调，肠鸣作泻，间有呕吐，此为湿滞中焦之象，复加外感，咳嗽，故治宜表里双解，药用藿香、苍术、砂仁芳香化湿；川朴、陈皮、木香理气燥湿；再加茯苓淡渗利湿；炮姜温中健脾；芍药、甘草缓急；紫苏发散解表。经服药4剂，内外之寒邪渐解，胃肠症状减轻，而咳嗽如前，故转治脾肺。在上方基础上减疏解的紫苏、温中的炮姜等药，加化痰止咳的款冬花、杏仁、桑皮、枇杷叶等。三诊腹泻进一步好转，但由于素体阴亏，复加理气之品多辛燥伤阴，从而出现脉象弦细、咽喉疼痛等阴虚内热之象，故减温燥之品，加滋养肺阴之百合、知母、石斛等。至四诊诸症好转，腹泻已止。最后以滋养阴血之剂调制成丸，取“丸者缓也”之意，而调理其阴亏之体。

第四章 肾系及生殖病证医案

尿频案

尿频案一

初诊:

程某某，男，81岁。

主诉：尿频、尿失禁3年。

现病史：患者3年前无明显诱因开始出现尿频、夜间为甚，每晚小便10余次，严重时伴有尿失禁，无尿痛、尿灼热，无口干口苦，食欲及大便均正常。既往史：1997年有前列腺肥大手术史。

刻下症：尿频、尿失禁，每晚10次以上，小便色清，乏力、睡眠差，形体消瘦。舌暗，体胖，舌苔黄厚、部分花剥，脉细滑稍弦。

西医诊断：尿频。

中医诊断：尿频（脾肾气虚，下元不固）。

治法：益气温肾、固精缩尿。

处方：固脬汤合水陆二仙丹加减。

桑螵蛸 15g、沙苑子 20g、当归 10g、茺蔚子 8g、升麻 15g、黄芪 40g、山茱萸 10g、茯神 10g、白芍 20g、肉苁蓉 20g、金樱子 30g、芡实 20g、覆盆子 20g。

7 剂每日 1 剂，另加羊膀胱 1 个洗净切碎与药同煎，分 2 次温服。同时给予针灸治疗（肾俞、关元、膀胱俞、气海、三阴交、夜尿点）。

二诊：

药后夜间尿频次数减少至 4 ～ 5 次，仍有小便失禁现象。失眠、乏力较前好转。遂继续前方 7 剂及针灸治疗。

三诊：

药后夜间尿频基本正常（1 ～ 2 次），小便失禁现象近期未出现。起居复常。

按语：

正常成人排尿频率为日间 4 ～ 6 次，夜间 0 ～ 2 次，故当排尿次数异常增多时，临床上一般称其为尿频，其可伴或不伴有尿急、尿痛、尿失禁、尿量改变症状。尿频的病因常见的有年龄、感染、神经功能失调、前列腺手术、肿瘤等，临床治疗多以康复训练为主，常难以找出具体的病因，故治疗效果不佳，且疾病易反复发作。中医学中虽无“尿频”这一病名，但有相关类似病症的记载，如淋证，《金匮要略·消渴小便不利淋病》记载：“淋之为病，小便如粟状，小腹弦急，痛引脐中。”但现代所称尿频多不伴有尿痛、腹胀等不适。或称为遗溺，如《素问·宣明五气》云：“膀胱不利为癃，不约为遗溺。”《素问·咳论篇》曰：“肾咳不已，则膀胱受之，膀胱咳状，咳而遗溺。”

关于尿频的病机，一般认为多与脾肾气虚固摄失司相关。该病病位在膀胱，与肾脏相表里，因肾主司膀胱气化，故当肾气亏虚时，肾脏无法正常调节水液代谢，肾气固摄无力使膀胱开阖失度。因阳虚为气虚之渐，故病久者常伴有命门火衰之证，火不温土，脾阳易虚，中气下陷，如《灸法秘传·遗溺》所言："遗尿者，中气虚衰，不能摄固所致也。"故对于尿频的治疗，应当以益气温肾，固精缩尿为立方之法。

该患者为高龄男性，病程长，有前列腺手术史，因反复尿频、遗尿3年就诊，伴乏力、夜寐不安、小便清长，无尿痛、尿灼热，无口干口苦等不适，形体消瘦，舌暗，体胖，舌苔黄厚、部分花剥，脉细滑稍弦，辨证为脾肾气虚，下元不固证，治疗予固脬汤加减。方中桑螵蛸、山茱萸、覆盆子、金樱子、芡实固精缩尿，补益肝肾之精，助肾固摄；沙苑子、肉苁蓉补肾助阳，温补命门之火。再重用黄芪补益中气，健脾扶正，升麻升阳举陷，携诸药以固精缩尿。因患者病程长且夜尿频影响睡眠，故佐以白芍、茯神、当归养血健脾安神，茺蔚子活血行气。配合羊脬与药同煎，取其甘温补虚之性，以摄下焦之气。除口服用药，另同时每日给予针灸治疗，以调畅经络，补肾益气，选取肾俞、关元、膀胱俞、气海、三阴交、夜尿点等穴位治疗。

尿频案二

初诊：

徐某某，女，84岁。

主诉：小便次数增多1月余。

现病史：患者1月前无明显诱因出现小便次数增多，以夜尿明显，每晚10余次，伴有耳鸣、反应力以及记忆力减退，无尿急、尿痛、发热、腰痛、恶心、呕吐等症状。曾多次在外院行中西医结合诊治，均未见明显疗效。患者既往有高血压病史5年。有2型糖尿病病史。有支气管哮喘病史10余年。

有腰椎骨折病史。有感音神经性耳病史。

刻下症：小便次数增多，白天 5 ～ 8 次，夜间 10 余次，耳鸣、反应力以及记忆力减退，睡眠差，食欲一般，大便正常，无尿急以及尿痛，无发热，无口干以及口苦，无自汗以及盗汗。

查体：舌质暗红，舌苔薄白，脉细。

中医诊断：尿频（肾阳不足）

治法：温阳补肾，缩泉止遗。

处方：肾气丸以及缩泉丸加减。

桂枝 10g、茯苓 10g、熟地黄 20g、山萸肉 10g、山药 10g、牡丹皮 10g、泽泻 10g、乌药 15g、盐益智仁 15g、盐菟丝子 20g、盐补骨脂 15g、肉苁蓉 15g、枸杞子 15g。共 3 副，每日 1 剂，分 2 次温服。

二诊：

患者诉服药 1 剂后夜间减少到 5 次，服用 3 剂后夜尿 2 次，睡眠明显改善。

按语：

肾主水司二便，尿液的生成和排泄需要肾中精气的蒸腾气化作用，肾与膀胱通过经脉互为络属，膀胱的贮尿和排泄功能，全赖于肾的气化功能，肾阳充沛，则固摄有权，膀胱开合有度，从而维持水液的正常代谢。《内经》曰："七七肾气衰，天癸竭。"该患者为 84 岁老年患者，肾阳不足、气化失常、固摄无权。肾与膀胱相表里，肾阳不足则膀胱虚冷，膀胱开合失度，膀胱气化不利，不能约束小便，故出现夜尿频。肾为先天之本，肾开窍于耳，肾精不足，则耳鸣、记忆力减退。该患者辨证属肾阳不足。治宜温阳补肾，缩泉止遗。予金匮肾气丸合缩泉丸，金匮肾气丸可补阴之虚，助阳之弱。方中六味地黄丸（熟地黄、山药、山茱萸、泽泻、茯苓、牡丹皮）滋肾水；附子、肉桂壮肾中之阳，用阴中求阳之法。"阳

得阴助而生化无穷”，以达到温补肾阳之目的。方中附子、肉桂用量小，体现了少火生气的理论

缩泉丸见于《魏氏家藏方》，由天台乌药、益智、山药仁组成。方中益智仁温补脾肾，涩精缩尿；乌药温膀胱，助气化，止小便频数；山药健脾补肾。肾气健，寒邪去，膀胱功能复常，尿频遗尿自可得治。因缺药，予菟丝子、盐补骨脂、肉苁蓉、枸杞子代替附子以补肾阳兼补肾精。全方共奏温阳补肾、兼补肾精、缩泉止遗之功。

遗尿案

余某某，男，63岁。

主诉：尿失禁3个月。

现病史：患者3个月前在外院行前列腺摘除术，膀胱造瘘管，术后出现尿失禁。

刻下症：小便失禁，不能自控，伴有小腹部阵发性刺痛，下坠感。

查体：舌质暗红，舌苔薄白，脉沉弦。

西医诊断：前列腺摘除术尿失禁。

中医诊断：遗尿（中气下陷，肾气虚衰）。

治法：益气温肾活血。

处方：

1. 尿失禁方加减

生黄芪30g，党参15g、鹿含草15g、益智仁15g、升麻15g、菟丝子15g、丹参各15g，桃仁10g，红花5g。每日1剂，水煎服。

2. 针灸

同时以补法，针刺夜尿点（双侧），隔日1次，5次为1疗程。

上述方药随证化裁，症状逐渐减轻，共服药30余剂，针刺3个疗程，小便可自行控制而尿失禁痊愈。随访半年无复发。

按语：

《诸病源候论·小便不禁候》曰：”小便不禁者，肾气虚，下焦受冷也。肾主水，其气下通于阴，肾虚下焦冷，不能温制其水液，故小便不禁也。”说明小便不禁与肾气虚关系尤为密切。治疗宜从肾论治。方中黄芪、党参补中益气，配升麻升阳举陷；益智仁、菟丝子温肾缩尿，健脾固摄，配鹿含草平补阴阳而填肾精。考虑久病必瘀，予以桃仁、红花活血化瘀之效。考虑诸药配伍，共奏温肾固摄、益气升阳、活血化瘀，使气虚得补，三焦气化得复，瘀血得化，阴阳互济，膀胱气化与约束之力恢复正常。针灸夜尿点穴位（掌面小指第一指关节横纹中点处），双侧均用强刺激捻转法，留针 20 ～ 30 分钟，隔 5 分钟用补法捻转 1 ～ 2 分钟，以增强已松弛的膀胱括约肌之收缩能力。平时选穴时亦可以加双侧三阴交以及关元穴。

尿浊案

初诊：

王某，男，64 岁。

主诉：发现泡沫尿 1 月余。

现病史：患者 1 月前无明显诱因开始发现泡沫尿，伴腰酸，肢体乏力，下肢轻度浮肿。查血压 146/90mmHg，空腹血清葡萄糖 10.4mmol/L。化验：尿蛋白（+++），眼底影像提示双眼糖尿病性视网膜病变。既往 2 型糖尿病病史 13 年余，血糖控制不佳。综合诊治后诊断考虑为糖尿病肾病。

刻下症：疲乏，口干口苦，小便短黄，大便不成形。

查体：舌红苔少，脉弦涩。

西医诊断：糖尿病肾病。

中医诊断：尿浊（气阴两虚夹瘀）。

治法：益气养阴，活血化瘀。

处方：自拟糖肾治疗方加减。

人参 10g，黄芪 15g，天花粉 10g，丹参 10g，生地黄 15g，山萸肉 10g，山药 10g，制大黄 8g。共 15 剂，每日 1 剂，水煎，分 2 次温服。

二诊：

患者服 15 剂后复诊，疲乏，口干症状缓解，大便成形。化验：尿蛋白(+)。嘱平时避免重体力活动，避免劳累，避免感染，生活调护，随访 6 月，尿蛋白（+-）。

按语：

糖尿病肾病属于糖尿病微血管病变，病程长，曹教授依据该疾病“郁、热、虚、损”的病机特点，辨证论治，指导不同时期的治疗。患者口干口苦，疲乏，小便黄少、短黄，大便不成形，舌红苔少，脉弦涩，宜益气养阴活血治疗。以《三消论》为依据指导组方用药：上消者选用生地黄、丹参、人参；中消者选用山药、天花粉；下消者选用山茱萸、大黄。山药“本属食物，气虽温而却平，为补脾肺之阴，是以能润皮毛，长肌肉”（《本草求真》），《生草药性备要》称其“能消痈疽疔毒，止痢疾，洗痔疮，去皮肤血热”。天花粉“主消渴，身热，烦满大热，补虚，安中，续绝伤”（《神农本草经》）。丹参、大黄、生地黄、天花粉四药合用，凉血生血，癥瘕积聚得破，脉管得以生长，使糖尿病病变大血管得以修复。本方选用生地黄，凉血，生血，补肾之真阴，患者虚而有热者用之，取滋阴以退阳之意。方中使用山茱萸秘精气，填精髓，补肾气，兴阳道，肾水阴寒之虚得补，津液化生有源。全方益气养阴，活血通络；补益不腻滞，行气不伤血；扶正祛邪，标本兼治。曹教授用药把握气、瘀、血、燥与糖尿病大血管病变高血糖“代谢记忆”的关系，秉承了“治消渴者，补肾水阴寒之虚，而泻心火阳热之实，除肠胃燥热之甚，济人身津液之衰，使道路散而不结，津液生而不枯，气血利而不涩，则病日已矣”的治疗思想。

热淋案

初诊：

万某，男，50岁。

初诊日期：2022年9月5日。

主诉：小便不利7天。

现病史：患者7天前无明显诱因出现小便不利，夜间明显；尿频、尿急、尿痛，夜尿多。自述在当地诊所就医输液2日（具体药物不详），无明显好转。县级医院彩超示：前列腺增生。

刻下见：尿频、尿急，尿痛，夜尿增多，小便排出不畅、尿等待，双眼睑及双下肢未见水肿。

查体：舌质暗红，舌体偏胖，舌边有齿痕，舌面有裂纹，舌苔薄白，脉弦滑。

西医诊断：前列腺增生。

中医诊断：淋证（热淋）。

治法：清热利湿。

处方：八正散加减。

大黄5g（后下）、车前子15g（包煎）、川木通10g、瞿麦15g、甘草5g、栀子8g、滑石30g（包煎）、萹蓄15g、苦参10g、白鲜皮15g、车前草15g、小通草6g、黄柏5g、龙胆草5g、桑螵蛸10g、合欢皮15g、五味子10g。

7剂，每日1剂，分2次温服。

二诊：

药后便意感减轻，夜间小便不利改善。舌质暗红，舌体胖，舌边有齿痕，舌面有裂纹，舌苔薄白，脉弦滑。

大黄（后下）5g、车前子15g（包煎）、川木通10g、瞿麦15g、甘草5g、栀子8g、滑石30g（包煎）、萹蓄15g、苦参10g、白鲜皮15g、车前草15g、小通草6g、黄柏5g、龙胆草5g、桑螵蛸10g、合欢皮15g、五味子10g。

按语：

淋证，是指以小便频数，淋沥涩痛、小腹拘急引痛为主症的疾病。基本病机为湿热蕴结下焦，肾与膀胱气化不利。曹教授认为淋证急则治其标、缓则治其本。正虚为本，湿热为标，治疗采用大黄、车前子、川木通、瞿麦、栀子、滑石、萹蓄、车前草、小通草清热利尿通淋，黄柏、龙胆草、苦参、白鲜皮清热燥湿，桑螵蛸固精缩尿，五味子收敛固涩、补肾。服药2周，随访患者诸症基本消除而痊。

血淋案

初诊：

毛某，女，28 岁。

主诉：尿血 1 年。

现病史：患者于感冒发热后出现肉眼血尿、蛋白尿，经肾穿刺活检诊为 IgA 肾病。曾予雷公藤多甙片、金水宝胶囊、肾复康胶囊等治疗，病情反复。尿常规提示红细胞 1 ～ 30 个 /HP，尿蛋白 1+ ～ 2+，24h 尿蛋白定量 1.2 ～ 1.9g/d。每因劳累或感冒后即出现肉眼血尿、蛋白尿，病情反复已 1 年余。近日又因感冒出现肉眼血尿、蛋白尿。

刻下症：症见解肉眼血尿，两目干涩，腰酸腰痛，咽干咽痛，口干喜饮，纳食尚可，大便偏干。

查体：舌暗红，舌苔薄黄微腻，脉弦细。

西医诊断：IgA 肾病。

中医诊断：血淋（脾肾两虚，外感风热）。

治法：疏散风热、补肾健脾。

处方：六味地黄丸加减。

生地黄 10g，赤芍 9g，淮山药 30g，泽泻 10g，牡丹皮 10g，川芎 10g，小蓟 30g 党参 15g，生黄芪 30g，青风藤 20g，蝉蜕 6g，木蝴蝶 6g，菊花 9g，生甘草 6g。

14 剂，每日 1 剂，分 2 次服温服。

二诊：

肉眼血尿消失，两目干涩、咽干咽痛症状减轻，但仍感腰酸腰痛、口干喜饮。尿常规：蛋白（1+），红细胞 5 ～ 8 个 /HP，24 小时尿蛋白定量 0.8g/d。

守方，去木蝴蝶、菊花，加女贞子 15g、桑椹 15g、鬼箭羽 20g。

14 剂，每日 1 剂，分 2 次服温服。

三诊：

咽干咽痛等外感症状明显缓解，腰酸腰痛、两目干涩好转。尿常规：蛋白（-），红细胞（-），24h 尿蛋白定量 0.13g/d。

守上方去小蓟、赤芍、蝉蜕，加杜仲 10g、牛膝 10g、山萸肉 15g。

30 剂，每日 1 剂，分 2 次服温服。

四诊：

病情稳定，为巩固疗效。30 剂，每日 1 剂，分 2 次服。尿常规检查正常。

按语：

该患者病程 1 年余，就诊时出现肉眼血尿、蛋白尿，症见两目干涩，腰酸腰痛，咽干咽痛，口干喜饮，纳食尚可，大便偏干，解肉眼血尿，舌暗红，舌苔薄黄微腻，脉弦细。辨证为外感风热，侵袭肺卫，致肺失宣降，损伤脾肾，使病情反复。属本虚标实之证，治法予疏散风热、补肾健脾。首诊时因外感风热之邪而起，治风为主要目的，方中青风藤、蝉蜕、菊花疏风清热，木蝴蝶润肺利咽，因患者解肉眼血尿，故予小蓟、赤芍凉血止血，泽泻、牡丹皮清热。此患者除外风侵袭外，亦有本虚不足，予党参、生黄芪、生地黄健脾益气固本。此外，方中针对血瘀致病的特点佐以川芎活血化瘀，甘草调和诸药为使。二诊时患者外感渐消，加女贞子及桑椹子补肾滋阴，鬼箭羽清热解毒、降尿蛋白。三诊时外邪已除，加用补肾摄精之品扶正固本，恢复正气，防止复发。

石淋案

石淋案一

初诊：

患者，胡某某，男 57 岁。

主诉：左侧腰腹部疼痛 9 天。

现病史：患者 9 天前无明显诱因出现左侧腰腹部疼痛，伴恶心，无呕吐，无寒战高热，无腹胀腹泻。CT 提示：左侧输尿管中段（平 L4 椎体水平）结石并以上尿路梗阻，左肾周炎性渗出。予以抗感染、镇痛等治疗，1 周后腰腹部疼痛仍存在。复查 CT 提示左侧输尿管中段结石并以上尿路轻度梗阻积水。其为接受中医治疗来我院中医科就诊。

刻下症：腰腹部疼酸痛、呈持续性疼痛，大便有黏液，不成形，口黏，尿急、时有尿血以及尿痛。

查体：舌质红，舌苔黄厚腻，脉滑。

西医诊断：输尿管结石。

中医诊断：石淋（湿热互结）。

处方：清热利湿法。

治法：八正散合三金汤加减。

瞿麦 30g、萹蓄 30g、滑石 15g（包煎）、川木通 6g、盐车前子 10g（包煎）、炒栀子 10g、大黄 10g、甘草 10g、金钱草 30g、海金沙 30g、鸡内金 10g、黄芪 30g、枳实 10g、桔梗 10g、王不留行 30g、川牛膝 15g。

共 3 剂，每日 1 剂，分 2 次温服。

服用中药后嘱患者多饮水，同时予以生理盐水 1000mL 静脉输液，呋塞米 20mg 静脉注射。服药后可适当做跳跃运动。

二诊：

服药 2 剂后自觉有砂石排出。复查 CT 提示原左侧输尿管结石未见显示，左尿路梗阻基本缓解，左肾周渗出基本吸收。

按语：

八正散是清热利湿的常用方。方中萹蓄、瞿麦苦寒，善清利膀胱湿热，引湿热下行，为君药。滑石、木通、车前子均能清热利尿，通淋利窍。栀子通泻三焦之火，大黄通腑泻热，使湿热之邪从二便分消。甘草调和诸药，缓急止痛。加金钱草、海金沙、炒鸡内金通淋排石，黄芪、枳实补气、理气，黄芪配桔梗一升一降，气机通畅，则道路畅通，利于石邪下行。王不留行、川牛膝活血通经、利尿通淋，引药下行。配合输液以及利尿可以增强排石效果。

石淋案二

初诊：

邓某某，男，33 岁。

主诉：腰痛半年。

现病史：患者半年前无明显诱因出现腰痛，阵发性发作，痛则难耐。2022 年 10 月 8 日来我院中医科就诊。泌尿系彩超示双肾结石，右 5.5mm×5.0mm，位于中下极；左 4.0mm×3.2mm，位于中极。

刻下症：腰痛，阵发性发作，痛则难耐，伴有尿灼热、口干，大便干结，无口苦，无发热，无尿血。

查体：舌质暗红，舌体偏胖，舌边有齿痕，舌苔薄黄，脉弦滑。

西医诊断：肾结石。

中医诊断：石淋（湿热蕴结）。

治法：清热利尿、通淋排石。

处方：八正散和石韦散加减。

瞿麦 15g、川木通 8g、甘草 5g、滑石 30g（包煎）、车前子 15g（包煎）、萹蓄 15g、石韦 10g、通草 6g、栀子 10g、大黄（后下）5g、泽泻 10g、海金沙 30g、金钱草 30g、枳实 15g。

12 剂，每日 1 剂，分 2 次温服。嘱多喝水、做跳跃运动以便结石排出，建议少吃豆制品及菠菜。

二诊：

服药期间腰剧烈疼痛，已排出石头一枚。舌质暗红，舌体偏胖，舌边有齿痕，舌苔薄黄，脉弦滑。中药守上方加车前草。

瞿麦 15g、川木通 8g、甘草 5g、滑石 30g（包煎）、车前子 15g（包煎）、萹蓄 15g、栀子 10g、大黄（后下）5g、泽泻 10g、海金沙 30g、金钱草 30g、石韦 10g、通草 6g 、枳实 15g、车前草 15g。

12 剂，每日 1 剂，分 2 次温服。继续嘱多喝水、做跳跃运动以便结石排出，建议少吃豆制品及菠菜。

12 剂后患者未再发作腰痛。

按语：

八正散是清热利湿的常用方。方中萹蓄、瞿麦苦寒，善清利膀胱湿热，引湿热下行，为君药。滑石、木通、车前子均能清热利尿，通淋利窍。栀子通泻三焦之火，大黄通腑泻热，使湿热之邪从二便分消。甘草调和诸药，缓急止痛。加石韦合成石韦散之意，因药房缺药，改用冬葵子泽泻利水，共奏清热利湿、通淋排石之效。加金钱草、海金沙增加通淋排石之功效。加枳实理气，气机通畅，则道路畅通，利于石邪下行。配合多喝水、做跳跃运动，增强排石效果。

石淋案三

初诊：

陈某，男，44岁。

主诉：左侧腰痛3天。

现病史：患者诉3天前无明显诱因开始出现左侧腰痛，伴尿频尿急，查尿液分析提示白细胞（++）、红细胞（+++），蛋白（+-），泌尿系彩超提示左侧肾输尿管结石4mm×3mm。患者自发病以来，腰痛隐隐，间断刺痛、绞痛，小便排出不爽。既往有高尿酸病史，余无特殊。

刻下症：左侧腰部间断刺痛、绞痛，伴尿频尿急，心中烦闷，饮食可，睡眠不佳，小便排出不爽，大便干结。舌质红，舌苔黄稍厚腻，脉滑数。

西医诊断：肾结石。

中医诊断：石淋（下焦湿热）。

治法：清利湿热，排石通淋。

处方：八正散加减。

滑石30g（包煎）、萹蓄15g、瞿麦15g、木通10g、车前子15g（包煎）、大黄5g、栀子8g、海金沙30g、金钱草30g、鸡内金10g、石韦20g、枳实15g、车前草15g。

7剂，每日1剂，水煎服每日2次。同时嘱患者多饮水、勤排尿，适当运动。

二诊：

患者诉服药后排出小结石1枚，腰痛较前缓解，稍有腰酸，尿频尿急感较前缓解，大便稀软。舌质淡红，舌苔薄白，脉稍细。故调整方药如下：

黄芪 30g、杜仲 15g、萹蓄 15g、瞿麦 15g、木通 10g、车前子 15g（包煎）、栀子 8g、海金沙 30g、金钱草 30g、鸡内金 10g、石韦 20g、车前草 15g、泽泻 15g。

5 剂，每日 1 剂，水煎服，每日 2 次。建议用药结束后复查尿液分析、泌尿系彩超。

按语：

肾结石在中医学属于"淋证"范畴，根据症状不同，可分为"石淋""血淋"等，以腰痛起病的可称为"腰痛"，或排尿困难者为"癃闭"。该病一般认为以湿热为常见病机，患者多有饮食不节，或伤于环境、或肾虚气化不足，故湿邪内蕴下焦，日久化热，煎熬成石，进一步阻碍气机血运，影响膀胱与肾脏的正常生理功能，出现小便涩痛、血尿、腰背疼痛等临床症状。正如《诸病源候论·石淋候》所言："石淋者，淋而出石也。肾主水，水结则化为石，故肾客砂石。肾虚为热所乘，热则成淋。其病之状，小便则茎里痛，尿不能卒出，痛引少腹，膀胱里急，沙石从小便道出，甚者塞痛合闷绝。"虽然现代医学多采用手术治疗，但常伴有不同程度的肾脏损害或反复泌尿系统感染风险。故对于结石较小的患者，可合理运用中药治疗，减轻患者痛苦，避免并发症的发生。

该患者因腰痛 3 天就诊，处于急性期，伴尿频尿急，心烦便结，舌质红，舌苔黄稍厚腻，脉滑数，符合湿热留滞下焦的表现，故治疗予八正散加减。方中滑石滑利尿道，清热祛湿，利尿通淋；木通清利心火，引火从小便排出；萹蓄、瞿麦、车前子、车前草利尿通淋，清热解毒；金钱草、海金沙、鸡内金"三金"合用能清热通淋，化石排石。栀子引热邪从三焦而去，大黄、枳实通腑邪热，诸药合用，共奏清利湿热，排石通淋之效，如《医宗必读》所言："清其积热，涤去砂石，则水道自利。"患者二诊已排出部分结石，腰痛、尿急症状较前好转，故继续利尿通淋巩固治疗，同时患者大便稀软，仍有腰酸之感，故减缓通腑邪热之力，增益气补肾之效以攻补兼施。

水肿案

水肿案一

初诊：

刘某某，男，41 岁。

主诉：发现血肌酐升高 10 余年。

现病史：患者 2011 年 5 月发现尿蛋白（+++）、隐血（++），肾穿刺提示为局灶节段性 IgA 肾病。查血肌酐 165umol/L，24 小时尿蛋白定量 1.2g，血压 140/90mmHg，自觉口干不欲饮水，腰酸，急躁易怒，大便干燥，时有双下肢浮肿。

刻下症：口干不欲饮水，腰酸，急躁易怒，大便干燥，时有双下肢浮肿。

查体：血压 140/90mmHg。舌质紫暗，舌苔薄黄，脉弦细。

西医诊断：慢性肾小球肾炎，局灶节段性 IgA 肾病，慢性肾功能不全。

中医诊断：水肿（肾虚肝郁、瘀血内阻）。

治法：活血利水。

处方：当归芍药散加减。

当归 15g，川芎 12g，赤芍 15g，白术 15g，茯苓 25g，柴胡 15g，黄芩 15g，清半夏 10g，鸡血藤 30g，制鳖甲 25g（先煎），大黄炭 10g，生黄芪 45g，生熟地各 15g，山药 20g，山萸肉 20g。14 剂，水煎服，每日 1 剂，分 2 次温服。

二诊：

患者居住地为外地，自行口服上方半年，双下肢浮肿好转，偶口干，复查血肌酐180umol/L，24小时尿蛋白定量1g，血压140/80mmHg。仍有腰酸，大便调。舌质暗，舌苔薄黄，脉弦细。

当归15g，川芎12g，赤芍15g，白术15g，茯苓25g，柴胡15g，黄芩15g，清半夏10g，鸡血藤30g，制鳖甲25g先煎，大黄炭20g，生黄芪45g，生熟地黄各15g，山药20g，山萸肉20g，穿山龙20g。14剂，水煎服，每日1剂，分2次温服。

三诊：

患者未规律复诊，自行口服上方1年，双下肢偶间断浮肿，尿蛋白转阴，诉腰膝酸软，食欲睡眠尚佳，大便调。查血压140/80mmHg。舌质暗，舌苔薄黄，脉弦细。

当归15g，川芎12g，赤芍15g，白术15g，茯苓25g，柴胡15g，黄芩15g清半夏10g，鸡血藤30g，制鳖甲25g（先煎），大黄炭20g，生黄芪45g，生熟地黄各15g，山药20g，山萸肉20g，穿山龙20g，三棱10g，莪术10g。共14剂，每日1剂，分2次温服。

四诊：

患者近10年自行间断口服上方，复查尿蛋白转阴，自测血肌酐在120～140μmol/L之间。

按语：

慢性肾脏病病情缠绵冗长，久病入络，可出现血瘀及水湿等证，临床可见水肿，腰痛，少尿或伴血尿，舌质紫暗或有瘀斑。此外，患者常伴有高血压。曹教授治以活血利水，方用当归芍药散加减。

此患者病理表现为局灶节段性肾小球硬化伴高血压，预后往往不好。活血利水法不仅可以减少尿蛋白排泄，还可保护肾功能。对慢性肾脏病伴高血压患者效果尤佳。曹教授还联用鳖甲、大黄炭、鸡血藤、三棱、莪术等加强活血祛瘀、软坚散结之效，故取得了良好的临床疗效。

曹教授认为当归芍药散作为活血利水法的代表方剂，常用于治疗高血压合并水肿的慢性肾病患者。若慢性肾功能不全患者血肌酐增高，需要联合活血散结药，但临床使用应注意，若患者联合使用阿司匹林等抗血小板药，则活血散结药需要适度减量。

水肿案二

初诊：

刘某，女，63岁。

主诉：反复浮肿1年余。

现病史：患者1年多前受凉后开始出现反复浮肿，伴肢体乏力，倦怠感。查蛋白（++++），曾在当地医院行糖皮质激素治疗，浮肿消退，尿蛋白仍在（+++）～（++）。肾图示双肾功能轻度受损，血尿素氮（BUN）10.353mmol/L。血压190/110～170/90mmHg，并有乙型病毒性肝炎史，合并脂肪肝。临床诊断为肾病综合征（患者拒绝行肾穿刺活检术）。

刻下症：患者腰痛乏力，心慌胸闷，心前区疼痛，下肢轻度浮肿，畏寒，口黏口干，饮水不多，纳差恶心，大便稀，尿短黄。舌红，舌苔薄黄，脉滑。

西医诊断：肾病综合征。

中医诊断：水肿（气虚，浊气不降）。

治法：益气滋肾，活血利水。

处方：当归芍药散加减。

当归10g，赤芍15g，川芎10g，白术10g，茯苓15g，泽泻15g，怀牛膝10g，车前子15g（包煎），丹参12g，川续断12g，党参12g，生黄芪

30g，陈皮 10g

患者每日 1 剂，服药 30 剂。

二诊：

患者服用 30 剂药物后，诸症减轻，尿蛋白微量。继续以上方加减治疗，病情稳定，临床症状不明显，下肢未见明显浮肿，尿蛋白转阴。

按语：

曹教授认为早期的肾病综合征以益气滋肾、活血利水为治法，当归芍药散加减。临床中瘀血为肾病综合征最常见的兼夹证，如果瘀血症状突出，可扶正祛瘀，方如补中益气汤合桂枝茯苓丸或血府逐瘀汤等。如果瘀血与水湿相合，湿瘀互结，则更使病情缠绵难已，症见水肿尿少、腰痛固定、舌质暗紫或有瘀斑、瘀点等，可用当归芍药散、桂枝茯苓丸合五苓散、五皮饮等治之。此病主要病机为血行不利，当瘀血形成，又可郁而化热、助热，致瘀热相搏。表现为全身或局部的血流动力学改变，造成血液循环障碍，局部缺血、瘀血、出血、血栓、水肿，使组织细胞发生炎症、水肿、糜烂、变性、坏死、异常增生等改变。《本草便读》曰："丹参，功同四物，能祛瘀以生新，善疗风而散结，性平和而走血……活血之力有余，为调血分之首药。"

水肿案三

初诊：

李某某，女，51岁。

主诉：蛋白尿1年余。

现病史：患者1年多前发现蛋白尿，24小时尿蛋白定量1g左右，未行肾穿刺活检，间断口服中药治疗。我院4月4日查尿常规示：红细胞143/HP，白细胞5.4/HP，尿蛋白2g/L，管型（-）。

刻下症：乏力、下肢轻度浮肿，畏寒，皮肤瘙痒、夜寐欠安，大便偏干，日1行。

查体：舌质淡，舌体胖，舌边有齿痕，舌苔白腻，脉细。

西医诊断：慢性肾小球肾炎。

中医诊断：水肿（脾肾亏虚）。

治法：温阳益气、活血利水。

处方：地肤子30g，白鲜皮20g，干姜10g，白芍20g，麻黄10g，桂枝15g，干姜10g，肉桂6g，生黄芪30g，地龙15g，穿山龙15g，鬼箭羽15g，石韦20g，牛蒡子20g，柴胡30g，黄芩15g。每日1剂，水煎温服。

患者首服15剂后复诊。

二诊：

患者夜寐欠安较前略好转，仍有皮肤瘙痒，乏力，咽痛。舌淡胖，舌苔白腻，脉细。

处方：地肤子30g，白鲜皮20g，干姜15g，白芍20g，黄连10g，阿胶珠10g，生黄芪15g，当归15g，穿山龙15g，鬼箭羽15g，酸枣仁15g，牛蒡子20g，柴胡30g，黄芩15g。

三诊：

在前方基础上化裁，连续服药半年，患者偶有乏力，下肢浮肿不明显，夜间睡眠尚可，大便偏干，每日 2 ～ 3 次。患者不欲继续服药而未进行治疗。

按语：

蛋白尿、水肿，中医辨证多责之于肺、脾、肾三脏。本例肾病水肿患者除蛋白尿外，乏力、畏寒等阳虚症状明显，故属中医脾肾阳虚之证。肾与膀胱相表里，患者因肾病综合征里阳已虚，正气不足，太阳表邪由经入腑，阻碍膀胱气化功能，膀胱气化不利则水液不出，则见浮肿或小便不利。故治疗脾肾阳虚型肾病水肿时，除了想到真武汤等温阳利水的处方外，还需勿忘温阳解表、化气利水的治法。此外，慢性肾病常因外感诱发或加重，故治疗肾病水肿时，还应注意从肺论治。

水肿案四

初诊：

刘某，男，49 岁。

主诉：糖尿病 11 年，发现血肌酐升高 1 月余。

现病史：患者高血压，糖尿病病史 11 年，以阿卡波糖联合胰岛素皮下注射控制血糖；以缬沙坦氨氯地平及琥珀酸美托洛尔缓释片控制血压，平素血压控制在 140/80mmHg，未规律监测血糖。于 2018 年 3 月南昌大学第二附属医院查：肌酐 129.9 μ mol/L，尿素氮 8.93mmol/L，估算肾小球滤过率 48.89mL/min/1.73m^2，尿微量白蛋白 / 肌酐 216mg/mmol，24 小时尿蛋白定量 1.55g。诊断为糖尿病肾病Ⅳ期，CKD3 期。予百令胶囊及海昆肾喜胶囊治疗，为求减少蛋白尿，延缓肾脏病进展。于门诊就诊。

刻下症：双下肢无力、水肿，易于疲乏，精神欠佳，尿中有泡沫，纳眠尚可，夜尿3～4次，大便正常。舌质暗红，舌苔黄腻，脉弦细。

查体：140/80mmHg，双下肢水肿，舌暗红，舌苔黄腻，脉弦细。

西医诊断：糖尿病肾病Ⅳ期、慢性肾脏病3期。

中医诊断：水肿（气阴两虚夹瘀）。

治法：益气养阴、清热利湿。

处方：患者因个人原因暂拒服用中药汤药，遂予以黄葵胶囊口服治疗。

二诊：

患者2018年5月复查：血肌酐189.1μmol/L，尿素氮11.84mmol/L，估算肾小球滤过率31.05mL/min/1.73m^2，24小时尿蛋白定量2.39g。血压：112/78mmHg，平素自觉双下肢无力，易于疲乏，精神欠佳，尿中有泡沫，纳眠尚可，夜尿3～4次，大便正常。舌质暗红，舌苔黄腻，脉弦细。中医辨证肝脾肾气阴两虚夹瘀证，予参芪地黄汤合自拟糖肾颗粒加减，处方：生黄芪45g，党参25g，炒白术30g，当归15g，地龙10g，鸡血藤30g，生地30g，黄连25g，山药30g，山萸肉15g，茯苓25g，穿山龙30g，大黄炭10g，枳壳10g，鬼箭羽25g，炙鳖甲25g（先煎），三七粉3g（冲服）。14剂，水煎服，每日1剂，分2次温服。

三诊：

患者6月复查：血肌酐119μmol/L，尿素氮10.22mmol/L，估算肾小球滤过率54.35mL/min/1.73m^2，24小时尿蛋白定量0.49g。诉乏力较前有所好转，双下肢无力减轻，尿中泡沫明显减少，近日口角出现溃疡，纳眠可，大便偏干，日一行。舌质淡红，舌苔白，脉弦细。血压：120/66mmHg。处方：生黄芪30g，生白术30g，太子参15g，黄连15g，山药15g，鬼箭羽20g，生甘草30g，黄芩10g。14剂，水煎服，每日1剂，分2次温服。

四诊：

患者随诊至今，基本维持原方治疗，并根据患者病情变化随证加减。如血压不稳定时则加大当归用量，并加怀牛膝以引火下行，控制血压；劳累后出现双下肢浮肿时加大黄芪用量，并加车前子利水消肿。患者2019年2月复查：肌酐83.2μmol/L，尿素氮7.34mmol/L，估算肾小球滤过率83.19mL/min/1.73m^2，24小时尿蛋白定量0.49g。

按语：

该患者辨证为肝脾肾气阴两虚夹瘀证，予益气柔肝，补肾活血之参芪地黄汤合糖肾方加减。方中黄芪为君，补脾肾之气以行血；患者平素乏力明显，配伍党参助补气之力；白术、茯苓为健脾补中常用药，促进脾胃运化水谷精微；山药干、温，可补肾中之水，又能宣通五脏；生地、山萸肉酸甘化阴，柔肝补肾，亦能收敛固涩；大剂量补气药之中配伍枳壳以行气，使补而不滞，宣畅气机；当归、三七、鸡血藤活血化瘀；鬼箭羽味苦善于坚阴，性寒入血，其功专于血分，亦可清解阴分之热；大黄炭推陈致新，使瘀血得去，新血得生，亦有泻下浊毒之力；鳖甲养阴平肝，祛瘀通络；地龙宣散络脉瘀热，兼利小便；穿山龙入肝肾经，祛除肾络风邪，使邪去正安。

曹教授认为糖尿病肾病患者治疗要点在于中西医结合治疗，中医辨证上主要为分期辨治及从肝论治，同时也应注意西药的使用。控制好血糖及血压对于肾脏病的进展至关重要，不可忽视。

水肿案五

初诊：

蒋某，男，56岁。

主诉：水肿1年余，加重1月。

现病史：患者1年多前无明显诱因出现双下肢浮肿，于当地医院就诊，查尿蛋白2+，24小时尿蛋白定量2.75g，行肾穿刺活检示膜性肾病、乙肝相关性肾炎。口服缬沙坦治疗后复查24小时尿蛋白2.08g，于当地医院加用环孢素治疗，水肿逐渐好转，复查24小时尿蛋白最低0.46g。近1月劳累后再次出现水肿加重，复查24小时尿蛋白定量1.5g，当地医院建议加用激素冲击治疗。患者为求中医治疗就诊。

刻下症：双下肢浮肿，乏力，腰膝酸软，食欲尚可，睡眠欠佳，二便调。

查体：血压130/80mmHg，双下肢指凹性浮肿。舌暗红，舌苔黄腻，脉弦细。

西医诊断：膜性肾病、乙肝相关性肾炎。

中医诊断：水肿（肾虚血瘀证）。

治法：滋补肝肾、活血利水。

处方：柴胡30g，黄芩15g，太子参30g，生黄芪80g，川芎12g，水蛭9g，茯苓30g，山茱萸25g，山药30g，熟地黄60g，牡丹皮20g，益母草30g，穿山龙30g，百花蛇舌草30g，络石藤30g，炒白术30g，酸枣仁25g，茵陈30g，百合30g。14剂，水煎服。

二诊：

患者双下肢水肿明显好转，偶口苦，仍有腰膝酸软、睡眠欠佳，二便调。舌暗红，舌苔黄腻，脉弦细。复查24小时尿蛋白定量0.31g。

处方：柴胡30g，黄芩15g，太子参30g，生黄芪80g，川芎12g，当归 25g，茯苓 30g，山茱萸 25g，山药 30g，熟地黄 45g，牡丹皮 20g，鬼箭羽 15g，穿山龙 30g，白花蛇舌草 30g，络石藤 30g，炒白术 30g，酸枣仁 25g，百合 30g，炒栀子 6g，白芍 30g。续断 15g，桑寄生 30g，14 剂，水煎温服。

三诊：

患者自行规律服用前方 2 月余，无明显双下肢浮肿，腰膝酸软较前好转。舌暗红，舌苔薄黄腻，脉弦细。复查 24 小时尿蛋白定量 0.17g。患者病情平稳，停用中药汤剂，嘱其口服六味地黄丸收功。

按语：

乙型肝炎病毒 (HBV) 感染是全球范围内重要的公共卫生问题之一。感染不仅可导致慢性肝炎肝硬化和肝癌，自 1971 年 Combes 报道了第 1 例膜性肾病并发现肾小球内有乙肝表面抗原沉积的患者，HBV 感染与肾脏病变的关系引发了专家学者的关注。1989 年我国在北京召开了有关该病的专题研讨会，将此病统一命名为“乙型肝炎病毒相关性肾炎”(HBV—GN)，简称“乙肝肾”。它是指由 HBV 直接或间接诱发的肾小球肾炎，经血清免疫学及肾活检免疫荧光所证实，并除外病因明确的其他继发性肾小球肾炎（如狼疮性肾炎）的疾病。常见的病理类型有：膜性肾病、膜增生性肾小球肾炎、系膜增生性肾小球肾炎（包括 IgA 肾病）、毛细血管内增生性肾小球肾炎、局灶节段性肾小球肾炎等。其中，最常见的病理类型为膜性肾病，为继发性膜性肾病中最常见的一种。

我国为 HBV 感染的高发地区，人群中 HBV 携带率高达 10%，伴肾小球肾炎的发生率约为 8.9%，占乙肝患者的 8% ~ 13%。HBV—GN 的发生与 HBV 感染密切相关，HBV—GN 的发病率也大致与 HBV 感染率相平行。

古代中医文献学未见乙肝肾记载。从近 10 年的文献报道中可以看出，中医学者对乙肝肾的认识尚未统一，也很难用某一病名统括起来，但多数根据其症状及演变规律，归属于“水肿”“尿浊”“尿血”“虚劳”“腰痛”等范畴。中医早在几千年前就有“肝肾同源”“乙癸同源”的记载，历代医家从“肝肾同源”理论出发，将肝肾同治理论应用于本病治疗。

1. 肝肾同治

肾藏精，主封藏，肝藏血，主疏泄。两者的生理关系可概括为：母子相生、精血同源、藏泄互用。不但生理联系如此，而且病理影响亦然。肝肾的病理关系可概括为：水不涵木、精血不荣、藏泄失司等。肝肾同治是肝肾同源理论在治疗方面的总结，由李东垣首次明确提出：“肾主骨，为寒，肝主筋，为风，自古肝肾之病同一治，以其递相维持也。”《医宗必读》曰：“东方之木，无虚不可补，补肾即所以补肝；北方之水，无实不可泄，泻肝即所以泄肾……故曰：肝肾同治。”在此理论指导下，中医治疗学上形成了“肾病治肝”“肝病治肾”“肝肾同治”的理论体系。具体在本病治疗过程中，根据病情的不同，或肝肾同补，或肝肾同清，或疏肝补肾。

2. 脾肾双顾

人体正气不足是导致本病发生的内在原因，脾肾两虚是关键。乙肝之为病，无论是湿热疫毒蕴结，抑或夹有肝郁不舒、枢机不利等，均可使脾胃升降功能失调、肝肾亏虚，最终健运失司、代谢失常。健脾补肾是慢性肾病治疗中最为常用的传统治疗方法。乙肝肾的西医治疗有明确的抗病毒药物，中医中药治疗的重点在于扶正祛邪，使祛邪不伤正，着眼点就在于调理脾肾。病变初期为祛邪之际，十衰其七八即可，不可尽剂，在清肝凉血解毒或清热利水消肿之中，有是证用是药，不可重投久施苦寒伐中之品，并酌加护中益胃之物，使中土康健，方能培土以制水；及至疾病中后期，虚实夹杂、正虚邪恋之际，当以扶正为要，多用益气健脾、滋养肝肾等法，以增强机体抵抗力，促使病情改善，并减轻西药的副反应，起到减毒增效的作用。

3. 重视活血化瘀

湿热疫毒固然是本病致病的主要病理因素，但湿热久蕴，气机郁滞，血行受阻，加之久病耗气伤阴，血行迟缓无力，必致瘀血形成。故在病程发展变化过程中，气滞血瘀或气虚血瘀是必然结果。活血化瘀应贯穿于治疗始终。

4. 分期论治

HBV—GN病程较长，不同的病变阶段邪有轻重，虚实有异，故宜分期施治、攻补相宜，且治肝治肾治脾互相兼顾、交错而行。病变初期以标实为主，多因湿热蕴结于肝，下及于肾，治以祛邪安正，宜清热利湿、凉血解毒、利尿通淋。病变中期本虚标实并重，多因湿热瘀毒互结并渐伤正气，故治以祛邪兼扶正固本，扶正宜疏肝理气、固肾泄浊、益气健脾。病变后期以本虚为主，多见肝肾阴虚、脾肾阳虚或气阴两虚，故治以扶正固本，宜滋养肝肾、健脾柔肝、调理阴阳。

本例患者曹正柳教授认为：本病病机为本虚标实，病位在肝、肾、脾三脏。随病程进展，其病理变化呈现出本虚标实、虚实夹杂、正虚邪恋的特点。本虚包括肝肾阴虚、脾肾气（阳）虚、气阴两虚和阴阳两虚，标实多与外感毒邪、湿热氤氲、瘀血阻络密切相关。临证注意鉴别，合理加减运用药物。

水肿案六

初诊：

王某，男，66岁。

主诉：高血压25年，眼睑浮肿半年。

现病史：患者发现血压升高25年，血压最高达180/100mg。现规律口服硝苯地平控释片1片，每日1次；氯沙坦氢氯噻嗪1片，每日1次，血压控制在130～160/80～90mmHg左右。患者近半年无明显诱因开始出现眼睑浮肿，曾于医院查尿常规、肝肾功能、甲状腺功能，均无明显异常。

刻下症：双侧眼睑浮肿，偶有头部昏沉感，口苦，食欲、睡眠佳，二便基本正常。

查体：血压 160/80mmHg，心率 84 次 / 分。舌质暗红，舌苔薄白，脉弦涩。

西医诊断：高血压 3 级。

中医诊断：水肿（虚阳上亢、瘀血内阻）。

治法：活血利水。

处方：菊花 10g，钩藤 15g，益母草 10g，牡丹皮 15g，泽兰 15g，茯神 30g，车前草 15g，赤芍 15g，当归 15g，川芎 10g，生地黄 10g，丹参 10g，鸡血藤 15g，山萸肉 10g，黄芩 6g，柴胡 10g。共 15 剂，每日 1 剂，分 2 次水煎温服。

患者服用 15 剂后复诊。

二诊：

患者眼睑浮肿、头晕均较前明显好转，食欲、睡眠佳，大便偏干，日一行。血压 140/80mmHg。舌暗红，舌苔薄白，脉弦。

菊花 10g，钩藤 15g，益母草 10g，牡丹皮 15g，泽兰 15g，茯神 30g，车前草 15g，赤芍 15g，当归 20g，川芎 10g，生地黄 20g，丹参 10g，鸡血藤 15g，山萸肉 10g，黄芩 6g，柴胡 10g。

三诊：

患者眼睑浮肿消失，血压控制良好，130 ~ 140/80mmHg，大便基本正常，小便通畅。嘱患者继续监测血压，注意生活规律，饮食平衡，二便调，中药暂停。

按语：

中医无“高血压病”这一诊断，但高血压病患者常有头晕目眩、头痛等症状，故多将其归属到“头痛”“眩晕”等范畴。病程日久，常合并浮肿、蛋白尿、中风等变证。其病机为久病肝肾阴亏，阴不敛阳，肺脾肾俱虚引发的气、血、水运行不畅。病位多归于肝、肾、心。

本例患者为中老年男性，肝肾素亏，阴不敛阳，则发为头晕。《景岳全书》言“无虚不作眩”；《素问。至真要大论》言“诸风掉眩，皆属于肝”。故病位在肝。且患者高血压日久，久病血脉虚涩，瘀血内停，血与水结，发而为病，则见眼睑浮肿，故治以疏肝活血利水，方以当归芍药散加减。

肝主疏泄，具有保持全身气机疏通畅达，通而不滞，散而不郁的作用。肝主疏泄是保证机体气机调畅、精神情志平和、消化吸收、气血运行、水液代谢等多种生理功能正常的重要条件。肝气条达，则血水通畅；反之，肝失疏泄，气机不畅，复因血脉虚涩，而成气滞血瘀。故本方选用当归芍药散活血利水，同时还兼顾疏肝理气，配伍柴胡调畅气机。

此外，肝体阴而用阳，肝阴不足则肝用不达，故在治疗的同时可根据病情适度增加养血柔肝之品，如当归、地黄的用量，使肝阴血得养，以助肝用得达。曹教授认为高血压日久，合并水肿，当归芍药散加减方证对应。治疗时还需注意肝藏血，肾藏精，乙癸同源，可以肝肾同治以增加疗效。此外，对于肝阴不足、肝阳虚亢的高血压患者还可加用牛膝引经下行。

水肿案七

初诊：

赖某某，男，76岁。

主诉：下肢水肿2月余。

现病史：患者2个月前无明显诱因出现下肢水肿，下午明显，伴有小便少，大便稀溏。既往有高血压史。

刻下症：下肢浮肿，午后更甚，用手按压皮肤凹陷并缓慢回弹，伴有口干，无口苦，饮食、睡眠一般，大便日行2次，质软、不成形，小便淡黄。

查体：舌质暗红，舌体胖，舌边有齿痕，舌面有裂纹，舌苔薄白，脉弦滑。

西医诊断：水肿，高血压。

中医诊断：水肿（湿热下注）。

治法：清热利湿消肿。

处方：方用八正散合五皮饮加减。

滑石30g（包煎）、瞿麦15g、大黄5g、甘草5g、炒栀子10g、盐车前子10g（包煎）、茯苓皮30g、大腹皮15g、陈皮10g、生姜皮10g、通草8g、萹蓄15g、川木通10g、冬瓜子30g。

9剂，每日1剂，分2次温服。

二诊：

服药后下肢浮肿改善，但仍有浮肿，大便日行2次，偏软。舌质暗红，舌体胖，舌边有齿痕，舌面有裂纹，舌苔薄白，脉弦滑。继续守原方加猪苓20g、泽泻10g。

9剂，每日1剂，分2次温服。

三诊：

服药后下肢浮肿基本消除，但感小腿疼痛，大小便正常。舌质暗红，舌体胖，舌边有齿痕，舌面有裂纹，舌苔薄白，脉弦滑。

滑石30g（包煎）、瞿麦15g、大黄5g、甘草5g、炒栀子10g、盐车前子10g（包煎）、茯苓皮30g、大腹皮5g、陈皮10g、生姜皮10g、通草8g、萹蓄15g、川木通10g、冬瓜子30g、猪苓20g、泽泻10g、牛膝20g、醋延胡索15g、木瓜15g、白芍30g、独活10g。

服9剂，水煎服，1日2次。

三诊药后，上症十去八九。

按语：

水肿是指因感受外邪、饮食失调或劳倦过度，使肺失通调、脾失传输、肾失气化、膀胱开合不利，导致体内水湿潴留，泛溢肌肤，以头面、眼睑、四肢、腹背甚至全身浮肿为主要临床表现的病证。《金匮要略·水气病脉证并治》曰："诸有水者，腰以下肿，当利小便。"曹教授以八正散清热利湿，木通上清心火，下利湿热，使湿热之邪从小便而去。萹蓄、瞿麦、车前子，三者均为清热利水之常用品。佐以山桅子清泄三焦，通利水道。合用五皮饮行气化湿、利水消肿。加用猪苓、泽泻利水渗湿。水肿消后小腿疼痛加用牛膝、独活强筋骨，醋延胡索、木瓜行气止痛，白芍缓急止痛。

水肿案八

初诊：

盛某某，女，68岁。

主诉：双下肢水肿2个月。

现病史：患者2个月前无明显诱因出现双下肢水肿，下午明显，伴有双侧膝关节以及手指关节肿痛不适，怕冷、怕风，喜热饮，伴有全身皮肤瘙痒，无皮疹，伴有胃脘部胀满不适，伴有腹痛、无恶心，以及呕吐症状。肝功能提示白蛋白35.71g/L，血常规提示血红蛋白103g/L。

刻下症：双下肢轻度水肿，下午明显，双侧膝关节以及手指关节疼痛不适，怕冷、怕风，喜热饮，腹胀、腹痛，无口苦，无自汗盗汗，小便频而少，大便偏稀。

查体：舌质暗红，舌苔薄白，脉弦。

西医诊断：低蛋白血症，贫血。

中医诊断：水肿（阳虚水泛，血虚水停）。

治法：温阳利水，养血活血。

处方：真武汤和当归芍药散。

淡附片 8g（先煎）、茯苓 20g、白术 15g、干姜 6g、生姜 8g、赤芍 15g、白芍 15g、川芎 6g、当归 10g、泽泻 8g、桂枝 12g。

3 剂，每日 2 剂，分 2 次温服

二诊：

患者服用 1 剂药后水肿消失，服 3 剂药后关节肿痛、腹胀以及腹痛改善，怕风以及怕冷改善。守上方继续服用 1 周。

按语：

真武汤是《伤寒论》方，《伤寒论》316 条言："少阴病……腹痛，小便不利，四肢沉重疼痛，自下利者，此为有水气，其人或咳，或小便利，或下利，或呕者，真武汤主之。"《伤寒明理论》记载："真武，北方水神也，而属肾，用于治水焉。"真武汤由茯苓、白芍、生姜、附片、白术 5 味药组成。茯苓性甘、淡、平，归心、肺、脾、肾经，具有利水渗湿、健脾宁心等功效。白芍性苦、酸，微寒，归肝、脾经，具有养血调经、敛阴止汗、柔肝止痛、平抑肝阳的功效。生姜性味辛、温，归肺、脾、胃经，可解表散寒、温中止呕、化痰止咳、解鱼蟹毒等。附片性辛、甘、大热，有毒，具有回阳救逆、补火助阳、散寒止痛等功效。白术性温，归脾、胃经，具有健脾益气、燥湿利水、止汗、安胎等功效。全方温补脾肾之阳气而利水。

当归芍药散，出自《金匮要略》，其曰："妇人怀娠，腹中㽲痛，当归芍药散主之。""妇人腹中诸疾痛，当归芍药散主之。"当归芍药散由当归、芍药、川芎、茯苓、白术、泽泻六味药组成。当归养血活血，白芍养血柔肝并可缓急止痛，川芎活血理气，茯苓健脾利湿，白术健脾益气并可燥湿，泽泻利水渗湿。这六味药，可分为两组，一组为当归、芍药、川芎，养血活血；一组为茯苓、白术、泽泻，利湿渗湿。全方有养血活血、缓急止痛、利水渗湿之功。

水饮内聚失于温煦，阻碍气机，不通则痛，故腹胀腹痛；水饮流注关节则双侧膝关节以及手指关节疼痛；流注下焦则下肢水肿、大便稀、小便不利。素体阳虚怕冷、怕风、喜热饮。选用真武汤和当归芍药散温阳利水、养血活血、利水渗湿。

遗精案

初诊：

余某某，15岁。

主诉：遗精频繁2年。

现病史：患者2年前无明显诱因出现遗精，开始时每周1次，后逐渐加重至每周3次，伴有腰部酸胀，时有腹部胀满不适，耳鸣、乏力、睡眠差。

刻下症：遗精，每周3次，伴有腰部酸胀，时有腹部胀满不适，耳鸣、乏力、睡眠差，大便正常，小便次数偏多。

查体：形体消瘦。舌稍暗，舌体胖，舌边有齿痕，舌面有裂纹，舌苔黄白相间，脉细弦滑。

西医辨病：遗精。

中医辨病：遗精（肾阴阳两虚，相火妄动）。

治法：温肾阳、补肾阴、泻肾火、养阴血、固肾精。

处方：二仙汤合水陆二仙丹加减。

仙茅18g、淫羊藿18g、当归12g、巴戟天15g、知母10g、黄柏6g、金樱子30g、芡实20g、肉苁蓉20g、锁阳20g、沙苑子20g、补骨脂10g，鹿角霜30g、煅龙骨20g（先煎）、煅牡蛎20g（先煎）、白豆蔻10g（后下）、藿香15g后下。

7剂，水煎服，每日1次，分2次温服。

二诊：

腰酸胀满已除，每周遗精1次，耳鸣、乏力、睡眠改善，舌稍暗，舌体胖，舌边有齿痕，舌面有裂纹，舌苔黄白相间，脉细弦滑。

金樱子 30g、芡实 20g、巴戟天 15g、仙茅 18g、淫羊藿 18g、当归 12g、知母 10g、黄柏 6g、鹿角霜 30g、煅龙骨 20g（先煎）、煅牡蛎 20g（先煎）、肉苁蓉 20g、锁阳 20g、白豆蔻 10g（后下）、沙苑子 20g、藿香 15g 后下、补骨脂 10g。

7 剂，水煎服，每日 1 次，分 2 次温服。回访患者遗精症状消失。

按语：

遗精是指非人为情况下发生的精液频繁遗泄，每周 2 次以上，并伴有头晕、耳鸣、神疲乏力、腰酸、失眠的病症。遗精病名首载于《普济本事方》，又名精漏、失精、精时自下等。《诸病源候论》提出肾气亏虚可引发遗精。《素问·六节藏象论》曰："肾者主蛰，封藏之本，精之处也。"肾与生殖之精的藏泄密切相关。遗精日久亏其气、伤其肾精，精亏则阴亏，久病又阴及阳，致阴阳俱亏。主要病位在肾，旁及心、肝、脾三脏。慢性遗精常从肾入手，采用阴阳双补，兼清相火，养肝血，调脾胃。对本患者选用二仙汤合水陆二仙丹加减，既温肾阳，又滋补肾阴，泻肾火，滋阴与温阳药同用。当归养肝血，黄柏泄肾火、退虚热，知母滋肾润燥，配黄柏降火不伤阴。本证体现了"阴常不足，阳常有余"。加龙骨、牡蛎收涩药增强滋阴潜阳固精之功效，加白豆蔻、藿香清浊养胃，加肉苁蓉、锁阳、沙苑子、补骨脂、鹿角霜增加补肾精、补肾阳之功效。全方补而不腻，温而不燥，奏温肾阳、补肾阴、泻肾火、养阴血、固肾精之功。同时应重视对患者心理疏导与患者沟通，增强其性保健意识，使患者心理障碍得以解除，从而起到很好的辅助治疗效果。

虚劳之肝肾亏虚案

初诊：

聂某某，男，53 岁，江西新余人。

主诉：发现血肌酐升高 1 月余。

现病史：患者一个多月前体检发现血肌酐升高，血肌酐 308umol/L，尿素氮 12.6mmol/L，血红蛋白 114g/L，尿常规示尿蛋白（+），血压 140／80mmHg。追问病史，既往曾服用冠心苏合丸 3 年。

刻下症：乏力，口苦，纳差，眠差，大便日 1 行。

查体：血压 140/80mmHg。舌质暗红，舌苔黄，脉弦滑。

西医诊断：慢性肾功能衰竭。

中医诊断：虚劳（肝肾亏虚、湿瘀互阻）。

治法：疏肝利水，活血化瘀。

处方：当归芍药散加减。

当归 10g，川芎 10g，赤白芍各 12g，茯苓 20g，泽泻 15g，白术 15g，炙鳖甲 25g（先煎），丹参 20g，桃仁 10g，红花 10g，焦大黄 10g，柴胡 15g，黄芩 15g，牡丹皮 10g。每日 1 剂，水煎温服。患者首服 15 剂。

二诊：

患者定期复诊，坚持上方加减治疗半年余，症状有所改善，定期复查血肌酐维持在 290 ～ 343umol/L 之间，仍以疏肝利水、活血化瘀为法，随证增加黄芪剂量至 30g，配伍郁金 15g 疏利气机。

患者后期守方加减化裁，外感加银花 15g、连翘 15g 辛凉解表；舌质暗淡、有瘀斑加丹参、鸡血藤至 25g 活血；乏力、腰酸加太子参 15g 益气健脾。经治疗后患者乏力、腰酸症状好转，病情稳定，生活质量明显改善，血肌酐维持在 293 ～ 370umol/L 之间。

按语：

本案患者患慢性肾功能衰竭，慢性肾功能衰竭病机复杂，需辨证治疗，扶正与祛邪兼顾。同时，从对症用药角度给予一些有针对性的药物，如秦皮、土茯苓清热祛湿，还可降尿酸；当归芍药散疏肝健脾；三棱、莪术活血通络，现代药理研究发现可以改善肾小球硬化。中药治疗慢性肾功能衰竭临床应用广泛，但治疗的同时应注意中西医结合，定期复查血钾、心功能、血常规等，发现酸中毒等慢性肾衰并发症情况，对症处理。

阳痿案

初诊：

黄某某，男，27岁。

主诉：性功能减退1年。

现病史：患者近1年出现性功能障碍。精液分析示：精子活动率15%、A级精子率0。

刻下症：性功能减退，举而不坚、性生活时间短、容易疲劳，伴有腰酸不适，精神萎靡、头晕、眠差，偏怕冷，无口干以及口苦，尿无力，大便正常。

查体：舌质淡，舌体偏胖，舌边有齿痕，舌苔薄白，脉细滑。

西医诊断：性功能减退。

中医诊断：阳痿（肾阳不足）。

治法：益气温阳补肾。

处方：自拟起痿方。

仙茅15g、巴戟肉15g、淫羊藿30g、锁阳15g、阳起石15g（先煎）、补骨脂15g、雄蚕蛾15g、黑蚂蚁20g、龟甲15g（先煎）、狗肾8g（先煎）、蜈蚣1条（先煎）、车前子15g（包煎）、韭菜子30g、小茴香15g（后下）、蛇床子20g、太子参30g、炒蒺藜30g。30剂，每日1剂，分2次温服。

二诊：

药后性功能稍有好转，但仍举而不坚、性生活时间短。舌质淡，舌体偏胖，舌边有齿痕，舌苔薄白，脉细滑。

仙茅15g、巴戟肉15g、淫羊藿30g、锁阳15g、阳起石15g（先煎）、补骨脂 15g、雄蚕蛾 15g、黑蚂蚁 20g、龟甲 15g（先煎）、狗肾 8g（先煎）、蜈蚣 1 条（先煎）、车前子 15g（包煎）、韭菜子 30g、小茴香 15g（后下）、蛇床子 20g、太子参 30g、炒蒺藜 30g、玛卡 6g、丹参 20g。

30 剂，每日 1 剂，分 2 次温服。

三诊：

守上方 3 个月后复查精液分析示：精子总活率 70.7%、A 级精子 53%。精子质量已达到正常标准、性功能尚可，现暂不用药。

按语：

勃起功能障碍是指阴茎持续不能达到或者维持勃起以满足性生活，病程在 3 个月以上。由于长期无法完成令人满意的性生活，患者常常伴随抑郁、焦虑等症状，具有巨大的精神压力。中医将本病归属于“阳痿”范畴。《明医杂著》有“古方论阳痿者多源命门火衰，精气虚冷”的叙述。《景岳全书·阳痿》记载：“凡男子阳痿不起，多由命门火衰，精气虚冷。”可见肾阳不足是其原因之一。

腰为肾之府，肾阳虚表现为腰酸软，肾阳主一身的温煦和推动，肾阳虚则表现为性欲减退、尿无力、畏寒肢冷。肾阳鼓动欠佳则肾精不足，表现出精神萎靡之症，肾精无以充养脑髓，则出现头晕眠差。自拟起痿汤治疗。方中淫羊藿，味辛、甘，性温，长于补肾壮阳，又具强腰膝之效；仙茅性味更辛热，温补肾阳的功效更为突出，《本草纲目》认为其可补三焦，补命门、兴阳道之功更为强大，二者合用可使肾中所寓元阳得以鼓舞激发，肾阳充足亦可推动血流，使血液运行舒畅有力直达宗筋。盐巴戟天具辛甘，微温之性，补肾益精，强筋骨，安五脏，其性甘润不燥，是扶助肾阳之上品；锁阳性甘温，能益精补阳，润燥养筋，二者皆具甘润之效，相须为用有平补肾中元阳之功，不致过燥过烈而激发相火亢盛。阳起石温肾壮阳、补骨脂补肾壮阳，加用雄蚕蛾、黑蚂蚁、蜈蚣、龟甲、狗肾血肉有情之品阴阳双补，加种子类药物车前子清热利尿渗湿，韭菜子补肝肾、暖腰膝、助阳固精，蛇床子温肾壮阳，小茴香理气和胃，太子参补气健脾、生津，炒蒺藜解郁、活血，玛卡生津、益肾壮阳，丹参活血祛瘀止痛、凉血除烦。全方以温补肾阳为主，同时滋补阴精为辅，滋阴与温阳药通用，阴得阳升而泉源不竭，阳得阴助而生化无穷。兼健脾益气活血化瘀，以补为主，补中有泻，温中有清。同时应重视对患者心理疏导、与患者沟通，增强其性保健意识，使患者心理障碍得以解除，从而起到很好的辅助治疗效果。

不育案

初诊：

张某，男，26岁。

主诉：不育3年。

现病史：结婚同居有规律性生活未避孕3年未育，配偶24岁，妇科检查无异常。患者稍有晨勃，阴囊潮湿，平时易胸闷心烦，性生活5～6分钟，稍感腰膝酸软，纳可，夜寐差，大便易溏。精液分析：A级精子率8.6%，B级精子率12.7%，C级精子率54%，精子活率46%。

刻下症：稍有晨勃，阴囊潮湿，平时易胸闷心烦，睡眠差，梦多，时感腰膝酸软，时感口干、口苦，无自汗、盗汗，大便稀汤，小便黄。

查体：体形偏胖，双侧睾丸对称，无精索静脉曲张。舌红苔黄腻，脉弦细数。

西医诊断：弱精症。

中医诊断：不育（湿热内阻，肝郁气滞、肝肾不足）。

治法：清利湿热、解郁除烦、兼补肝肾。

处方：黄连温胆汤。

黄连9g，陈皮10g，半夏10g，茯苓30g，枳实10g，竹茹10g，胆南星10g，白术10g，郁金10g，栀子10g，车前子9g（包煎），柴胡10g，甘草5g，夜交藤25g，淫羊藿10g，菟丝子15g，枸杞子15g，丹参12g。

14剂，每日1剂，分2次温服。嘱患者忌肥甘厚腻饮食及烟酒，舒畅情志。

二诊：

患者诉用上方后阴囊潮湿已除，胸中烦闷改善。舌淡苔薄黄腻，脉弦细。继续予黄连温胆汤加减。

黄连 9g，陈皮 10g，半夏 10g，茯苓 20g，枳实 10g，竹茹 10g，白术 10g，郁金 10g，柴胡 10g，甘草 5g，夜交藤 25g，淫羊藿 10g，菟丝子 15g，枸杞子 15g，覆盆子 15g 丹参 12g，仙茅 15g，巴戟天 15g，阳起石 15g，蜈蚣 1 条。

30 剂，每日 1 剂，分 2 次温服。嘱患者忌肥甘厚腻饮食及烟酒，舒畅情志。

三诊：

患者诉晨勃增加，性生活时间延长，睡眠改善，复查精液分析示：A 级精子率 18%，B 级精子率 41%，C 级精子率 27%，精子活率 66%。予上方去柴胡、郁金、夜交藤，加用生地黄 15g，狗肾 1 条。

30 剂，每日 1 剂，分 2 次温服。

之后 3 个月继续以该方加减进行治疗，来电告之其配偶已怀孕。

按语：

中医学中没有弱精症病名，根据其症状可归属于“精薄”“精寒”“精冷”等范畴，文献中记载多认为肾精亏虚是本病的主要病因病机。如《素问·上古天真论》所说：“丈夫……二八，肾气盛，天癸至，精气溢泄，阴阳和，故能有子。”《诸病源候论·虚劳无子候》曰：“丈夫无子者，其精清如水，冷如冰铁，皆为无子之候。”《医方集解》曰：“无子皆由肾冷精衰。”肾藏精，主生殖，肾精是肾中所藏的有形的精微物质，而精子的生成有赖于肾精充足、肾阴滋养、肾阳温煦，肾气由肾精所化生，肾精充足、肾气旺盛精子才更有活力；而肾阴滋润、凝聚、寒凉，肾阴亏虚则无以滋养肾精，导致少精、弱精，且阴虚易生内热或致阴虚火旺，易损耗津液，可见精液黏稠、液化异常；肾阳有温煦、推动作用，精子的活力有赖于肾阳的温煦，若肾阳亏虚则虚寒内生，可见精液清冷、液化异常。肾为先天之本，肾精气的盛衰、肾阴阳的平衡，与男性生育功能密切相关，故治疗本病时多用补肾填精之品。曹正柳教授从事临床多年，认为本病患者基本病机大多是肾精亏虚或肾阳不足，本病不可拘泥于肾，而不顾及其他脏腑。随着社会的发展，现代人的生活节奏快，工作、生活压力大，许多人都有不同程度的肝胆气郁，疏泄无权，故郁而化火，肝胆火旺易灼伤肾阴；现代人嗜食膏粱厚味、吸烟饮酒，多食少动，易生痰湿，痰湿日久蕴而化热，酿生湿热，湿热之邪下注于肾易损伤肾阴，痰湿之邪黏滞易阻滞精窍使精子活力降低。曹正柳教授认为痰、湿、热、郁等是除外肾精气亏虚、阴阳失调的重要致病因素，临床治病应当准确辨证，不可拘于病种。曹正柳教授尤其重视患者中医体质的辨识，如湿热质患者当以清利湿热为主，气郁质者当以疏肝利胆解郁为主，若妄投滋补，无异于闭门留寇，使湿热、气郁更甚。温胆汤出自《集验方》，由生姜、半夏、竹茹、橘皮、枳实、炙甘草组成，有调理脾胃气机、理气化痰、祛痰利胆、解郁除烦之功效。本案例通过精液分析已明确诊断为弱精症，然而患者初诊时并非单纯肾虚之证，而是以湿热气郁为主要表现，故切不可妄加补肾温阳之品。曹正柳教授根据辨证，明确患者属于湿热气郁体质，选用黄连温胆汤加减。首诊时先去其湿热、调畅其情志，少加淫羊藿、菟丝子、枸杞子补其肾阳，再予丹参活血化瘀；二诊增加补肾温阳之品仙茅、巴戟天、阳起石、蜈蚣；三诊时去柴胡、郁金、夜交藤，生地滋阴助阳、狗肾补肾填精。后续用药随证加减，终获良效。

第五章 妇科医案

痛经案

痛经案一

初诊：

姜某某、女、50岁。

主诉：反复腹痛30余年。

现病史：患者30余年前开始出现月经期腹痛，每次疼痛均需要服用止痛药，月经来后第2天开始腹痛，疼痛持续5～6天能缓解，疼痛剧烈，胀痛为主，牵引至乳腺以及臀部疼痛。彩超提示子宫肌层回声不均匀并实质性团块（63mm×61mm），考虑子宫腺肌病并腺肌瘤。

刻下见：月经来后第2天开始腹痛，疼痛剧烈，胀痛为主，牵引至乳腺以及臀部疼痛，平时偏怕冷，无口干以及口苦，无自汗盗汗，大便不成形，小便正常。

查体：舌质暗红，舌苔薄白，脉弦。

西医诊断：子宫腺肌病并腺肌瘤。

中医诊断：痛经（肝郁气滞血瘀）。

治法：疏肝理气，化瘀止痛。

处方：逍遥散合失笑散加减。

当归 12g、赤芍 10g、炒白术 12g、甘草 10g、生姜 10g、薄荷 6g、柴胡 12g、茯苓 12g、蒲黄 10g、五灵脂 10g、郁金 12g、月季花 6g。

共 6 剂，每日 1 剂，月经前 1 周开始服用，分 2 次温服。

二诊：

患者诉经前服用中药后未服用止痛药，月经后未出现疼痛症状。考虑肌瘤较大，建议至妇科手术治疗。

按语：

子宫腺肌病是指子宫基层内出现子宫内膜腺体与间质，在激素的影响下发生出血、肌纤维结缔组织增生，而形成的弥漫性病变或局灶性病变，也可局灶形成子宫腺肌瘤病灶。子宫腺肌瘤是一种子宫内膜生长在子宫肌层内的疾病，是子宫腺肌病形成的局限性病变。子宫腺肌病并腺肌瘤是中医妇科难治病。中医把子宫腺肌病归为"痛经""癥瘕"等范畴。肝郁气滞、气滞血瘀，是导致子宫腺肌病并腺肌瘤气滞血瘀的主要原因。

逍遥散源自宋代《太平惠民和剂局方》，方由柴胡、当归、芍药、薄荷、茯苓、白术、生姜、甘草组成。其中柴胡疏肝解郁；白芍药、当归养血柔肝，补肝体，助肝用；白术、茯苓健脾和中，令气血有源，肝血得充，疏泄之力健；薄荷辛凉疏肝行气，生姜辛、微温，一温一凉，辛散条达；炙甘草调和诸药。失笑散中蒲黄、五灵脂相须为用，活血祛瘀，通利血脉，止瘀痛。逍遥散与失笑散相合共奏疏肝理气、化瘀止痛之功。患者伴有乳房胀痛不适，加用郁金以及月季花疏肝理气止痛。患者服药后气得通，瘀得化，推陈出新，经血通畅而疼痛缓解。

痛经案二

赵某某，女，36岁。

主诉：痛经24年。

现病史：患者24年前月经初潮开始时痛经，伴有血块，月经期间经常需要服用止痛药。月经周期28～30天，行经7～10天。近期出现腹痛加重而就诊。彩超检查提示子宫实质性团块，考虑子宫肌瘤（29mm×33mm）。双侧附件未见明显异常。

刻下症：痛经，胀痛、刺痛均有，有血块，月经量少，疼痛明显时伴有恶心呕吐，时有汗出，疼痛喜温喜按，伴有乳房胀痛，无口干以及口苦，食欲尚可，二便平。

查体：舌质暗红，舌下络脉怒张，舌苔薄白，脉弦。

西医诊断：原发性痛经，子宫肌瘤。

中医诊断：痛经（寒凝血瘀）。

治法：温经散寒，化瘀止痛。

处方：桂枝茯苓丸加减。

桂枝10g、茯苓15g、桃仁10g、赤芍15g、牡丹皮15g、乳香8g、没药8g、吴茱萸3g、青皮8g、玫瑰花8g。

回访来月经前3天无腹痛，第4天腹痛发作1次，腹痛后可见两大块血块，第6天月经干净，月经量较前增多。嘱继续服用桂枝茯苓丸成药巩固疗效。

按语：

《金匮要略·妇人妊娠病脉证病治》曰："妇人宿有癥病，经断未及三月，而得漏下不止，胎动在脐之上者，为癥痼害。妊娠六月动者，前三月经水利时，胎也。下血者，后断三月衃也。所以血不止者，其癥不去故也，当下其癥，桂枝茯苓丸主之。”桂枝茯苓丸主要由桂枝、茯苓、牡丹皮、赤芍、桃仁组成。方中桂枝温通经络，化滞行瘀；牡丹皮能清热凉血、活血化瘀；桃仁活血化瘀、破恶血；赤芍活血养血、消不伤正；茯苓健脾渗湿，以资化源。全方具有活血化瘀、消癥散结止痛之功。患者疼痛较重，加乳香没药行气活血止痛，吴茱萸温中止痛，青皮、玫瑰花理气止痛。全方共奏温经散寒，化瘀理气止痛之功效。但子宫肌瘤的治疗需要一段时间，需予以丸药缓图方能治愈。

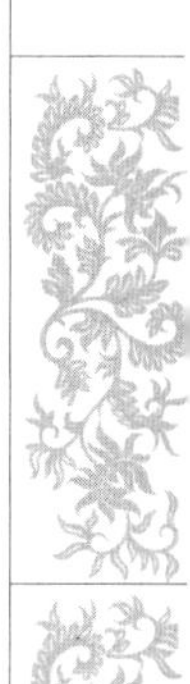

带下病案

胡某某，女，41 岁。

主诉：体检发现人乳头瘤病毒（HPV）感染 1 周。

现病史：患者 1 周前体检发现 HPV 感染，睡眠以及食欲欠佳，余未诉明显不适。

刻下症：睡眠欠佳，平时白带偏多，食欲欠佳，无口干口苦，无自汗盗汗，无发热以及腹痛症状，大便黏滞不爽，小便正常。

查体：舌稍暗，舌苔白稍厚，脉细滑。

西医：HPV 感染。

中医：带下（湿郁化热、脾虚湿盛）。

治法：清热解毒，健脾利湿。

处方：五味消毒饮合五苓散加减。

金银花 15g、紫花地丁 15g、连翘 20g、野菊花 15g、蒲公英 15g、薏苡仁 30g、千里光 15g、猪苓 20g、桂枝 6g、茯苓 15g、泽泻 10g、白术 15g、党参 30g。

15 剂，每日 1 剂，分 2 次温服。

回访，服药后患者复查 HPV 阴性。

按语：

高危型 HPV 感染目前无明确的中医病名。高危型 HPV 感染是诱发宫颈上皮内瘤变、宫颈癌发病的核心因素。对于 HPV 的根治，对宫颈癌的预防与治疗具有积极作用。该患者无特殊不适，无腹痛，结合舌脉，考虑为湿郁化热，脾虚湿盛。故予以五味消毒饮合五苓散加白术和党参以清热利湿，健脾利湿。

五味消毒饮是清代名著《医宗金鉴》的基本方，该方主要有金银花、野菊花、蒲公英、紫花地丁、紫背天葵子5味药。其中金银花、野菊花清热解毒散结，蒲公英、紫花地丁为痈疮疔毒之要药，两者均具解毒清热之功效。紫背天葵子主入三焦，善除三焦之火。五味消毒饮加薏苡仁、千里光清热解毒祛湿之功效。五苓散方中以茯苓甘淡渗湿、健脾补中，猪苓渗湿热，白术之甘温健脾行水，泽泻甘咸、桂枝辛甘温，辛以润肾，散寒润燥。加白术、党参补气健脾、燥湿利水，杜绝生湿之源。同时现代研究发现白术中的白术多糖可使TH细胞数量增加，导致H/TS比值提高，从而使细胞免疫功能增强。连翘、紫花地丁具有抗菌、抗病毒、抗炎等作用，蒲公英具有抗菌、抗肿瘤等作用。诸药合用，共奏清热解毒，健脾利湿之功。

不孕症案

初诊：

曹某某，女，25岁。

主诉：不孕2年。

现病史：患者结婚2年，未采取避孕措施，一直未怀孕。平素月经经期不规律，经量少，经血色淡，伴乏力、体倦，腰膝酸软，曾于生育门诊多次查妇科彩超均未见优势卵泡。

刻下症：不孕2年，月经不规律，乏力、体倦。舌质淡红，体胖，舌边有齿痕，舌苔薄白，脉细。

西医诊断：不孕症。

中医诊断：不孕（气血不足，肝肾亏虚）。

治法：益气养血，滋养肝肾。

处方：八珍汤合二至丸加减。

太子参30g、炙甘草10g、当归12g、川芎10g、熟地黄15g、白术10g、白芍12g、茯苓15g、沙苑子15g、益母草30g、月季花15g、制黄精20g、盐补骨脂20g、黄柏8g、鹿角霜15g、醋龟甲15g（先煎）、红花5g、墨旱莲15g、茺蔚子15g、女贞子30g

30付，每日1剂，分2次温服。

二诊：

患者药后乏力较前好转，月经量较前增多。舌质淡红，舌苔薄白，脉细。遂继前方。

三诊：

患者现月经量大致正常，乏力、疲倦感较前改善，复查妇科彩超示可见优势卵泡，大者 19mm×15mm。遂继前方 7 剂，并每 3 天监测排卵 1 次。

患者停药后出现妊娠反应，经检测提示 HCG 阳性（1039.7IU/L），彩超提示宫内早孕，遂建议其至当地妇保医院建档待产。

按语：

不孕的病因有多种，其中排卵障碍为常见病因。排卵障碍是指卵泡生长或成熟的过程中出现异常，导致无法排出成熟卵子而导致不孕，常见于多种疾病，如多囊卵巢综合征、黄体功能不全等。西医主要以促排卵药物治疗，但用药后妊娠率仍较低。该病在中医学中归于不孕范畴。《血证论·胎气》曰："故行经也，必天癸之水至于胞中。""天癸者，阴精也。"卵子亦称为精珠，乃天癸精华所化，当女子肾精充盛时，才可以有规律且正常地排卵，月事方能如期而至。而女子每月排卵乃阴阳消长的动态转化。正所谓"阳化气、阴成形"，阴长正是卵泡逐渐成熟的过程，而阳气的充足又可助推动卵子的正常排出。故肾阴阳平衡方可调节完整的排卵过程。且叶天士有言，"女子以肝为先天"，肝肾精血同源，藏泄互用，充养肝血可滋肾精，肝疏泄有度亦可协肾精泄藏。综上所述，女子不孕的治疗需以养血填精，调和阴阳为主要原则。

本案患者婚后 2 年未孕，平素月经不规则，月经量少，经血色淡，伴乏力、体倦，舌质淡红，舌苔薄白，脉细，诊断为不孕症，辨证为气血不足，肝肾亏虚，治疗以益气养血，滋养肝肾为法，予八珍汤合二至丸加减治疗。方中太子参、白术、茯苓健脾益气，熟地、墨旱莲、女贞子、龟版、黄精填补肾精、充养肝血，淫羊藿、补骨脂、沙苑子温固肾阳，当归、白芍养血和营，益母草、茺蔚子、月季花、红花活血调经、行气舒郁，助气血运行，补而不滞，再予少量黄柏轻泄相火。全方气血阴阳同补，肝肾兼顾，补肾阳而不至燥烈，滋肾阴而免其凉遏，奏调畅冲任、促排助孕之效。

乳痈案

乳痈案一

初诊：

林某，女，24岁。

主诉：乳房胀痛2天。

现病史：患者诉产后近2月，婴儿一直是母乳喂养。患者2天前无明显诱因出现左侧乳房疼痛，伴有发热，至妇科就诊，诊断为急性乳腺炎。予以退热药及先锋霉素治疗，热退后又渐渐高热，乳房胀痛无缓解，于是来我院中医科求助于中医治疗。

刻下症：发热，体温为39.0℃、左侧乳房局部红肿热痛，左乳内上方硬肿热痛，扪之烫手，挤压时局部疼痛剧烈，乳不得出，伴有烦躁不安、口干、口苦，小便黄，大便正常。

查体：左乳红肿，可触及硬块。舌红苔少薄白，脉弦数。

西医诊断：急性乳腺炎。

中医诊断：乳痈（风热侵袭，气滞血瘀）。

治法：清热解毒、行气活血、软坚散结。

处方：五味消毒饮加味。

金银花、野菊花、天葵子、王不留行、路路通各15g，蒲公英、紫花地丁各20g，生甘草、浙贝母、桃仁、牡丹皮各10g，夏枯草、柴胡各8g。

3剂，每日1剂，分2次温服，饭前半小时服。

二诊：

左侧乳房局部红肿热痛消失，左乳内上方未触及硬肿，体温正常，乳汁排出通畅。中药守上方作善后处理，以防复发。

金银花、野菊花、天葵子、王不留行、路路通各15g，蒲公英、紫花地丁各20g，生甘草、浙贝母、桃仁、牡丹皮各10g，夏枯草、柴胡各8g。

2剂，每日1剂。服2次，饭前半小时服。

三诊：

患者乳房肿块以及肿痛消失，自觉无不适。嘱患者注意乳房和乳头的清洁卫生，要养成定时哺乳、不让婴儿含乳头而睡的良好哺乳习惯，饮食宜清淡而富于营养，保持心情舒畅，避免精神紧张。随访1年未见复发。

按语：

急性乳腺炎往往发生于产后尚未满月的哺乳妇女，其中尤以初产妇更为多见。在哺乳期发生，中医名之“外吹乳痈”。中医认为乳痈系肝气郁结，胃热壅滞，乳汁凝滞不通，邪热壅滞引发。治疗以清热解毒，消肿散结，疏肝理气，活血化瘀。治以五味消毒饮清热解毒，消散痈肿。五味消毒饮源于《医宗金鉴》，由金银花、野菊花、蒲公英、紫花地丁、紫背天葵子组成。功能是清热解毒、消散疔疮。主治各种疔毒、痈疮疖肿。浙贝母、夏枯草消肿散结，柴胡、王不留行疏肝理气，牡丹皮、桃仁、路路通活血化瘀。诸药合用，共奏清热解毒、消肿散结、疏肝理气、活血化瘀之功。

乳痈案二

初诊：

付某某，女，31岁。

主诉：乳房胀痛1年余。

现病史：患者1年前无明显诱因出现乳房胀痛，月经后明显。行彩超示左乳导管扩张；BI—RADS 3 类。左乳可挤出脓性分泌物。患者平时喜食辛辣食物。产后 2 年。

刻下症：乳房胀痛、发硬，乳头红肿，可挤出脓性分泌物，以胀痛为主，有灼热感，月经后加重，伴有口干以及口苦，无恶寒发热、无自汗以及盗汗，大小便正常。

查体：舌质暗红，舌边有齿痕，舌苔薄黄，脉细滑。

西医诊断：左乳导管扩张。

中医诊断：乳痈（痰热互结）。

治法：清热解毒、化痰散结、理气止痛。

处方：五味消毒饮、消瘰丸和金铃子散加减。

金银花 15g、紫花地丁 15g、连翘 20g、野菊花 15g、蒲公英 20g、天葵子 15g、浙贝母 20g、牡蛎 15g（先煎）、玄参 10g、夏枯草 10g、延胡索 15g、炒川楝子 15g、橘核 30g、郁金 15g、肿节风 15g、荔枝核 15g。

15 剂，每日 1 剂，分 2 次温服。

二诊：

服药后乳房胀痛减轻，脓性分泌物稍有减少。查乳腺体层像示乳腺结节 BI—RADS 1 类。舌质暗红，舌边有齿痕，舌苔薄黄，脉细滑。

处方：金银花 25g、紫花地丁 15g、连翘 30g、野菊花 15g、蒲公英 20g、天葵子 15g、浙贝母 20g、牡蛎 15g（先煎）、玄参 10g、夏枯草 10g、炒川楝子 15g、延胡索 15g、荔枝核 15g、橘核 30g、郁金 15g、肿节风 15g、白术 15g、炒芥子 8g。

15 剂，每日 1 剂，分 2 次温服。

三诊：

药后分泌物明显减少，乳房胀痛明显减轻。舌质暗红，舌边有齿痕，舌苔薄白，脉细滑。守上方 15 剂，每日 1 剂，分 2 次温服。回访已愈。

按语：

患者产后断乳不当，乳汁郁积，乳络阻塞结块，聚而成痈，患者喜食辛辣之品，口中热毒之气侵入乳孔，乳络郁滞不通，郁久化热，痰热互结，化而成痈，出现乳房胀痛、发硬，乳头红肿、胀痛、灼热感，口干、口苦症状。治宜清热解毒、化痰散结、理气止痛。选用五味消毒饮、消瘰丸和金铃子散加减。五味消毒饮源于清代名著《医宗金鉴》，由金银花、野菊花、蒲公英、紫花地丁、紫背天葵子5味药组成，有清热解毒、活血消肿之功。金铃子散方源自《素问病机气宜保命集》，由延胡索、川楝子 2 味中药组成。川楝子味苦，性寒，有泄热疏肝、行气镇痛功能；延胡索味辛、苦，性温，有活血行气镇痛功能。两药合用理气止痛，气血能行能畅，通则不痛。消瘰丸中浙贝母善消痰散结且兼开郁清热；夏枯草助浙贝母消痰散结兼清热；玄参清降虚火、养阴清热，软坚散结；生牡蛎软坚散结、潜阳补阴。加橘核、荔枝核、郁金、肿节风理气、散结。二诊加白芥子豁痰散结，加白术健脾，杜生痰之源。三方合用加减共奏清热解毒、化痰散结、理气止痛之功效。

乳癖案

初诊：

陶某某，女，49岁。

主诉：乳房胀痛1月。

现病史：患者1个月前无明显诱因出现乳房胀痛，晚上明显，时有刺痛感，伴有双侧肩关节疼痛不适，阵发性烦躁，汗出、怕热，伴有口干，无口苦，大便偏干，小便黄。既往有乳腺纤维瘤手术病史。彩超提示左乳无回声团块，右乳混合回声团块，双侧导管局限性扩张。

刻下症：乳房胀痛，晚上明显，时有刺痛感，双侧肩关节疼痛不适，阵发性烦躁，汗出、怕热，伴有口干，大便偏干，小便黄。

查体：舌质暗红，舌苔薄黄，脉弦。

西医诊断：乳房结节。

中医诊断：乳癖（气滞血瘀）。

治法：疏肝理气、活血止痛。

处方：逍遥散。

北柴胡15g、白术9g、白芍30g、当归12g、甘草6g、茯苓15g、生姜10g、薄荷8g、延胡索15g、郁金15g、乳香6g、没药6g、青皮10g、玫瑰花8g。

6剂，每日1剂，分2次温服。

二诊：

患者诉1剂后乳房胀痛明显减轻，6剂后刺痛消失。

按语：

逍遥散源自宋代《太平惠民和剂局方》，方由柴胡、当归、芍药、薄荷、茯苓、白术、生姜、甘草组成。其中柴胡疏肝解郁；白芍药、当归养血柔肝，补肝体，助肝用；白术、茯苓健脾和中，令气血有源，肝血得充，疏泄之力健；薄荷辛凉疏肝行气，生姜辛、微温，一温一凉，辛散条达；炙甘草调和诸药。该患者乳房胀痛，晚上明显，时有刺痛感，提示瘀血阻滞不通。加延胡索、乳香、没药化瘀止痛，青皮、郁金以及玫瑰花疏肝理气止痛。患者服药后气得顺，瘀得化，推陈出新，通则不痛。嘱患者平时保持心情舒畅，定期复查乳腺彩超。

乳核案

初诊：

樊某某，女，35 岁。

主诉：口苦 2 月余。

现病史：患者 2 月前无明显诱因开始出现口苦，伴心烦易怒，时有胸胁胀闷，夜寐欠安，大便黏滞，小便正常。平素月经周期规律，但行经血量较多。乳腺彩超提示：双乳腺低回声结节，BI—RADS 3 类，右侧 0.9cm×0.37cm、0.77cm×0.47cm，左侧 0.79cm×0.41cm。双乳腺体见数个直径 0.8cm 无回声区。既往因双乳纤维瘤有多次手术史。

刻下症：口苦，伴心烦易怒，胸胁胀闷，夜寐欠安。舌质稍暗，舌体胖，舌边有齿痕，舌苔白厚腻，脉滑数。

西医诊断：乳腺纤维瘤。

中医诊断：乳核（痰浊凝结，肝郁脾虚）。

治法：消痰散结、疏肝健脾。

处方：消瘰丸加减。

浙贝母 20g、牡蛎 15g（先煎）、橘核 30g、玄参 10g、夏枯草 10g、玫瑰花 15g、黄芩 6g、六月雪 15g、白芥子 8g、千里光 15g、白英 10g。

15 剂每日 1 剂，水煎服，每日 2 次。

二诊：

患者诉药后口苦已除，但行经前仍有乳房胀痛，夜寐欠安，易烦躁。舌质稍暗，舌体胖，舌边有齿痕，舌苔白，脉滑数。遂调整方药如下：浙贝母 20g、牡蛎 15g（先煎）、橘核 30g、玄参 10g、夏枯草 10g、玫瑰花

15g、六月雪 15g、白芥子 8g、千里光 15g、白英 10g、郁金 15g、醋鳖甲 15g（先煎）。

15 剂，每日 1 剂，水煎服，每日 2 次。

三诊：

患者诉用药后失眠改善，胸胁胀闷较前明显好转，余无特殊不适。复查乳腺彩超示：右侧结节 0.7cm×0.3cm、0.5cm×0.3cm，左侧 0.6cm×0.4cm，双乳腺体数个无回声区 0.8cm。遂守前方 7 剂后停药，嘱其平素调畅情志，避免焦虑，避免进食雌激素含量过高食物，定期随诊。

按语：

乳腺纤维腺瘤是指位于乳腺终末导管小叶内纤维组织和腺上皮的混合性瘤，属于乳腺常见的良性肿瘤之一，大小多在 3cm 以内，可呈单发或多发的肿块，其与乳腺囊性增生病称为乳腺结节，多见于中青年女性。乳腺纤维腺瘤触摸可及，边界清楚，活动度较好，多无明显疼痛或仅有轻微胀痛。西医认为该疾病与患者乳腺对体内雌激素反应过高有关，治疗多以临床观察或手术切除为常规方案，但其易反复发作，给患者带来反复手术创伤。中医学中将本病归于“乳癖”“乳核”范畴，如《外科正宗》有言：“乳癖乃乳中结核，形如丸卵，或重坠作痛，或不痛，皮色不变，其核随喜怒消长，多由思虑伤脾，恼怒伤肝，郁结而成。”《疡科心得集 · 辨乳癖乳痰乳岩论》有云：“有乳中结核，形如丸卵，不疼痛，不发寒热，皮色不变，其核随喜怒为消长，此名乳癖。”

中医认为该病与肝、脾两脏密切相关，如《疡医大全》所言：“女子乳头属肝，乳房属胃。”因肝主疏泄且主藏血，与女子孕产等生理功能密切相关，又足厥阴肝经之脉布散胸胁，故称“肝为女子先天”；脾为气血化生之源，脾胃运化如常则津液四布，气血得充，反之则易留湿成痰，聚痰成积，如《灵枢》曰：“湿气不行，凝血蕴里而不散，津液涩渗，蓄而不去，而积皆成也。”故分析本病病机，多认为主因肝气郁滞疏泄不畅，进而肝木伤土，使脾失健运，从而气血津液化生布散失常，渐至痰气互结，聚而成核；或因冲任失调，肝血随月经周期下行，而使阳有余而阴不足，故易出现肝木化火，心烦失眠等症，又易进一步煎熬阴血，炼化痰瘀成核。所以在治疗上，应以消痰散结、疏肝健脾为治疗原则。

本例患者为35岁女性，因口苦2月余就诊，伴心烦易怒，胸胁胀闷，夜寐欠安，平素月经经量较多，舌质稍暗，舌体胖，舌边有齿痕，舌苔白厚腻，脉滑数，乳腺彩超提示多个双乳腺低回声结节3类，结合既往病史，诊断考虑为乳核，辨证为痰浊凝结，肝郁脾虚，予消痰散结、疏肝健脾之法，以消瘰丸加减治疗。方中浙贝母味苦性寒，可清热散结，如《神农本草经》所言，“最降痰气，善开郁结”；牡蛎咸凉，入肝肾经，可软坚散结；玄参味苦性寒，既可散结，又可清热养阴，以凉润肝木；夏枯草入肝经，辛苦之性可辛散结节，苦能泄热，既可行肝气，又可清泄肝火，以助散结清热之力；橘核苦平，善行气通络，可解肝郁，又可助脾胃健运以消痰结；千里光、六月雪、白英清热解毒，散结消肿，黄芩清热燥湿，泻火解毒；玫瑰花疏肝解郁，醒脾和胃；白芥子温化痰饮，利气散结，可散“皮里膜外”之痰，其辛温之性可温中以散痰饮，亦可减缓全方寒凉之性以防凉滞。全方以清热散结为主治，兼顾疏肝理脾之力。患者二诊时诉口苦已消，遂减苦寒之黄芩，但诉仍有心烦、失眠等症，遂增郁金以行气清心解郁，鳖甲滋肝肾之阴兼软坚散结。

第六章 气血津液医案

虚劳之气血亏虚案

虚劳之气血亏虚案一

初诊：

患者，张某，男，43岁。

现病史：患者7年前（2010年）因牙龈出血诊断为再生障碍性贫血，予以干细胞治疗，未服用西药。治疗后血常规较治疗前反而下降且需要输血治疗，每2周输红细胞悬液1次，因输血小板后血小板无上升，故输血小板1次后未再输血小板，间断使用升白（粒细胞集落刺激因子）等对症治疗。患者系反复持续偏低，尤以血小板低明显，血小板持续小于$10\times10^9/L$，最低时为0。因治疗时间较久，效果差，患者欲放弃治疗，后经朋友介绍而求诊。

刻下症：刻下见牙龈出血、皮下瘀斑、瘀点、容易疲乏、劳累后乏力明显。

查体：面色苍白。舌质暗淡，舌苔薄白，脉沉细。

西医诊断：再生障碍性贫血。

中医诊断：虚劳（气血亏虚）。

治法：益气补血。

处方：八珍汤、当归补血汤加减。

熟地黄 25g、当归 15g、川芎 10g、白芍 25g、党参 30g、炒白术 15g、茯苓 15g、炙甘草 15g、茜草 12g、阿胶 12g、黄芪 90g、鹿角霜 20g、鸡血藤 15g、花生衣 30g。

30 剂，每日 1 剂，分 2 次温服。

其间未服用西药。每 2 周输红细胞悬液血对症治疗。

二诊：

刻下见牙龈出血、皮下瘀斑、瘀点、容易疲乏、劳累后乏力明显，伴有烧心症状。舌质暗淡，舌苔薄白，脉沉细。复查血常规提示：白细胞计数 2.22×10^9/L，红细胞计数 2.02×10^{12}/L，血红蛋白 80g/L，血小板计数 24×10^9/L，中性粒细胞百分比 32.3%，淋巴细胞百分比 58.6%，中性粒细胞绝对值 0.72×10^9/L，淋巴细胞绝对值 1.30×10^9/L，嗜酸性粒细胞绝对值 0.03×10^9/L，血细胞比容 24.10%。

中药守上方加荷叶 15g。45 剂，每日 1 剂，分 2 次温服。每 2—3 周输红细胞悬液血对症治疗。

三诊：

患者出现大便干结难解，伴有失眠症状。复查血常规提示：白细胞计数 2.84×10^9/L、红细胞计数 2.22×10^{12}/L，血红蛋白 87g/L，血小板计数 23×10^9/L，中性粒细胞百分比 36.2%，淋巴细胞百分比 52.8%，中性粒细胞绝对值 1.03×10^9/L，血细胞比容 26.20%。

中药守上方加茯神 20g、虎杖 30g。60 剂，每日 1 剂，分 2 次温服。

患者输血次数减少至约 4 周 1 次。

四诊：

复查血常规提示：白细胞计数 3.64×10^{9}/L，红细胞计数 3.28×10^{12}/L，血红蛋白 119g/L，血小板计数 35×10^{9}/L。守上方加黄精 20g。

五诊：

患者出现口干症状。复查血常规提示：白细胞计数 2.91×10^{9}/L，红细胞计数 3.63×10^{12}/L，血红蛋白 136g/L，血小板计数 50×10^{9}/L，血细胞比容 40.80%。

中药守上方加石斛 20g。60 剂，每日 1 剂，分 2 次温服。

六诊：

患者活动后觉乏力明显。患者间断服中药，已停输血，但仍有牙龈出血以及乏力症状。舌质暗红，舌体胖，舌苔薄黄，脉细滑。复查血常规提示：白细胞计数 3.18×10^{9}/L，红细胞计数 3.14×10^{12}/L，血小板计数 74×10^{9}/L。

中药守上方去茯苓、黄精加人参 8g。30 剂，每日 1 剂，分 2 次温服。

七诊：

患者现怕冷、怕风、小便量少，余症状以及舌脉同前。复查血常规提示：白细胞计数 4.11×10^{9}/L，红细胞计数 3.84×10^{12}/L，血小板计数 52×10^{9}/L。

中药守上方去炙甘草、莲子，茜草减至 5g，鸡血藤加至 20g，加赤小豆 30g、桂枝 6g、紫草 15g、防风 12g。60 剂，每日 1 剂，分 2 次温服。

八诊：

患者下肢疼痛麻木不适，余症同前。复查血常规提示：白细胞计数 3.6×10^{9}/L，血小板计 63×10^{9}/L，血红蛋白 149g/L。

中药守上方去茜草，加牛膝 15g、大枣 10g。30 剂，每日 1 剂，分 2 次温服。

九诊：

患者无失眠以及烧心症状。复查血常规提示：白细胞计数正常，血红蛋白正常，红细胞计 3.85×10^{12}/L、血小板计数 58×10^{9}/L。

中药守上方去荷叶、茯神，加仙鹤草 30g，鸡血藤加量至 30g。60 剂，每日 1 剂，分 2 次温服。

十诊：

患者有颈部僵硬。复查血常规提示：白细胞计数 3.07×10^{9}/L、红细胞计数 3.61×10^{12}/L、血小板计数 56×10^{9}/L。血红蛋白 136g/L。

中药守上方去赤小豆，加丹参 20g。60 剂，每日 1 剂，分 2 次温服。

十一诊：

患者出现颈部疼痛不适以及怕风、怕冷症状，余同前。2020 年 7 月 17 日复诊，血常规提示：白细胞计数 2.60×10^{9}/L，红细胞计数 3.86×10^{12}/L，血小板计数 62×10^{9}/L。血红蛋白正常。

中药守上方加葛根 30g、淫羊藿 30g。60 剂，每日 1 剂，分 2 次温服。

十二诊：

患者出现胃脘部嘈杂感，血常规提示：白细胞计数 3.31×10^{9}/L，红细胞计数 3.99×10^{12}/L，血小板计数 66×10^{9}/L。血红蛋白正常。

中药守上方加荷叶 15g。60 剂，每日 1 剂，分 2 次温服。

十三诊：

侧卧则上肢麻木。中药守上方 60 剂，每日 1 剂，分 2 次温服。

十四诊：

患者出现腹胀。血常规提示：白细胞计数正常，红细胞计数 3.96×10^{12}/L，血小板计数 83×10^{9}/L。血红蛋白正常。

中药守上方去生白术，加豆蔻 10g、巴戟天 20g。60 剂，每日 1 剂，分 2 次温服。

十五诊：

患者口干，余症以及舌脉同前。血常规提示：白细胞计数 3.17×10^{9}/L，红细胞计数 4.11×10^{12}/L，血小板计数 76×10^{9}/L。

中药守上方，加黄芩 6g 以及墨旱莲 15g。60 剂，每日 1 剂，分 2 次温服。

十六诊：

患者下肢轻度水肿，余症以及舌脉同前。

中药守上方加茯苓 20g。30 剂，每日 1 剂，分 2 次温服。

十七诊：

患者口干改善、睡眠差，余症以及舌脉同前。血常规提示白细胞计数以及红细胞计数正常，血小板计数 77×10^{9}/L。

中药守上方去荷叶、黄芩，加茯神、草红藤。30 剂，每日 1 剂，分 2 次温服。

十八诊：

复诊症以及舌脉同前。中药守上方 30 剂，每日 1 剂，分 2 次温服。

十九诊：

复诊症以及舌脉同前。患者复查白细胞计正常，红细胞计数 4.24×10^{12}/L，

血小板计数 102×10^9/L。

中药守上方，60 剂，每日 1 剂，分 2 次温服。

二十诊：

停药 2 个月后，2022 年 5 月 23 日查血常规提示：白细胞计数 3.28×10^9/L，红细胞计数正常、血小板计数 103×10^9/L。

按语：

本案患者为中年男性，行干细胞治疗效果差，未服用西药。患者行干细胞移植后 5 年之内需要长期靠输血来维持生命，尤以血小板降低为主症。初诊见牙龈出血、皮下瘀斑、瘀点，容易疲乏，劳累后乏力明显。舌质暗淡，舌苔薄白，脉沉细。辨证为脾肾两虚、气虚血亏，气不摄血。予以八珍汤、当归补血汤加茜草、阿胶、黄芪、鹿角霜、鸡血藤、花生衣等。方中白芍、熟地、党参、当归、白芍、茯苓、白术、川芎脾肾同补、气血同调，补而不滞留。大剂量的黄芪（大于当归 5 倍）取“血者有形之物，难以速生，气乃无形之物，易于速发”之意，兼有气充则血行之意。同时予以阿胶以及鹿角霜血肉有情之品以阴阳双补，强健骨髓。加茜草凉血止血化瘀，鸡血藤补血活血通络。加用升血小板专药之花生衣以健脾和胃、养血止血、散瘀消肿。治疗过程中失眠加茯神或易茯苓为茯神以养心安神，大便干结加虎杖泻热通便，乏力明显加人参或党参易人参大补元气，腹胀则加豆蔻理气醒脾，烧心加荷叶清心平肝、泻脾清肺，口干加黄芩、墨旱莲养阴清热。该患者服用中药后血细胞特别是血小板缓慢持续上升，缓慢减少输血次数到逐渐停止依靠输血的生活，最后更是停止服用中药后能正常生活，血常规均保持一个稍低于正常的水平。可见中药在治疗再生障碍性贫血的确有一定疗效。

虚劳之气血亏虚案二

初诊:

潘某某，女，39 岁。

主诉：乏力 4 年。

现病史：患者 4 年前无明显诱因出现乏力，曾多次在外院就诊，考虑为缺铁性贫血。曾口服补铁药物而血红蛋白上升，但服用后出现恶心、胃脘部不适、上腹部疼痛等胃肠道反应不能坚持而停药。曾在当地改服用中药，血红蛋白轻度上升，症状改善不明显，因自觉效果不理想而停服中西药。因近期出现乏力加重，活动后明显，伴有耳鸣以及嗜睡症状而就诊。患者既往月经规律、经量一般。电子胃肠镜、胸腹彩超检查均未见异常。血常规提示白细胞、血小板正常，红细胞计数 3.47×10^{12}/L，血红蛋白 62g/L，血细胞比容 24.50%。平均红细胞体积 68.6 fL，平均红细胞 Hb 含量 17.4pg，平均红细胞 Hb 浓度 253g/L。铁蛋白：3.8ng/mL。

刻下症：乏力，活动后明显，耳鸣、嗜睡、怕冷，食欲差，大便偏干，无口干以及口苦，无自汗、盗汗。

查体：面色苍白。舌质淡红，舌苔薄白，脉沉细。

西医诊断：缺铁性贫血。

中医诊断：虚劳（气血亏虚）。

治法：益气补血。

处方：补中益气汤加减。

黄芪 30g、陈皮 10g、升麻 6g、柴胡 6g、当归 6g、甘草 6g、党参 15g、白术 10g、肉苁蓉 10g、熟地黄 10g、砂仁 6g（后下）、焦麦芽 15g。

5 剂，每日 1 剂，分 2 次温服。

琥珀酸亚铁：1 片，每日口服 1 次。如仍不能耐受，可间断服用。

二诊：

患者乏力好转，中药守上方加用川芎、白芍合四物汤之意，加鸡血藤补血。

川芎 5g、白芍 10g、鸡血藤 15g。

30 剂，每日 1 剂，分 2 次温服。

间断服用琥珀酸亚铁，约每周服用 3 片。

三诊：

患者乏力症状明显改善，耳鸣以及食欲亦改善，食欲好，自诉是近 4 年感觉最有力量的时间。多次复查血常规血红蛋白均大于 80g/L。舌质淡红，舌苔薄白，脉沉细。

中药守上方，30 剂，每日 1 剂，分 2 次温服。间断服药以巩固疗效。

按语：

缺铁性贫血是由于体内铁元素不足，导致血液中的血红蛋白合成减少的一种疾病。缺铁性贫血的表现包括乏力、易倦、面色苍白等，严重时可能导致心功能不全、呼吸困难等。中医认为，气血不足是缺铁性贫血的根本原因。中医将贫血归属于“虚劳”等范畴，认为贫血是由体内气血失衡、脏腑功能失调引起的。该患者面色苍白、乏力、耳鸣、嗜睡、怕冷、食欲差、大便偏干，结合舌质淡红，舌苔薄白，脉沉细，中医辨病为虚劳，辨证为气血亏虚。予以补中益气汤、四物汤加减。

补中益气汤首见于《内外伤辨惑论》。《内外伤辨惑论》曰：“黄芪（劳役病热甚者一钱），甘草（炙，以上各五分），人参（去芦），升麻，柴胡，橘皮，当归身（酒洗），白术（以上各三分）。上件㕮咀，都作一服，水二盏，煎至一盏，去渣，早饭后温服。如伤之重者，二服而愈，量轻重治之。”方中黄芪味甘微温，入脾肺经，补中益气，升阳固表；党参、白术，补气健脾；当归养血和营，助党参、黄芪补气养血；陈皮理气和胃，使诸药补而不滞；升麻、柴胡升阳举陷，助药以升提下陷之气；炙甘草调和诸药，为使药。加肉苁蓉补肾益精、润肠通便等。熟地黄补血滋阴，益精填髓。砂仁、焦麦芽理气助运。全方气血双补、脾肾双补、补气理气兼顾。

四物汤由当归、川芎、白芍、熟地黄四味中药组成，是养血补血活血的经典方。四物汤中熟地黄甘温能补血，白芍酸寒能敛血，当归辛温能养血活血，川芎辛温能行气活血，加鸡血藤活血补血，诸药联用具有补血而不滞血之功效。此方配伍得当，共奏气机畅、瘀血除、新血生等功效。

该患者贫血原因为缺铁，单纯西药不能耐受，单纯中药疗效欠佳。故采用间断小剂量补铁，以患者耐受为度，配合辨证中药。能起到一加一大于二的效果。

头晕案

初诊：

吴某，女，29岁。

主诉：头晕、乏力8月。

现病史：患者8个月前顺产，产后出现头晕、乏力、怕冷，疲倦，咳嗽、纳差，自汗。曾服用多种中成药后症状无明显缓解而求助于我院中医科。

刻下症：头晕，乏力，怕风怕冷，纳差，自汗，大小便正常。

查体：面色苍白，舌质暗红，舌体偏胖，舌边有齿痕，舌面中有裂纹，舌苔薄白，脉沉细滑。

西医诊断：头晕。

中医诊断：虚劳（营卫不和，肺脾气虚）。

治法：调和营卫，补益脾肺。

处方：桂枝汤合补中益气汤加减。

桂枝15g、白芍15g、甘草10g、生姜12g、大枣10g、陈皮10g、升麻6g、柴胡6g、当归10g、党参30g、白术10g、黄芪120g、人参10g、凤凰衣20g、麻黄根15g、苎麻根20g、淡附片15g（先煎）。

6剂，每日1剂，分2次温服

二诊：

服药3剂后症状缓解，6剂后症状明显缓解，嘱服用玉屏风颗粒巩固疗效。

按语：

桂枝汤是《伤寒论》中开宗明义的第一方。《伤寒论》云："太阳中风，阳浮而阴弱。阳浮者，热自发；阴弱者，汗自出。啬啬恶寒，淅淅恶风，翕翕发热，鼻鸣干呕者，桂枝汤主之。""太阳病，头痛发热，汗出恶风，桂枝汤主之。"桂枝汤由桂枝、芍药、甘草、生姜、大枣五味药组成。桂枝辛温，助卫阳，通经络，解肌发表而祛在表之风寒。芍药酸甘而凉，益阴敛营。桂枝、芍药等量配伍，既营卫同治，邪正兼顾，相辅相成；又散中有收，汗中寓补，相反相成。生姜辛温，助桂枝散表邪。大枣甘平协芍药补营阴，兼健脾益气。生姜、大枣相伍，补脾和胃，化气生津，益营助卫。炙甘草调和药性，合桂枝辛甘化阳以实卫，合芍药酸甘化阴以益营。发中有补，散中有收，营卫同治。该患者自汗、怕风怕冷，符合桂枝汤症。

补中益气汤首见于《内外伤辨惑论》，由黄芪、甘草、人参、升麻、柴胡、橘皮、当归、白术组成。方中黄芪味甘微温，入脾肺经，补中益气，升阳固表；党参、白术，补气健脾；当归养血和营，助党参、黄芪补气养血；陈皮理气和胃，使诸药补而不滞；升麻、柴胡升阳举陷，助药以升提下陷之气；炙甘草调和诸药为使药。该患者头晕、乏力、纳差，舌苔薄白，脉沉细，符合补中益气汤方证。患者汗出明显，加用凤凰衣、麻黄根、苎麻根以及淡附片固表止汗。

自汗案

孙某某，男，65岁。

主诉：出汗、寒战1月余。

现病史：患者自诉1月前无明显诱因出现自汗，伴有寒战。开始表现为早上怕热、多汗，持续1小时后，继而出现寒战，中午、下午均可见，无头晕头痛、无视物模糊、肢体麻木、恶心呕吐等症状，无乏力、腹泻便秘等不适。期间就诊多次，考虑自主神经功能紊乱。予以谷维素、甲钴胺以及中医药治疗诊疗（具体不详），后症状未见明显改善而来就诊。既往有高血压以及糖尿病病史。

刻下症：阵发性自汗，汗出如雨，汗出后全身衣服湿透，伴有全身湿冷，继而寒战，无发热，每天早晨6点、中午12点各发作1次，持续1～2小时。

查体：神志清楚，全身湿冷。舌质淡红，舌苔黄白相兼厚腻，脉细滑。

西医诊断：自主神经功能紊乱。

中医诊断：自汗（营卫不和）。

治法：调和营卫、固涩收敛。

处方：桂枝加龙骨牡蛎汤加减。

桂枝15g、白芍15g、生姜10g、大枣10g、甘草10g、煅牡蛎30g（先煎）、煅龙骨30g、麻黄根12g。

共3剂，每日1剂，分2次，早晨5点以及中午12点各服药1次。

服药第二天汗出好转80%。继续服药7剂，回访已愈。

按语：

汗，既可以是人体的一种正常代谢状态，亦常见于诸多病理现象。《内经》曰：“阳加于阴谓之汗。”阴阳调和，汗出正常，形神舒畅；阴阳失衡、营卫不调、腠理失固，引起汗液流失，导致汗证。该患者为老年男性，自汗，汗出如雨，汗后全身湿冷，舌质淡红，舌苔黄白相兼厚腻，脉细滑。结合该患者症、舌、脉，四诊合参，审证求机，辨证当属营卫不和，阳不敛阴。治以调和营卫、固涩收敛。予以桂枝加龙骨牡蛎汤。桂枝加龙骨牡蛎汤出自《金匮要略·血痹虚劳病脉证并治》，其曰：“夫失精家，少腹弦急，阴头寒，目眩发落，脉极虚芤迟，为清谷，亡血，失精。脉得诸芤动微紧，男子失精，女子梦交，桂枝加龙骨牡蛎汤主之。”桂枝甘草龙骨牡蛎汤主要由桂枝、甘草、白芍、大枣、龙骨、生姜及牡蛎构成。医家徐彬在《金匮要略论注》中曰：“桂枝汤外证得之，能解肌去邪气；内证得之，能补虚调阴阳。”龙骨，味涩、甘，性平，归心、肝、肾经，功能是镇心安神，平肝潜阳，固涩收敛。桂枝加龙骨牡蛎汤。一者通过桂枝汤调营卫，和阴阳；一者使用龙骨、牡蛎有敛阴潜阳、止汗、收敛浮越。麻黄根具有固表止汗及调和阴阳的功效。全方共奏阴阳调和、温补心阳，固涩敛汗以及镇潜回阳的功效。

内伤发热案

内伤发热案一

初诊：

胡某某，女性，53 岁。

初诊时间：2022 年 6 月 19 日。

主诉：反复发热 20 余天。

现病史：患者因胸痛、意识不清入我院。患者有腹主动脉瘤手术病史，有高血压病史。入院后检查胸腹部 CTA：主动脉夹层（StandfordA 型）。并 5 月 13 日在全麻 CPB 下行升主动脉部分切除伴人工血管置换术全主动脉弓人工血管置换并支架象鼻手术＋主动脉窦修补术 + 单根大隐静脉 - 冠状动脉搭桥术＋动脉导管未闭结扎术，术中植入术中支架 2 个。术后给予强心、利尿、抗感染、抗凝等对症治疗。2022 年 5 月 23 日痰细菌培养提示阿氏肠杆菌（++）。给予静脉输液丁胺卡那、替加环素，口服氯康唑抗感染治疗。患者于 5 月 29 日出现发热，体温最高达 38.8C。6 月 1 日血培养提示发现真菌孢子，血培养提示白念珠菌，治疗调整为特治星联合卡泊芬净抗感染治疗，后体温、血常规正常。于 6 月 7 日停特治星，继续卡泊芬净抗真菌治疗，之后血培养阴性。患者于 6 月 9 日开始发热伴咽喉部肿痛，于 6 月 11 日晚及 12 日下午出现寒战、发热。治疗调整为泰能联合卡泊芬净抗感染治疗。6 月 16 日调整为泰能联合口服氟康唑抗细菌、抗真菌治疗。患者仍有恶寒发热，体温在 37.0 ℃～ 38.0 ℃之间波动。6 月 17 予以清热解毒养阴中药口服，服药后患者发热症状无明显改善而来中医科求诊。

刻下症：下午 4 点左右开始发热，体温在 37.5 ～ 38.2℃之间波动，夜半热退，精神食欲欠佳，睡眠一般，大小便症状，口干明显，无口苦、无自汗盗汗。

查体：舌质暗红，舌边有齿痕，舌苔薄黄，舌面有少许裂纹，脉弦滑稍数。

西医诊断：感染性发热（细菌、真菌）；主动脉夹层术后。

中医诊断：发热（湿热蕴结夹有阴虚）。

治法：清热解毒、芳香化湿，养阴透热。

处方：五味消毒饮加青蒿鳖甲汤加减。

紫花地丁 15g、蒲公英 15g、野菊花 15g、炒栀子 8g、金银花 15g、青蒿 15g、醋鳖甲 25g（先煎）、地骨皮 20g、银柴胡 10g、广藿香 10g、炒苍术 2g。

3 剂，每日 1 剂，分 2 次温服。

二诊：

患者服用 1 剂后发热症状消失，21 号停用所有抗生素。患者无发热，仍有口干。舌质暗红，舌边有齿痕，舌苔薄黄，舌面有少许裂纹，脉弦滑稍数。中药守上方继进。

紫花地丁 15g、蒲公英 15g、野菊花 15g、炒栀子 8g、金银花 15g、青蒿 15g、醋鳖甲 25g（先煎）、地骨皮 20g、银柴胡 10g、广藿香 10g、炒苍术 2g。

3 剂，每日 1 剂，分 2 次温服。

单纯服用中药观察至 25 号出院未再有发热。

按语：

五味消毒饮源于《医宗金鉴》，由金银花、野菊花、蒲公英、紫花地丁、紫背天葵子组成，有清热解毒之功效。该患者发热时间较长，阴液已伤。加用鳖甲咸寒，直入阴分，滋阴退热；青蒿苦辛而寒，其气芳香，清热凉血、透邪外出。两药相配，滋阴清热，内清外透，其特点在于滋清兼备，标本兼顾，清中有透，养阴而不恋邪，祛邪而不伤正。加地骨皮、银柴胡清除虚热。广藿香芳香化湿。全方共奏清热解毒、芳香化湿，养阴透热之功。

小剂量苍术是治疗顽固性发热的经验性用药。苍术为菊科植物茅苍术或北苍术的干燥根茎。朱震亨云："苍术治湿，上、中、下皆有可用。又能总解诸郁、痰、火、湿、食、气、血六郁，皆因传化失常，不得升降，病在中焦……故苍术为足阳明经药，气味辛烈，强胃健脾，发谷之气，能径入诸经，疏泄阳明之湿，通行敛涩"。《神农本草经》言其功效为除湿痹、止汗、活血生肌等。李时珍曰："苍术甘而辛烈，性温而燥，阴中阳也，可升可降，入足太阴、阳明，手太阴、阳明、太阳之经。"因苍术既可以健脾，治湿，调节气机，还可治郁、治火，故用之治疗诸郁所致郁火发热。因其归脾、胃、肺、大肠及小肠经，且温燥之性可治湿，升降之性能引药归各经，使药达其所，透邪外出，邪热自去。临床上所见顽固性发热性的肿瘤患者大部分是经过西药抗生素治疗，抗生素容易损伤脾胃功能，故苍术剂量不宜过大。而少量苍术灵活应用可谓清热之圣药。

内伤发热案二

初诊：

曹某某，女，66岁。

主诉：自觉体内发热5个月。

现病史：患者5个月前无明显诱因出现自觉体内发热，但测体温正常，发热以上半身为主，发热呈阵发性发作，持续1小时左右能自行缓解，伴有汗出、头晕、口干。体重近5个月减轻约10公斤。曾检查心电图提示窦性心动过速，ST—T段改变。CT提示颈椎退行性病变，C2～C3、C3～C4、C4～C5、C5～C6椎间盘向后突出。胃镜提示浅表性胃炎。余检查未见异常。

刻下症：自觉体内发热，发热以上半身为主，持续1小时左右能自行缓解，伴有汗出、头晕、口干，喜饮冷，容易饥饿，稍有口苦，心烦，小便频，颜色黄。

查体：形体消瘦。舌质红，舌尖尤甚，舌苔薄黄，脉细数。

西医诊断：自主神经功能紊乱，颈椎病，体重异常减轻，窦性心动过速，慢性胃炎。

中医诊断：内伤发热（中上焦郁热，热扰胸膈）。

治法：清热泻火除烦，养阴生津利水。

处方：栀子豉汤、导赤散和白虎汤加减。

栀子15g、淡豆豉10g、生石膏20g（包煎）、知母15g、山药15g、淡竹叶10g、川木通8g、生地黄24g、甘草6g。

3剂，每日1剂，分2次温服。

二诊：

患者自诉服第1剂药后阵发性体内发热未再出现，口干以及饥饿感好转。服用第3剂后口干以及饥饿感明显缓解。中药守上方继服3剂巩固疗效。

按语：

栀子豉汤首见《伤寒论》，其曰："发汗后……发汗吐下后，虚烦不得眠，若剧者，必反覆颠倒，心中懊憹，栀子豉汤主之。""发汗，若下之，而烦热，胸中窒者，栀子豉汤主之。"由栀子和淡豆豉两味药组成。《伤寒来苏集》谓："栀子苦能泄热，寒能胜热，其形象心又赤色通心，故能除心烦愦愦，懊憹结痛等症。"淡豆豉味甘、微苦，归肺、胃经，解表除烦，宣发郁热。两药合用，共奏解郁除烦、清热泻火之功。该患者上半身汗出，心烦，舌质红，舌苔黄，符合栀子豉汤方证。导赤散出自《小儿药证直诀》，由生地黄、木通、淡竹叶、生甘草梢组成，具有清心利水、养阴生津之功。《医宗金鉴》对导赤散的方名解释道："赤色属心，导赤者，导心经之热从小肠而出。"

心经热盛证则渴欲饮冷，心中烦热，心热移于小肠，致使小便短赤，舌尖红，脉数。患者有渴欲饮冷，心中烦热，便短赤，舌尖红，脉数等症符合导赤散证。白虎汤最早记载于《伤寒论》，由石膏、知母、甘草、粳米4味药材组成。生石膏，性味辛甘大寒，善于清气分热邪，且能除烦止渴。知母苦寒滋润，泻火润燥除烦。粳米、炙甘草既可以益胃和中，又防止石膏知母大寒伤中的弊端。诸药合用清热泻火、除烦生津。该患者口干喜冷，饥饿口苦，心烦，符合白虎汤证。三方合用，共奏清热泻火除烦，养阴生津利水之功效。

燥痹案

初诊：

刘某，女，48岁。

主诉：口干、眼干、龋齿3年余。

现病史：患者3年多前无明显诱因出现口干、眼干、龋齿，起初症状较轻，无皮疹、口腔溃疡，无咳嗽咳痰，无胸痛、咯血，无多饮、多食、多尿，无肌痛、关节痛、雷诺征，之后上述症状渐加重，进食干燥食物需水送服，伴五心烦热、潮热盗汗、腰膝酸软、乏力，曾在外院行风湿免疫检查，抗核抗体筛查：阳性1:1000；抗核抗体谱：抗SSA抗体强阳性，抗SSB抗体阳性，Ro-52抗体阳性；血沉58mm/h，免疫球蛋白；IgG升高，血常规、肝肾功能、心肌酶谱、电解质、血糖、血脂正常。彩超提示颌下腺肥大。胸部CT及全腹部彩超未见明显异常，唇腺活检发现3个灶性淋巴细胞浸润，诊断为干燥综合征。患者拒绝口服糖皮质激素及免疫抑制剂等西药治疗，遂于2022年3月12日来中医科就诊。

刻下症：口干、眼干、龋齿，牙齿片状脱落，伴五心烦热、潮热盗汗、腰膝酸软、乏力。

查体：颌下腺肥大。舌质红，舌苔少，脉弦细数。

西医诊断：干燥综合征。

中医诊断：燥痹（阴虚热毒证）。

治法：滋阴降火，解毒散结。

处方：增液汤合消瘰疬丸加减。

生地黄、玄参、麦冬各15g，知母9g，黄柏6g，甘草9g，川牛膝10g，枸杞子12g，浙贝母15g，鳖甲15g（先煎），山慈姑10g，牡丹皮

10g，夏枯草 10g。

5 剂，每日 1 剂，分 2 次温服。

二诊：

患者口干、眼干较前改善，五心烦热、潮热盗汗、腰膝酸软、乏力基本消失，颌下腺肥大基本消退。仍有口干、眼干，偶有视物模糊，因此在原方基础上去山慈姑，加五味子 10g、杭菊花 10g。

生地黄、玄参、麦冬各 15g，知母 9g，黄柏 6g，甘草 9g，川牛膝 10g，枸杞子 12g，浙贝母 15g，鳖甲 15g（先煎），五味子 10g，牡丹皮 10g，夏枯草 10g，杭菊花 10g。

5 剂，每日 1 剂，分 2 次温服。

三诊：

患者口干、眼干、五心烦热、潮热盗汗、腰膝酸软、乏力基本消失，复查淋巴结彩超颌下腺肥大未及。在上方基础上进行调整，之后间断口服中药治疗。

生地黄、玄参、麦冬各 15g，知母 9g，黄柏 6g，甘草 9g，枸杞子 10g，鳖甲 10g（先煎），五味子 10g，牡丹皮 10g。

继续服用 5 剂，每日 1 剂，分 2 次温服，症状控制尚可。

按语：

干燥综合征是一种累及全身外分泌腺体尤其是唾液腺和泪腺的慢性自身免疫性疾病。主要表现为口干、眼干、龋齿，也可有多器官、多系统损害。干燥综合征在中医学文献中无相似的病名记载，其临床表现在许多古医籍中有类似的描述。《路志正医林集腋》明确提出“燥痹”病名。近年全国中医痹病专业委员会著《痹病论治学》称本病为“燥痹”。本病的病因是先天禀赋不足，阴虚燥热；或由调摄不慎，久病失养，外感风、暑、燥、火四邪，阳热亢盛，伤津耗液，导致阴津亏虚，清窍失于濡润而致病，日久则瘀血痹阻，络脉不通，累及皮肤及脏腑等。其主要病机为素体虚弱，阴津亏虚，燥热内盛至瘀血阻滞，阴虚络瘀。治用增液汤合消瘰疬丸加减滋阴降火，解毒散结。生地黄、玄参、麦冬滋阴降火。知母、黄柏降相火，泻肾火。浙贝母、山慈姑清热解毒散结。玄参养阴清热，解毒散结。鳖甲滋阴潜阳、软坚散结、退虚弱。夏枯草疏风散热，解毒散结。诸药合用，共奏滋阴降火，解毒散结之功效。对于干燥综合征，西医除替代疗法外，尚无有效的措施，而中医的辨证论治在缓解口干、眼干等症状上占有一定的优势。干燥综合征患者饮食宜清淡，避免进食辛辣、油腻、过咸、过酸的食物，口干、唾液少、龋齿和舌皲裂者应特别注意口腔卫生，防止口腔细菌增殖。每天早晚饭后 15 分钟至少刷牙 2 次，选用软毛牙刷为宜。忌烟酒，减少物理因素的刺激。

口干案

初诊：

患者，韩某，女，1975出生。

主诉：口干伴舌体发热半年。

现病史：患者半年前无明显诱因开始出现口干，伴有舌体发热。血糖以及甲状腺机能检查均未见异常，多次就诊，考虑舌炎。予以多种药物治疗，症状改善不明显。

刻下见：口干、舌体自觉发热，口干饮水不多，无自汗、盗汗，无口苦症状，大小便正常。

查体：舌淡红，舌体胖，舌面有裂纹，舌苔少，脉细滑。

西医诊断：舌炎。

中医诊断：口干（阴虚发热）。

治法：滋阴清热。

处方：六味地黄丸加减。

生地黄15g、牡丹皮10g、淮山药15g、茯苓10g、枣皮15g、五味子10g、北沙参30g、石斛20g、淡竹叶10g、荷叶15g。

15剂，每日1剂，分2次温服。

食疗方：雪梨炖肉饼、百合炖肉饼、石斛炖老鸭、北沙参炖肉饼、麦冬炖肉饼、冰糖炖燕窝。根据自己喜好选择。同时嘱患者少食辛辣刺激食物。

二诊：

口干症状以及舌体发热消失。嘱患者继续进行食疗后期调理。

按语：

六味地黄丸来自钱乙所著的《小儿药证直诀》，由熟地黄、山茱萸、山药、泽泻、牡丹皮、茯苓六味中药组成。滋补肾阴为主。该患者素喜辛辣炙热之品，伤阴而致口干、舌体发热，口干饮水，结合舌淡红，舌面有裂纹，舌苔少，脉细，考虑为阴虚发热。将熟地改为生地，去泽泻，加五味子、北沙参、石斛、淡竹叶、荷叶益气养阴，引热从小便而除去。该患者病情较久，康复非一日之功，需加用食疗助功，以雪梨、百合、石斛、麦冬、北沙参等煲汤，共奏益气滋阴之功，调适口味，使患者容易坚持，用益气滋阴而愈。

痰浊案

初诊：

患者熊某某，女，39岁。

初诊时间：2023年4月23日。

主诉：头晕、胸闷、气逼4天。

现病史：患者素体肥胖，4天前进食大量猪脚等油腻食物后出现头晕、胸闷、气逼，呈昏沉感，胸闷、气逼于进食后加重，无发热、头痛，无恶心、呕吐，无心慌、心悸，无胸痛、咯血，遂至我院就诊。查血常规基本正常，血生化提示总胆固醇7.88mmol/L、甘油三酯5.11mmol/L、低密度脂蛋白胆固醇4.88mmol/L、高密度脂蛋白胆固醇0.68mmol/L，甲状腺彩超示甲状腺右侧叶结节，TI—RADS分类2a，定期随诊。头颅MRI+MRA示轻度缺血脱髓鞘脑改变。动态心电图示：1.窦性心律，最小心率56次/分，最大心率130次/分；2.偶发房性期前收缩8次/全程；3.监测中可见T波及ST段改变。4.心率变异性分析，SDNN：138ms（正常参考值范围102～180ms），SDANNA：122ms（正常参考值范围92～162ms）。动态血压未及明显异常。胸部CT示：1.右肺中叶慢性炎症；2.两肺数个实性结节，年度复查；3.腹部彩超示脂肪肝。患者为求中医诊治，遂来我院中医科就诊。

刻下症：胸闷喜叹息，两胁、胃胀痛，嗳气，咽部如有异物梗阻，性格内向，忧郁寡欢。

查体：舌色暗，舌苔薄白，脉弦。

西医诊断：高脂血症，脂肪肝，脑动脉供血不足，甲状腺结节，房性期前收缩。

中医诊断：痰浊，气滞血瘀。

治法：疏肝健脾，活血化瘀。

处方：逍遥散合桃红四物汤加减。

桃仁10g，法半夏10g，化橘红10g，党参10g，白术10g，甘草6g，当归10g，赤芍12g，柴胡10g，生地黄12g，山楂10g，鸡内金10g，红曲10g，麦芽10g。

共15剂，每次1剂，分2次温服。

嘱患者清淡饮食，少食肥甘厚味及动物内脏。

二诊：

患者口服15剂中药治疗后胸闷、两胁、胃胀痛、嗳气基本缓解，咽部轻度异物感，情志较前舒畅。舌色暗，舌苔薄白，脉弦。复查血生化示：总胆固醇6.2mmol/L、甘油三酯3.28mmol/L、低密度脂蛋白胆固醇3.0mmol/L、高密度脂蛋白胆固醇1.22mmol/L。继续口服上方15剂治疗。

桃仁10g，法半夏10g，化橘红10g，党参10g，白术10g，甘草6g，当归10g，赤芍12g，柴胡10g，生地黄12g，山楂10g，鸡内金10g，红曲10g，麦芽10g。

共15剂，每日1剂，分2次温服。

按语：

高脂血症是脂肪代谢或者转运异常使人体血液中的血脂含量超过正常范围，表现为血中胆固醇、甘油三酯、低密度脂蛋白升高，高密度脂蛋白降低。高脂血症是常见病、多发病，更是导致心脑血管疾病的元凶，该病对身体的损害是隐匿、逐渐、进行性和全身性的，它的直接损害是加重全身动脉粥样硬化。高脂血症可防可治，长期调脂治疗可以降低冠心病、心绞痛、心肌梗死、脑卒中的发生率和死亡率以及糖尿病的致残率。中医学认为，高脂血症属于“血瘀”“痰浊”的范畴，主要是由于患者过度摄入高热量、高脂肪食物，缺乏运动、年老体衰而引起脉络不通、痰浊阻遏、瘀血内停，导致肝脾肾等功能失调、阴阳两虚。本案例使用逍遥散合桃红四物汤加减治疗，桃红四物汤具有活血化瘀的功效，逍遥散有疏肝健脾的功效。方药中，桃仁、半夏、化橘红、党参、白术、甘草、当归、柴胡可以行气活血，赤芍、生地有清热凉血解毒的作用，山楂、鸡内金、红曲、麦芽消食健胃，共同协调起到补脾益气、补血活血、解毒利湿的功效。对于高脂血症患者，最主要的就是要进行生活方式的改善。第一就是要控制饮食，减少高胆固醇食物的摄入。高胆固醇食物包括蛋类、海鲜以及动物的内脏。第二个方面就是要进行运动。适度的运动能够降低胆固醇，随着体重的降低，胆固醇也随之降低。

第七章 肢体经络医案

痹证案

痹证案一

袁某某，男，42岁。

主诉：右足大拇指肿痛半年。

现病史：患者半年前出现右足大拇指红肿疼痛，曾服用抗生素剂、痛风药物，症状开始有所缓解，但时间久后无效。既往有痛风病史多年。

刻下症：右足大拇指红肿疼痛、局部溃疡，可见渗出，有轻微口干，无口苦，大便正常，小便黄。

查体：舌质暗红，舌苔薄黄，舌面有裂纹，脉细。

西医诊断：痛风。

中医诊断：痹证（气虚血瘀，热毒内结）。

治法：益气活血，清热解毒。

处方：补阳还五汤、五味消毒饮和六一散加减。

黄芪 120g、川芎 15g、地龙 10g、红花 5g、赤芍 10g、当归 15g、金银花 15g、连翘 25g、紫花地丁 15g、天葵子 15g、野菊花 15g、蒲公英 20g、大血藤 20g、荜茇 15g、木通 6g、滑石 30g（包煎）、甘草 5g

15 剂，每日 1 剂，分 2 次温服。

回访患者诉服用 7 剂药后红肿以及渗出明显好转。嘱在当地继续服药治疗。

按语：

补阳还五汤出自清代王清任《医林改错》，方由黄芪、当归、川芎、地龙、赤芍、红花组成。方中黄芪补脾胃气，使气行则血行，血行则经筋通；当归活血养血，化瘀而不伤血，与黄芪配而增加益气活血之功效；赤芍、红花、川芎活血祛瘀，活血药既有助于气血运行，又能消除黄芪之满中，为黄芪发挥药效扫清障碍；地龙通经活络；生甘草调和诸药。患者溃疡久治不愈，舌质暗红，舌下脉络怒张，脉细，符合气虚血瘀之补阳还五汤方证。

五味消毒饮源于《医宗金鉴》，由金银花、野菊花、蒲公英、紫花地丁、紫背天葵子组成，有清热解毒、消散疔疮之功效。加连翘，连翘为疮家圣药，具有清热解毒，消肿散结的功效。

患者局部红肿疼痛，伴有口干，舌苔黄，符合五味消毒饮加连翘方证。

六一散由滑石、甘草组成。滑石味甘淡性寒，寒能泄热，淡能渗湿利水，通利膀胱；甘草清火解毒，缓和药性，为主药。六一散清热除湿利水，使湿热从水道而去。患者局部渗出多，小便黄，符合六一散方证。

该患者右足大拇指肿痛已半年，病情较久，加大血藤清热解毒、消痈，活血祛瘀、止痛，荜茇温中散寒、下气止痛；木通利尿通淋。此方用药要点是，其一，大剂量黄芪，补气，托毒排脓，敛疮生肌。其二，连翘为疮家圣药，具有清热解毒，消肿散结的功效。其三，滑石和甘草的比例为 6:1。

痹证案二

熊某某，女性，34 岁。

主诉：右下肢疼痛 2 年。

现病史：患者 2 年前无明显诱因开始感右下肢疼痛，反复发作，多次就诊，诊断为右内收肌软组织粘连，经封闭、止痛、消炎、祛风湿等治疗无效。

刻下症：患者下肢疼痛，气候变化则腰痛加剧，并放射至右臀部，不能久坐久立及弯腰俯身拾物，活动后疼痛加剧。

查体：L3 ～ L4 棘突处压痛（+），右臀神经处压痛（+），内侧收肌耻骨附着处压痛（++），抬腿试验右（+），直腿抬高（右）40°（左）80°。舌质淡红，舌苔薄黄，脉沉弦数。

西医诊断：右内收肌软组织粘连。

中医诊断：痹证（湿瘀互结）。

治法：祛风除湿，活血化瘀、通络止痛。

处方：鹿蕲酒加减浸酒分服。

鹿筋 100g、蕲蛇 100g、当归 60g、川芎 40g、制乳香、制没药各 60g，海桐皮 60g、豨莶草 60g、赤芍 60g、片姜黄 60g、地龙 60g、牛膝 60g、丹参 100g、田七 40g。

上药用白酒 2.5L 密封浸 1 个月，取酒饮之，每日服 2 次，每次内服 10 ～ 15mL。共服用鹿蕲酒 5L，随访 3 年，除气候变化偶有腰部酸胀外，无其他不适。

制法用法说明：

1．药酒浸的时间稍长药汁更浓，疗效更佳。

2．药渣可再加酒 1L 浸之

3. 不会饮酒者，可将上方之药改成常用量煎服，服时加酒数滴，可取同等疗效。

按语：

由于风寒湿邪阻滞经络、气血不畅而致肌肉顽麻、肢节挛急、半体偏枯而成痹，因此本病的慢性阶段除有风寒湿邪为患外，多有气滞血瘀表现，故本方除用祛风除湿药外，更注重活血化瘀。组方中用鹿筋、蕲蛇强壮筋骨，宣痹通络；蕲蛇、海桐皮、豨莶草、片姜黄、地龙祛风除湿；重用活血化瘀药当归、川芎、制乳香、没药、赤芍、牛膝、丹参、田七，共奏祛风除湿、活血化瘀、通络止痛之功。

痹证案三

初诊：

陈某某，女，71岁。

主诉：双下肢水肿12年。

现病史：患者12年前无明显诱因出现双下肢水肿，手指关节肿痛，曾多次在外院就诊，诊断为类风湿性关节炎，未规律服药，后逐渐出现手指关节变形，近期出现双下肢水肿加重，伴有双侧膝关节疼痛不适，全身关节游走性疼痛，时有胸闷、胸痛以及气短。既往有高血压肾病病史。磁共振提示双侧内外侧半月板磨损，撕裂，考虑骨性关节炎，骨梗死不能排外，双侧滑膜炎并积液。

刻下症：双下肢水肿、双侧膝关节疼痛不适，全身关节游走性疼痛，时有胸闷、胸痛以及气短，偏怕冷，稍有口干，无口苦，精神及食欲尚可，大小便通畅。

查体：手指多个关节变形，膝关节肿胀，双下肢重度水肿。舌质暗红，舌苔黄白相兼，脉沉。

西医诊断：类风湿性关节炎，骨性关节炎，高血压肾病。

中医诊断：痹证（寒热错杂）。

治法：散寒除湿清热止痛。

处方：桂枝芍药知母汤。

桂枝10g、白芍20g、炙甘草10g、麻黄6g、生姜10g、白术15g、知母15g、防风12g、淡附片8g（先煎）、川牛膝15g、泽泻10g

3剂，每日1剂，分2次温服。

配合热敏灸。

二诊：

患者自诉服用1剂药，热敏灸1次后水肿明显减轻，继服药2剂，双下肢水肿基本消失，中药守上方继续5剂。双下肢水肿消失，膝关节自觉有轻微肿胀感。嘱针对原发病规律治疗。

按语：

类风湿关节炎是一种炎症性、慢性、系统性自身免疫性疾病。西医治疗该病主要采用慢作用抗风湿药、非甾体抗炎药、生物制剂等。中医学将类风湿关节炎归属于“痹证”范畴，认为该病是由寒邪、湿邪、风邪导致，临床实践发现该病以寒热错杂证较为常见。中医虽然不能治愈类风湿关节炎，但在改善类风湿关节炎症状有一定的优势。

桂枝芍药知母汤来源于《金匮要略·中风历节病脉证并治》。其曰：“诸肢节疼痛，身体尪羸，脚肿如脱，头眩短气，温温欲吐，桂枝芍药知母汤主之。”桂枝芍药知母汤由桂枝、麻黄、附子、知母、芍药、白术、防风、生姜、甘草9味药组成。方中知母性寒，具有润燥生津、清热解毒之效；麻黄性辛、温，具有利水解表之效；防风性微温，具有祛湿止痛、解表祛风之效；桂枝性辛、温，具有温通心阳、发汗解表之效；炮附子性热，具有散寒止痛、补火助阳之效；白术性温，具有利水消肿、健脾燥湿之效；生姜性微温，具有解表散寒之效；白芍性微寒，具有调经止痛养血之效；甘草调和诸药。诸药合用祛风除湿、散寒除痹、滋阴清热，寒热并调，温热之药可祛邪外出，寒凉之药可养血制热，刚柔并济，邪出而不伤正，可祛除顽固的经络血脉之痹。该患者下肢水肿、全身关节游走性疼痛、膝关节肿痛、怕冷、口干，符合桂枝芍药知母汤方证。患者双下肢水肿以及膝关节肿痛明显，故加牛膝引药下行，逐瘀通经、通利关节，加泽泻利水渗湿、泄热。

痹证案四

患者杨某，男，48 岁。

主诉：反复关节肿痛 10 余年就诊。

现病史：患者 10 多年前无明显诱因出现右侧第一跖趾关节红肿热痛，无其他关节肿痛，曾在外院就诊，查血尿酸升高，诊断为“痛风性关节炎”。使用“扶他林”治疗后疼痛明显减轻，但此后患者反复出现单侧跖趾关节肿痛，发作时间间隔逐渐缩短。之后逐渐出现踝关节、膝关节肿痛，使用抗炎止痛类药物及秋水仙碱治疗后疼痛能减轻。3 年前出现右侧肘关节肿大包块，近 2 年来患者每月均会发作 1 次关节肿痛。近 1 年来每天均有关节肿痛，2 个月前开始出现双手腕关节、掌指关节、近端指间关节、双肘及双肩关节疼痛，双手整日有僵硬感。再次在外院就诊，使用地塞米松治疗 1 个月，症状能缓解，近 1 个月停用地塞米松，并继续予以塞来昔布胶囊及秋水仙碱治疗，患者疼痛加重。为进一步诊疗至我院中医科就诊。既往史及个人史：有 2 型糖尿病史，常年吸烟饮酒。

刻下症：肢体关节肿胀疼痛，活动受限，伴晨僵，食欲正常，大小便正常。

查体：颜面部潮红，右手腕关节、掌指关节（第 3、4、5 节）、近端指间关节（第 1、3、4、5 节）、远端指间关节（第 2、3、4、5 节）肿胀压痛，右手掌指关节、近端指间关节及远端指间关节均肿胀压痛，右肘关节伸侧面可触及一肿大包块，质地柔软，无压痛，双下肢轻度水肿。舌质暗，舌苔黄腻，脉滑数。

辅助检查：血小板计数 380×10⁹/L，血尿酸 633.74mmol/L，总胆固醇 6.31umol/L，甘油三酯 3.7mmol/L，低密度脂蛋白 3.79mmol/L，空腹血清葡萄糖 6.25mmol/L。CRP 8.86mg/L，血沉 34mm/h。关节超声示右膝关节痛风性关节炎并痛风石形成，右膝关节髌腱多发痛风石形成，右肘关节鹰嘴滑囊炎。

西医诊断：痛风，高脂血症。

中医诊断：痹病（湿热痹阻证）。

治法：清热利湿，通络止痛。

处方：四妙散加味。

黄柏 10g，苍术 10g，川牛膝 10g，薏苡仁 20g，萆薢 30g，土茯苓 30g，毛慈姑 20g，红花 5g，虎杖 20g，牡丹皮 10g，威灵仙 15g，泽泻 15g

3 天后患者关节肿痛明显减轻，5 天后患者无明显关节疼痛，遂停用塞来昔布胶囊。为预防疼痛发作，继续服用秋水仙碱治疗，并继续按中药原方治疗 1 个月，患者未再发作关节肿痛。复查血尿酸 398mmol/L，血沉 12mm/h，C 反应蛋白 3.66mg/L。

按语：

“痛风”一词最早见于梁代陶弘景《名医别录》，其曰：“独活，微温，无毒。主治诸贼风，百节痛风无久新者。”这里的“痛风”是指由于邪风侵袭导致的关节疾病，当属于痹证范畴。金元四大家之一的朱丹溪对痛风颇有研究，《格致余论·痛风论》言：“彼痛风者，大率因血受热，已自沸腾，其后或涉冷水，或立湿地，或扇取凉，或卧当风，寒凉外搏，热血得寒，汗浊凝涩，所以作痛，夜则痛甚，行于阴也。”说明“痛风”乃因血热当风遇湿受寒，湿浊凝滞阻于经脉，表现为“作痛，夜则痛甚”，也应属于痹证范畴。清喻家言在《医门法律》中曰：“痛风一名白虎历节风，实则痛痹也。”清代林佩琴《类证治裁》则曰：“痛风，痛痹之一症也……初因湿风寒郁痹阴分，久则化热攻痛，至夜更剧。”《医学入门》曰：“痛风，形怯瘦者，多内因血虚有火；形肥勇者，多外因风湿生痰；以其循历遍身，曰历节风，甚如虎咬，痛必夜甚者，血行于阴也。”《医学六要》曰：“痛风，即《内经》痛痹。上古多外感，故云三气合而为痹。今人多内伤，气血亏损，湿痰阴火，流滞经络，或在四肢，或客腰背，痛不可当，一名白虎历节是也。”龚廷贤在《万病回春》中指出：“一切痛风肢体痛者，痛属火，肿属湿……所以膏粱之人多食煎、炒、炙、酒肉，热物蒸脏腑，所以患痛风、恶疮、痈疽者最多。”从上述文献论述中可以看出，“痛风”这一病名，在许多文献中均有论述，但有些与嘌呤代谢紊乱引起的痛风不相符合，虽病名为痛风，临床表现、发病原因并不相同，但有一个共性，把该病视为一种因外受风寒湿邪而引起的疾病，属痹证。

曹教授认为本病系湿邪痰浊留滞血中，浊瘀蕴结，不得泄利，积渐化毒，偶适外邪，恣食肥甘饮酒，引动而发，出现骨节肿痛，溃流脂浊，甚则石淋、关格等证。而浊毒瘀结，又与脾肾二脏清浊代谢的紊乱相关，故恪守泄化浊瘀大法，贯穿于本病的始终。临床上常用土茯苓、萆薢、苍术、薏苡仁、威灵仙、地龙、泽泻、桃仁、红花等药物为基础方，可促进浊毒之泄化，解除瘀结之转机。方中四妙丸清热利湿，配以土茯苓、萆薢、山慈姑等解毒除湿，通利关节，消肿散结；湿邪郁久化热，且久病多瘀，故用牡丹皮、虎杖、红花清热凉血解毒，活血祛瘀；威灵仙其性善走，能宣疏五脏，通行十二经络；泽泻利水消肿，使湿邪从小便而解，邪有出路。

痹证案五

初诊：

谢某某，男，59岁。

初诊时间：2023年3月28日。

主诉：反复关节红肿热痛16年，再发3天。

现病史：患者16年前进食啤酒海鲜后左足第一跖趾开始出现关节红肿热痛，程度剧烈，不能着地，无发热、咳嗽、咳痰，无皮疹、口腔溃疡，无脱发、雷诺征，无尿频、尿急、尿痛，自行口服止痛药等治疗后症状缓解，此后反复出现四肢其他关节红肿热痛，性质同前，程度剧烈，起初累及一两个部位，之后出现多个部位。曾在当地医院就诊，自诉查尿酸高。诊断：痛风性关节炎，一直未规律治疗，关节处渐出现大量痛风石，3天前患者饮食不当后再次出现四肢关节红肿热痛，在当地医院发现肾功能不全，给予相关治疗（具体不详），效果欠佳，为求进一步诊治，遂来我院中医科就诊。查血常规示：白细胞 11×10^9/L，嗜中性粒细胞 6.42×10^9/L，嗜中性粒细胞百分比88.8%。血生化：白蛋白36.5g/L，肌酐290.8umol/L，尿素20.5mmol/L，血尿酸570mmol/L；血沉120mm/h，C反应蛋白133.00mg/L。

刻下症：四肢关节肿痛病久屡发，强直畸形，屈伸不利，麻木不仁，经脉拘急，腰脊酸痛，神疲乏力，气短自汗，面色少华。

查体：舌淡，舌苔薄白，脉细。

西医诊断：痛风性关节炎，尿酸性肾病。

中医诊断：痛风（肝肾亏虚证）。

治法：补益肝肾，散寒祛湿。

处方：独活寄生汤加减。

熟地黄15g、杜仲10g、牛膝10g、桑寄生10g、人参10g、茯苓10g、当归15g、川芎10g、白芍10g、独活10g、防风10g、秦艽10g、土茯苓

15g、山慈姑 10g、发酵虫草菌粉 3g。

7 剂，每日 1 剂，分 2 次温服。

复方倍他米松注射液，7mg，肌内注射缓解疼痛。同时嘱患者低嘌呤低盐低脂饮食，多饮苏打水。

二诊：

患者经过口服中药等治疗后关节肿痛、屈伸不利、麻木不仁、经脉拘急、腰脊酸痛及神疲乏力较前明显改善，气短自汗减轻。舌淡红，脉细。复查血常规示白细胞 $7.6\times10^9/L$，嗜中性粒细胞 $4.5\times10^9/L$，嗜中性粒细胞百分比 73.5%。血生化：白蛋白 38.8g/L，肌酐 104umol/L，尿素 11.5mmol/L，血尿酸 420mmol/L；血沉 44mm/h，C 反应蛋白 38mg/L。患者血尿酸及血肌酐较前明显好转，继续给予上方治疗 7 天，饮食同前。

熟地黄 15g、杜仲 10g、牛膝 10g、桑寄生 10g、人参 10g、茯苓 10g、当归 15g、川芎 10g、白芍 10g、独活 10g、防风 10g、秦艽 10g、土茯苓 15g、山慈姑 10g、发酵虫草菌粉 3g。

7 剂，每日 1 剂，分 2 次温服。

三诊：

患者关节肿痛、屈伸不利、麻木不仁、经脉拘急、腰脊酸痛及神疲乏力基本缓解，气短自汗明显减轻。舌淡红，脉弦细。复查血常规示白细胞 $5.5\times10^9/L$，嗜中性粒细胞 $3.2\times10^9/L$，嗜中性粒细胞百分比 70.2%。血生化：白蛋白 39.8g/L，肌酐 78umol/L，尿素 8.5mmol/L，血尿酸 320mmol/L；血沉 30mm/h，C 反应蛋白 12mg/L。患者肌酐及血尿酸恢复症状，关节等症状消失。嘱患者平素严格低嘌呤饮食，间断口服中药治疗，定期复查血常规、血尿酸、肌酐等指标。

按语：

痛风是一组嘌呤代谢紊乱所致的慢性疾病。临床上以高尿酸血症伴痛风性急性关节炎反复发作、痛风石沉积、痛风性慢性关节炎和关节畸形、肾小球和肾小管等实质性病变和尿酸结石形成为特点。本病在中年男性中为最多见，40～50岁是发病的高峰。本病中医亦称“白虎历节”，多因饮食失宜、脾肾不足、外邪痹阻、痰瘀沉积于关节周围而致，为肢体痹病类疾病。独活寄生汤出自《备急千金要方》，其主治为肝肾两亏，气血不足，风寒湿邪外侵，腰膝冷痛，酸重无力，屈伸不利，或麻木偏枯，冷痹日久不愈，即慢性关节炎，坐骨神经痛等关节病症属肝肾不足，气血两亏者。本治疗方中独活、桑寄生祛风除湿，养血和营，活络通痹，为主药；牛膝、杜仲、熟地黄补益肝肾，强壮筋骨，为辅药；川芎、当归、芍药补血活血；人参、茯苓、甘草益气扶脾，均为佐药，使气血旺盛，有助于祛除风湿；秦艽、防风驱周身风寒湿邪；土茯苓、山慈姑降尿酸，发酵虫草菌粉补益肺肾，诸药合用，是为标本兼顾，扶正祛邪之剂。

肌痹案

初诊：

胡某，女，74岁。

主诉：全身多部位疼痛6月。

现病史：患者6月前无明显诱因出现全身多部位疼痛，以四肢近端、颈部、骨盆带肌肉为主，呈酸胀痛，伴晨僵，持续时间大于30min。起初疼痛程度轻，未给予重视，未就诊，之后症状渐加重，出现起床、从椅子上站起、下蹲及梳头困难，双手手指肿痛，无发热、咳嗽、咳痰，无皮疹、脱发、雷诺征，无口干、眼干，遂至我院风湿免疫科就诊。查血常规提示白细胞 $11.28\times10^9/L$，红细胞 $3.72\times10^{12}/L$，血红蛋白111g/L，血小板 $444\times10^9/L$，嗜中性粒细胞 $8.33\times10^9/L$。血生化：丙氨酸氨基转移酶56.1U/L，白蛋白32.8g/L，白球比例0.95，γ—谷氨酰转移酶86.0U/L，碱性磷酸酶153.9U/L，肌酸激酶29.3U/L，乳酸脱氢酶255.5U/。凝血五项：D—二聚体12.19mg/L，PT12.4秒，纤维蛋白原6.42g/L。抗核抗体筛查：核颗粒型阳性1:100。红细胞沉降率86mm/h。风湿五项：类风湿因子<20IU/mL，C反应蛋白113.00mg/L，抗环瓜氨酸肽抗体阴性，抗RA33抗体IgG阴性，抗链球菌溶血素O 232.00IU/mL；CA724 23.20U/mL。抗中性粒细胞胞质抗体、HLA—B27、免疫球蛋白+补体、抗核抗体谱、甲胎蛋白、癌胚抗原、CA125、CA199：正常。肺部CT平扫示肺部小结节。甲状腺彩超示：1.双侧叶甲状腺回声欠均匀。2.双侧叶甲状腺结节，C—TIRADS 3类；肌电图示未及明显异常。诊断：风湿性多肌痛，给予醋酸泼尼松3片，每日1次，甲氨蝶呤4片，每周1次，症状控制尚可，但患者口服西药治疗后出现睡眠障碍及血糖升高，患者不欲口服西药治疗，遂于2023年10月18日来中

医科诊治。

刻下症：全身多部位肌肉关节酸胀痛，略肿胀，肌肤麻木不仁，四肢酸软、无力，面色萎黄，腹胀，精神稍差，食欲欠佳，大便稀，小便可。

查体：舌质淡，舌体胖大，舌苔白腻，舌边有齿痕，脉沉细。

西医诊断：风湿性多肌痛、甲状腺结节、轻度贫血。

中医诊断：肌痹（脾虚湿阻证）。

治法：健脾和胃，祛风湿、止痹痛。

处方：参苓白术散加减。

人参 10g、茯苓 15g、白术 15g、白扁豆 12g、山药 15g、炒薏苡仁 20g、砂仁 6g（后下）、羌活 10g、淫羊藿 15g、豨莶草 15g、莲子 15g、桔梗 6g、甘草 6g、延胡索 10g。

7 剂，每日 1 剂，分 2 次温服。

每周 2 次督灸，每次 40 分钟。

二诊：

患者治疗 1 周后全身多部位肌肉关节酸胀痛明显改善，肿胀基本消退，仍有轻度肌肤麻木不仁，四肢酸软、无力稍改善，面色萎黄，仍有腹胀，精神、食欲好转。舌质淡，舌体胖大，舌苔白腻，舌边有齿痕，脉细。复查血常规：白细胞 $8.85\times10^9/L$，红细胞 $3.80\times10^{12}/L$，血红蛋白 122g/L，血小板 $352\times10^9/L$，嗜中性粒细胞 $6.25\times10^9/L$。血生化：丙氨酸氨基转移酶 42U/L，白蛋白 34.6g/L，γ一谷氨酰转移酶 75.0U/L，碱性磷酸酶 134.5U/L，肌酸激酶 25.8U/L，乳酸脱氢酶 245.6U/。凝血五项：D一二聚体 2.12mg/L，PT10.8 秒，纤维蛋白原 4.53g/L。红细胞沉降率 55mm/h。C 反应蛋白 58.5mg/L，抗链球菌溶血素 O 156.00IU/mL。因患者仍有腹胀，因此在原方基础上加炒枳壳 10g。

羌活 10g、淫羊藿 15g、豨莶草 15g、莲子 15g、炒薏苡仁 20g、砂仁 6g（后下）、桔梗 6g、白扁豆 12g、茯苓 15g、人参 10g、甘草 6g、白术 15g、山药 15g、延胡索 10g、炒枳壳 10g。

7 剂，每日 1 剂，分 2 次温服。

继续督灸每周 2 次，每次 40 分钟。

三诊：

患者继续服用 7 天中药后，全身多部位肌肉关节酸胀痛、肌肤麻木不仁、四肢酸软、无力基本改善，面色轻度萎黄，偶有腹胀，精神、食欲可。舌质淡，舌体胖大，舌苔薄白，脉细。患者口服药物治疗后症状控制尚可，继续服用前方治疗，嘱患者规律复查。

羌活 10g、淫羊藿 15g、豨莶草 15g、莲子 15g、炒薏苡仁 20g、砂仁 6g（后下）、桔梗 6g、白扁豆 12g、茯苓 15g、人参 10g、甘草 6g、白术 15g、山药 15g、延胡索 10g、炒枳壳 10g。

7 剂，每日 1 剂，水煎，分 2 次温服。

继续督灸，每周 2 次。

按语：

风湿性多肌痛是一种常见于中老年人群体的以肌肉疼痛为主症的临床综合征，最早于 1952 年被 Barber 首次描述为“风湿性多肌痛”。其临床特点为多见于 50 岁以上中老年人，白种人患病率极高，而在黑种人和亚洲人中少见。女性发病率约为男性的 2 倍。该病是一临床综合征，特点是对称性肩胛带、骨盆带及颈部肌肉痛伴晨僵、乏力、消瘦等，血沉快，C 反应蛋白高，对小剂量激素敏感，约 30% 的患者可合并巨细胞动脉炎。风湿性多肌痛中医病名为“肌痹”“肉痹”，病位在肌肉腠理，与脾肾相关，本病以脾肾亏虚为主，标实以风寒湿热为主，亦可兼见瘀血为患。本病病位初始在表，风寒湿之邪侵袭肌肉、筋脉、关节，久而化热，导致经络痹阻，进而伤及脾胃，

痰瘀阻络，累于肝肾，经脉受阻，肌肉失于荣养。有“不通则痛”和“不荣则痛”

之别。患者主要表现为颈项、肩臂及腰髀部肌肉酸痛重着，肢体僵硬抬举困难的病证。本病肌痛多呈对称性分布，也可单侧或局限于某一肌群。本案例为风湿多肌痛脾虚湿阻证，使用参苓白术散加减治疗，方中人参、白术、茯苓益气健脾渗湿，为君药，配伍山药、莲子助人参以健脾益气，兼能止泻；白扁豆、炒薏苡仁助白术、茯苓以健脾渗湿，均为臣药；佐以砂仁醒脾和胃，行气化滞；桔梗宣肺利气，以通调水道，又载药上行，以益肺气；甘草健脾和中，调和诸药，为使药。诸药合用，补其中气，渗其湿浊，行其气滞，恢复脾胃受纳与健运之职。羌活、淫羊藿、豨莶草祛风通络止痛，诸药合用健脾和胃，祛风湿、止痹痛。风湿性多肌痛患者日常生活中可适量晒太阳，避风寒湿，注意关节处保暖，避免劳累及上呼吸道感染；保持良好的心理状态，正确对待疾病，消除对疾病的恐惧和不必要的精神心理负担，养成良好的睡眠习惯；对缓解期患者，可以进行适量锻炼，加强肌肉力量；日常生活中饮食应清淡富含营养，多食新鲜蔬菜水果，避免进食烟酒、咖啡等辛辣刺激性食物。

尪痹案

初诊：

李某某，女，62岁。

初诊时间：2021年7月15日。

主诉：四肢多关节肿痛畸形10余年，加重1月。

现病史：患者10余年前无明显诱因开始出现双手掌指关节、近端指间关节及双腕关节肿痛，无皮疹、口腔溃疡，无脱发、雷诺征，无肌痛、肌无力。曾就诊于当地人民医院，查风湿三项：类风湿因子880IU/mL，C反应蛋白44mg/L，血沉88mm/h，双手X线片提示符合类风湿关节炎表现，诊断为“类风湿性关节炎”，间断给予口服来氟米特、甲氨蝶呤、中草药口服及针灸、拔罐治疗。症状时有反复，多于劳累及遇寒遇冷时加重，渐出现全身大小关节肿痛畸形，伴晨僵。近1月患者上述症状明显加重，关节剧痛，四肢拘急，不可屈伸，恶寒肢冷，身重，患者为求中医诊治，遂来中医科就诊。

刻下症：四肢大小关节剧痛，四肢拘急，不可屈伸，恶寒肢冷，身重，无发热、无自汗盗汗。

查体：舌质淡红，舌苔白而润，脉弦紧。

西医诊断：类风湿性关节炎。

中医诊断：尪痹（寒湿痹阻证）。

治法：祛风湿、止痹痛、强筋骨、理气血。

处方：自拟方淫羊藿汤。

淫羊藿30g，鸡血藤15g，海桐皮10g，蜂房10g，黄芪15g，茯苓10g，白芍10g，地黄10g，香附10g，补骨脂12g，穿山龙15g，路路通

10g，延胡索 10g，豨莶草 15g，甘草 6g。

7 剂，每日 1 剂，分 2 次温服。

继续服用甲氨蝶呤片，口服，每周 4 片。

二诊：

自诉口服中药治疗 7 天后恶寒肢冷、身重较前明显改善，四肢大小关节肿痛、晨僵较前缓解。舌苔薄白，脉弦细。复查血常规、血生化基本正常；类风湿因子 660IU/mL，C 反应蛋白 24mg/L，血沉 55mm/h。因患者四肢大小关节肿痛仍较明显，在上方基础上加全蝎 3g。

淫羊藿 30g，鸡血藤 15g，海桐皮 10g，蜂房 10g，黄芪 15g，茯苓 10g，白芍 10g，地黄 10g，香附 10g，补骨脂 12g，穿山龙 15g，路路通 10g，延胡索 10g，豨莶草 15g，全蝎 3g，甘草 6g。

7 剂，每日 1 剂，分 2 次温服。

继续服用甲氨蝶呤片，口服，每周 4 片。

三诊：

患者口服中药后恶寒肢冷、身重基本缓解；四肢大小关节肿痛、晨僵较前明显减轻，晨僵时间小于半小时。复查血常规、血生化基本正常；类风湿因子 426IU/mL，C 反应蛋白 15mg/L，血沉 33mm/h。之后间断口服中药治疗，规律口服甲氨蝶呤治疗，症状控制尚可，日常生活不受限。

按语：

类风湿性关节炎是一种自身免疫性疾病，临床表现为慢性、进行性、对称性关节炎，类风湿性关节炎患者伴随软骨破坏、骨侵蚀和残疾，严重危害患者日常活动能力和生活质量。类风湿性关节炎的病因病机根据其临床特征，当属于中医学“痹证”“历节病”“痹”等范畴。本病相当于中医病名国家标准“痹证”中之“尪痹”。中医认为寒冷、潮湿、疲劳、创伤及精神刺激、营养不良等均为本病的诱因。本病内因为禀赋素亏，营血虚耗，气血不足，肝肾亏损或病后、产后，正气不足，外邪乘虚而入；外因为居处潮湿、冒雨涉水、气候骤变等而感受风寒湿热之邪，以致邪侵人体，注于经络，留于关节，痹阻气血而发病。风、寒、湿、热、痰、瘀等邪气滞留肢体筋脉、关节，经脉闭阻，不通则痛，是本病的基本病机。外邪侵袭机体，又可因人的禀赋素质不同而有寒热转化。方中淫羊藿祛风除湿、温补肾阳、强筋健骨，为君药；海桐皮、穿山龙、路路通、蜂房、延胡索、豨莶草祛风除湿，通络止痛，为臣药，共助君药祛风寒湿、止痹痛；茯苓、黄芪、补骨脂补益脾肾，鸡血藤、香附、白芍、地黄补血和血理气，均为佐药；甘草调和诸药。全方共奏祛风湿、止痹痛、强筋骨、理气血之效。类风湿性关节炎患者平时要加强锻炼，增强身体素质。经常参加体育锻炼，如做保健体操、练气功、打太极拳、做广播体操、散步等，大有好处。要防止受寒、淋雨和受潮，关节处要注意保暖，避免穿湿衣、湿鞋、湿袜等。夏季暑热，不要贪凉受露，暴饮冷饮等。秋季气候干燥，但秋风送爽，天气转凉，要注意防止受风寒侵袭。冬季寒风刺骨，注意保暖非常重要。

面瘫案

初诊：

李某，男，60岁。初诊：2023年9月13日。

主诉：左侧口眼歪斜2天。

现病史：患者2天前面部吹风受寒凉后出现左眼流泪，约1小时后出现口角向右侧歪斜、左眼闭合费力，伴轻度咳嗽、畏寒，无发热、头痛、头晕，无恶心、呕吐，无耳鸣、耳聋，无偏瘫、失语。之后症状逐渐加重，左眼闭合困难、喝水漏水，进食时左侧咀嚼困难，遂至我院就诊。查血常规、尿常规、大便常规、风湿五项、甲功三项、肿瘤标志物正常。既往有2型糖尿病病史。血生化：葡萄糖6.33mmol/L，总胆固醇6.32mmol/L，甘油三酯8.16mmol/L，高密度脂蛋白胆固醇0.81mmol/L。心电图示：1.窦性心律；2.大致正常心电图。头颅TCD示：左侧椎动脉供血不足（中度）。甲状腺彩超示：左侧叶甲状腺结节，C-TIRADS 3类，右侧叶甲状腺囊肿，C-TIRADS 2类。腹部彩超：1.脂肪肝（轻度）；2.胆囊结石；3.前列腺增生。头颅+胸部CT示：1.老年性脑改变，缺血脱髓鞘性脑改变；2.右中肺内侧段及右下肺背段小结节；3.主动脉及冠脉钙化。诊断考虑周围型面神经炎。给予改善微循环、甲钴胺与维生素B_1营养神经，效果不明显，遂转至我院中医科行针灸、中草药等中医药治疗。

刻下症：左侧额纹消失，不能皱眉和闭目，鼻唇沟变浅，口角向健侧歪斜，鼓腮漏气，耳后疼痛、流泪，轻度咳嗽、畏寒，精神、饮食、睡眠稍差。

查体：舌淡红，舌苔薄白，脉浮紧。

西医诊断：周围型面神经炎、脑动脉供血不足、2型糖尿病、甲状腺结节、脂肪肝、胆囊结石、前列腺增生。

中医诊断：面瘫（风寒阻络证）。

治法：疏风通络，和营牵正。

处方：葛根汤合牵正散加减。

葛根 15g、麻黄 10g、桂枝 10g、白芍 10g、白附子 10g、僵蚕 10g、全蝎 3g、防风 15g、甘草 6g。

7 剂，每日 1 剂，分 2 次温服。

甲钴胺 1 片，每日 3 次；维生素 B_{11} 片，每日 3 次；阿托伐他汀钙片 1 片，每日 1 次。

针灸。以阳明经穴位、少阳经穴位为主，阳明经循行于面部，手阳明经行于口唇内外两侧，足阳明胃经行于面部至额部。

二诊：

患者治疗 1 周后左侧额纹较前恢复，鼻唇沟变深，皱眉和闭目改善，口角向健侧歪斜，鼓腮仍漏气，耳后疼痛、流泪、咳嗽、畏寒基本缓解，精神、饮食、睡眠较前改善。舌淡红，舌苔薄白，脉浮。复查血生化：葡萄糖 6.1mmol/L，总胆固醇 5.17mmol/L，甘油三酯 3.56mmol/L，高密度脂蛋白胆固醇 1.22mmol/L。患者自觉稍活动即汗出，考虑表虚自汗，上方去麻黄，防风减量，加炙红芪；偶有左侧头痛，上方加白芷、羌活、川芎。

葛根 15g、炙红芪 10g、桂枝 10g、白芍 10g、白附子 10g、僵蚕 10g、全蝎 3g、防风 10g、白芷 10g、羌活 10g、川芎 10g、甘草 6g。

7 剂，每日 1 剂，分 2 次温服。

甲钴胺 1 片，每日 3 次；维生素 B_{11} 片，每日 3 次；阿托伐他汀钙片 1 片，每日 1 次。

继续给予针灸治疗。

三诊：

患者继续口服药物治疗 7 天后，左侧额纹、鼻唇沟、口角歪斜、鼓腮漏气恢复正常，皱眉和闭目自如，精神、饮食、睡眠可，二便正常。继续上方巩固治疗 1 周，未诉特殊不适。

按语：

面神经炎，又称周围性面神经麻痹，主要是由于茎乳突孔内面神经发生非特异性炎症，造成面神经功能障碍。临床上以病侧面肌瘫痪的系列症状为主要表现，如表情肌失用，口角歪斜，眼裂扩大，鼻唇沟平坦，鼓腮漏气等。中医称之为“面瘫”“口眼　斜”“口眼歪斜”“吊线风”“歪嘴风”“卒口僻”“引口移颈”等，目前统称为“面瘫”或“口僻”。认为多由于人体正气不足，经脉空虚，风邪挟痰乘虚入中面部阳明少阳脉络，致使气血痹阻，筋脉失养，经筋纵缓不收，而发生口角歪斜。常因受寒、着凉、吹风之诱因产生。少数患者于发病前几天可伴有患侧耳后乳突区、耳内疼痛或面部不适等前驱症状。本案例面瘫考虑风寒阻络证，给予葛根汤合牵正散加减，方中葛根增津液、舒筋脉；麻黄、桂枝发汗解表；白芍、甘草养阴血、调和诸药；白附子辛温解表、祛风化痰，并长于治头面之风；僵蚕、全蝎祛风止痉化痰通络，炙红芪补脾益气、固表止汗；当归补血，寓“治风先治血，血行风自灭之妙”；羌活、防风、白芷祛风除湿散寒，全方共奏疏风通络，和营牵正之功。面瘫患者日常注意事项：保护患眼，涂眼药膏，佩戴眼罩；减少光源刺激，如电脑、电视、紫外线等；注意饮食，忌食辛辣食物，多食蔬菜水果；适当运动，锻炼身体，做功能性训练；保护耳部和头面部，避免空调、风吹，多按摩，注意保暖；调整心态，积极配合治疗。在日常生活中，特别是寒冬天气应注意防寒保暖，尤其面部应避免冷水冷风刺激。劳作或健身出汗后莫贪图“快意”忙不迭脱衣，出门要戴上围巾口罩，避免寒风长久吹面，骑电动车、摩托车时做好面部防护；保持足够睡眠，避免晚睡熬夜、过度疲惫；加强运动锻炼，提高机体免疫力，预防感冒及病毒感染。

颈痹案

初诊：

马某某，男，68岁。

主诉：反复头晕30余年。

现病史：患者30余年前无明显诱因出现头晕，伴有颈部僵硬不适，活动或体位改变时明显，因头晕发作不敢开车上路。曾多次在外院治疗均无明显改善。既往有高血压病史。颈椎间盘CT提示C2～C3、C3～C4、C5～C6椎间盘（椎管狭窄），C4～C5、C6～C7椎间盘膨大。

刻下症：头晕，双下肢乏力，颈部僵硬，上肢疼痛，麻木，心悸，胸闷，无头痛、无口干及口苦，睡眠差，大小便正常。

查体：舌体胖大，舌边有齿痕，舌质暗红，舌下脉络曲张怒张，舌苔黄稍腻，脉弦细滑。

西医诊断：颈椎病。

中医诊断：颈痹（气虚血瘀夹湿）。

治法：益气活血、化瘀通络，祛风除湿，散寒止痛。

处方：补阳还五汤加味。

黄芪30g，当归15g，川芎15g，地龙10g，赤芍20g，川牛膝15g，红花5g，葛根30g，生甘草10g，伸筋藤15g、大活血20g、天麻15g，姜黄15g，羌活15g

15剂，每日1剂，分2次温服。

同时嘱佩戴颈椎固定器。

二诊：

患者头晕症状大减，可开车上路，双下肢乏力、颈部僵硬、上肢疼痛、麻木、心悸、胸闷等症状均减轻。舌体胖大，舌边有齿痕，舌质暗红，舌下脉络曲张怒张，舌苔薄黄，脉弦滑。

黄芪30g，当归15g，川芎15g，地龙10g，赤芍20g，川牛膝15g，红花5g，葛根30g，生甘草10g，伸筋藤15g、大活血20g、天麻15g，姜黄15g，羌活15g

15剂，每日1剂，分2次温服

继续佩戴症状颈椎固定器，诸症基本消失

按语：

颈椎病是临床上的常见病、多发病，发病率逐年增长。长期低头姿势如长期玩手机、伏案工作等不良生活习惯是其主要病因。正如《素问·宣明五气论》所载："久卧伤气，久坐伤肉，久立伤骨，久行伤筋。"患者长时间低头，使颈部气血运行缓慢，肌肉松弛无力，久则伤气，导致气虚，气虚则推动血液无力而易成瘀，加之外感风寒湿之邪客于筋脉，痹阻经络，风为阳邪，易上阳位，寒为阴邪，易伤阳气，湿性重浊，易滞气机，风寒湿为患加之气虚而致颈项部气血运行不畅，久而使颈部经脉闭阻不通而致本病的发生。正如《济生方·痹》记载："皆因体虚，腠理空疏，受风寒湿气而成痹也。"曹教授认为颈椎病以气虚为本，以经筋不通、瘀血阻滞为标，风寒湿外袭为诱因，本病属于本虚标实。曹教授选用清代王清任《医林改错》中的补阳还五汤加减治疗颈椎病。药用黄芪、当归、川芎、地龙、赤芍、红花、葛根、天麻、姜黄、羌活、生甘草、川牛膝。方中生黄芪补脾胃气，使气行则血行，血行则经筋通；当归活血养血，化瘀而不伤血，与黄芪配而增加益气活血之功效；赤芍、红花、川芎活血祛瘀，活血药既有助于气血运行，又能消除黄芪之满中，为黄芪发挥药效扫清障碍；地龙通经活络；生甘草调和诸药；葛根升阳解肌，通经活络，引清阳之气上行以解项背之急；天麻甘平、润燥，长于平肝熄风、祛风止痛；姜黄破血行气、通经止痛，治疗上肢麻木疼痛疗效甚佳；羌活祛风散寒止痛；川牛膝活血通经、祛瘀止痛。全方共奏补气、行气、活血祛瘀、祛风散寒止痛之功效。《医学入门》曰：“血随气行，气行则行，气止则止，气温则滑，气寒则凝。”气是血液循环的动力，气调畅则血流滑疾，经筋通畅，风寒湿邪得以祛除。该患者头晕、双下肢乏力、颈部僵硬、上肢疼痛、麻木、心悸、胸闷，舌体胖大，舌边有齿痕，舌质暗红，舌下脉络怒张，舌苔黄稍腻，脉弦细滑，辨证属气虚血瘀夹湿。故选用补阳还五汤加减，起到益气活血、化瘀通络、祛风除湿、散寒止痛之功。

骨痿案

初诊：

谢某某，女，77岁。

主诉：腰部、左下肢疼痛20天。

现病史：患者20天前长距离行走后开始出现腰部、左下肢疼痛，左下肢以左髋及膝关节为主，呈酸胀痛，程度中度，负重及活动时明显，无发热、咯血，无皮疹、口腔溃疡，无口干、眼干，无肌痛、肌无力，遂至我院门诊就诊。查血常规、风湿三项、肿瘤标志物、甲功三项、HLA—B27、抗中性粒细胞胞质抗体示正常。血生化：白蛋白36.9g/L，总蛋白64.4g/L，葡萄糖6.24mmol/L，钾3.34mmol/L。抗核抗体筛查：核颗粒型1:100。肺部CT示两肺多发小结节。腹部彩超未及明显异常。髋关节CT示：1.考虑左侧耻骨上支髋臼交界区骨折。2.双侧髋关节退变；骨密度示患者腰椎骨密度值低于50mg/cc。诊断为严重骨质疏松，遂收入中医科住院治疗。

刻下症：腰脊、左下肢疼痛，酸软无力，腰背、左髋压痛，不能负重，五心烦热，口干。

查体：舌质偏红，脉沉细。

中医诊断：骨痿（肾虚髓亏证）。

西医诊断：重度骨质疏松。

治法：补肾壮骨，宁心泻火。

处方：自拟方补肾壮骨方治疗。

生地黄20g、知母10g、补骨脂12g、杜仲12g、巴戟天12g、淫羊藿15g、枸杞子12g、酸枣仁10g、黄柏10g。

7剂，每日1剂，分2次温服。

钙尔奇，2片，每日1次。

阿法骨化醇软胶囊，2粒，每日1次补钙治疗。

依降钙素注射液，10U，肌内注射，每周2次，抑制破骨细胞活性，减少骨的吸收。

二诊：

患者自诉经过中草药及补钙治疗7天后腰脊疼痛、左下肢疼痛、五心烦热、口干较前明显改善，负重时骨痛减轻。舌质偏红，脉沉细。

生地黄20g、知母10g、补骨脂12g、杜仲12g、巴戟天12g、淫羊藿15g、枸杞子12g、酸枣仁10g、黄柏10g。

7剂，每日1剂，分2次温服。

继续口服钙尔奇，2片，每日1次。阿法骨化醇软胶囊2粒，每日1次补钙治疗。

依降钙素注射液，10U，肌内注射，每周2次，抑制破骨细胞活性，减少骨的吸收。

三诊：

患者脊背疼痛、五心烦热、口干基本缓解，左下肢行走时轻度疼痛。舌质淡红，舌苔薄白，脉细。嘱患者继续口服中药及钙剂治疗，患者症状渐缓解。目前上述症状基本缓解，可自行活动。嘱患者日常生活中避免摔倒，优质蛋白饮食。

按语：

骨质疏松症主要表现为骨量减少，骨结构变化，引起髋关节及椎体压缩性骨折等。随着全球老龄化加剧，骨质疏松将导致老年人骨折风险、致残风险及死亡率显著升高，治疗费用增加，显著增加公共卫生负担。骨质疏松与中医“骨痿”“骨枯”“骨极”“骨蚀”相对应。中医学认为本病为内伤虚劳性疾病，其病位在骨，与肾、脾等脏腑有关，病性为本虚标实，肝肾亏虚，精血不足为本，痰瘀为标。绝经前后妇女年近五旬，肾中精气渐衰。肾精不足则骨无以充，故骨骼酸楚疼痛；甚者，骨枯而髓减，发为骨痿，并可见骨折。精血不足，肾水不能上济心火，则心火上炎。肾虚则气化不及，气血失调而产生痰瘀，痰瘀又可进一步加重肾虚，从而促进骨质疏松的产生。本方中生地、知母滋补肾阴，为君药。巴戟天、淫羊藿、杜仲温补肾阳，补骨脂补肾活血，为臣药，共助君药补肾益精，使得阴阳平衡。枸杞子滋肝以补肾，酸枣仁宁心安神，为佐药。黄柏泻相火，以使水火相济；并能引诸药入肾经。全方以补肾为主，有坚肾壮骨髓之功。骨质疏松要标本兼治，“治本”即病因治疗。引起骨质疏松的原因很多，治疗骨质疏松首先要去除病因，特别是内分泌及代谢原因引起的骨质疏松，一旦控制好病因，骨质疏松可逐渐好转。所以，在治疗骨质疏松之前，一定要检查全面，分析致病原因，然后针对性地治疗。“治标”即对症治疗。对于老年性骨质疏松，由于骨质疏松与骨骼的衰老有关，因而主要是采取对症治疗，减轻骨质疏松引起的疼痛和不适。对于其他原因引起的骨质疏松，也可在病因治疗的同时，有针对性地治疗疼痛、肿胀、畸形等。

腰背痛案

腰背痛案一

初诊：

李某，男，36岁。

主诉：腰痛1年余。

现病史：患者1年前无明显诱因开始出现腰痛，伴下肢浮肿，倦怠疲乏，小便淋漓不尽。入院时完善相关检查，血压114/80mmHg，下肢轻度浮肿，尿蛋白(++++)，高倍视野红细胞0～1个、白细胞0～1个、透明管型0～1个、颗粒管型1～2个，酚红排泄（PSP）试验90%（2h）。

刻下症：咽干，口渴不多饮，腰痛疲乏，纳可，低热，小便短黄，大便稠。

查体：下肢轻度浮肿，舌红苔少，脉弦细。

西医诊断：慢性肾炎。

中医诊断：腰痛（气阴两虚夹湿热）。

治法：益气养阴佐清利。

处方：参芪知柏地黄汤加减。

知母10g，黄柏10g，生地黄15g，山萸肉10g，山药10g，云苓15g，牡丹皮10g，泽泻10g，天花粉6g。共10剂，每日1剂，水煎温服。

二诊：

患者服10剂后复诊，下肢浮肿，咽干，咽痛，乏力，倦怠症状缓解。化验示：尿蛋白（+），高倍视野红细胞0～1个。嘱平时注意避免感染，生活调护，中药随症加减，随访1年，临床症状不明显，尿蛋白（+-），肾功能正常。

按语：

患者咽干口燥、口渴不多饮、倦怠乏力、小便黄少、遗精、舌红苔少、脉弦细或细数等，曹教授认为宜滋补肾阴，方用知柏地黄丸加减。肾阴为一身阴液之本，肾阴不足会导致阴虚内热。腰为肾之府，肾主骨生髓，肾阴不足，骨失所养，则腰膝酸软无力。肾藏精，为封藏之本，下焦虚火扰动精室，则会遗精。骨蒸发热是在阴虚火旺基础上更进了一步，此时火旺虽然是主要矛盾，但是只降火不滋阴会死灰复燃，应滋阴降火同时进行。知母、黄柏为主药，以泻火保阴治其标之功。天花粉，退五脏郁热。生地黄“凉血，生血，补肾水真阴”（《珍珠囊》）；“内专凉血滋阴，外润皮肤荣泽，患者虚而有热者宜加用之”(《本经逢源》)。山药“补中，益气力，长肌肉”（《神农本草经》）；“益肾气，健脾胃”《本草纲目》）；“其气轻性缓，非堪专任，故补脾胃必主参、术，补肾水必君茱、地”（《本草正》）；“补虚羸，除寒热邪气，补中，益气力，”（《证类本草》）；“入滋阴药中宜生用，补脾肺药宜炒黄用”（《本草求真》）。慢性肾炎生活调护需注意避免劳累，避免精神紧张，戒烟，适量限制饮酒，饮食宜清淡，摄入优质蛋白，有节律，避免感染，定期复诊。

腰背痛案二

初诊：

彭某某，男，43岁。

主诉：腰骶部疼痛30年，双踝红肿痛2月。

现病史：患者30年前无明显诱因出现腰骶部疼痛，呈胀痛，程度渐加重，渐出现腰背部畸形，活动受限，无皮疹、口腔溃疡，无脱发、雷诺征，无肌痛、肌无力。曾就诊于当地医院，查 HLA—B27 示阳性，骶髂关节 CT 示骶髂关节毛糙，关节间隙狭窄。诊断：强直性脊柱炎。给予消炎止痛等治疗，腰骶部疼痛能改善，但易反复。2 月前患者出现双踝红肿痛，呈胀痛，行走时明显，遂于 2023 年 3 月 1 日至我院就诊。查关节彩超提示双侧踝关节滑膜增厚，C 反应蛋白 23.10mg/L，血沉 45mm/h，HLA—B27 阳性。

刻下症：腰骶部疼痛，双踝红肿痛、僵硬，重着，活动不利，伴烦热、口苦。小便黄赤。

查体：舌质红，舌苔黄腻，脉濡数。

西医诊断：强直性脊柱炎。

中医诊断：肾痹（湿热阻络证）。

治法：清热利湿，通络止痛。

处方：四妙散加味。

黄柏 10g，苍术 3g，川牛膝 15g，炒薏苡仁 10g，鸡血藤 15g，茯苓 10g，忍冬藤 10g，白术 10g，防己 10g，延胡索 10g，虎杖 10g，杜仲 10g。

7 剂，每日 1 剂，分 2 次温服。

沙利度胺片 50mg，口服，每晚 1 次。

二诊：

患者口服中药等治疗 7 天后腰骶部疼痛、重着较前减轻，双踝关节红肿痛明显改善，烦热基本缓解，轻度口苦，小便偏黄. 舌质稍红，舌苔薄黄，脉濡数。复查血常规、肝肾功能正常，C 反应蛋白 12.0mg/L，血沉 32mm/h。因患者腰骶部仍有疼痛、重着，在上方基础上加桑寄生 10g，狗脊 10g。

黄柏 10g，苍术 3g，川牛膝 15g，炒薏苡仁 10g，鸡血藤 15g，茯苓 10g，忍冬藤 10g，白术 10g，防己 10g，延胡索 10g，虎杖 10g，杜仲 10g，桑寄生 10g，狗脊 10g。

继续口服中药 7 剂，每日 1 剂，分 2 次温服。

沙利度胺片 50mg，口服，每晚 1 次。

三诊：

患者腰骶部疼痛、重着、发热、口苦基本缓解，小便正常，左踝关节轻度疼痛，活动时出现。舌质淡红，舌苔薄黄，脉濡。复查血常规、肝肾功能、心肌酶谱、电解质正常，C 反应蛋白 8.0mg/L，血沉 20mm/h。之后间断口服中药治疗，继续口服沙利度胺片 50mg，每晚 1 次。症状控制尚可，日常生活不受限，门诊规律复诊。

按语：

强直性脊柱炎是一种慢性自身免疫性炎性疾病，主要侵犯骶髂关节、脊柱骨突、脊柱软组织及外周关节，并可伴发虹膜炎、肾淀粉样变性等关节外表现。临床主要表现为腰、背、颈、臀、髋部疼痛以及关节肿痛，严重者可发生脊柱畸形和关节强直。90% 的患者 HLA—B27 阳性，多见于年轻男性。本病属于中医“骨痹”“顽痹”“肾痹”范畴。本病病因以“肾虚督空”“感受外邪”“瘀血痹阻经络督脉”为主。“骨痹”一名始见于《内经》，属于“五体痹”之一。总体来说，本病由于寒湿外袭，湿热浸淫，跌打损伤，瘀血阻络，气血运行不畅，或先天禀赋不足，肾精亏虚，骨脉失养所致。方中苍术、黄柏、牛膝、炒薏苡仁清热利湿健脾，虎杖清热解毒、散瘀止痛，茯苓、白术利水渗湿健脾，鸡血藤、忍冬藤、络石藤活血补血、祛风清热，杜仲、延胡索祛风湿通经络、除痰消积。本病患者日常生活建议睡硬床垫或硬板床。枕头宜低平，尽量仰卧。注意保暖，随天气变化适时增减衣服，以防感冒。夏季不可贪凉，少吹空调，忌露宿或酒后卧于地。防止跌扑损伤，避免房劳过度，工作和生活中要矫正不良姿势。保持良好心态，做到劳逸结合，病情活动期宜静养，缓解恢复期则坚持各种活动及锻炼。如做操、打太极拳、慢跑及游泳等，运动应适度，量力而行，循序渐进。

腰背痛案三

初诊：

患者邓某，男，30 岁。

主诉：腰背部僵硬疼痛 2 年。

现病史：患者 2 年前冬季受寒后出现腰骶部不适，僵硬疼痛，夜间及晨起明显，活动后能减轻，未予以重视。近 1 年症状加重，并逐渐出现右侧臀部、髋部酸痛。曾行牵引、按摩、口服双氯芬酸钠缓释片等非甾体药物治疗，效果均不理想。

刻下症：患者腰骶部、背部僵硬疼痛，夜间明显，常在夜间痛醒，活动后减轻，伴畏寒、喜暖，无皮疹、口腔溃疡、脱发、腹泻、尿道不适等，食欲尚好，大小便基本正常。

查体：枕墙距 5cm，指地距 15cm，胸廓活动度 2.5cm，Schober 试验 4cm，脊柱活动度 30°。舌质暗，舌苔薄白，脉沉细弦。

辅助检查：类风湿因子阴性，HLA—B27 阳性，血沉 40mm/h，C 反应蛋白 5.2mg/l，骶髂关节 CT 提示“双侧骶髂关节炎Ⅲ级改变”。

西医诊断：强直性脊柱炎。

中医诊断：痹病（肾虚督寒，瘀血阻络证）。

治法：补肾壮督，化瘀通络。

处方：熟地黄 20g，淫羊藿 10g，狗脊 30g，桂枝 15g，白芍 15g，知母 12g，制附子 10g（先煎），杜仲 20g，骨碎补 20g，羌活 10g，独活 10g，防风 12g，土鳖虫 6g，怀牛膝 15g，炮山甲 9g。共 30 剂，每日 1 剂。

二诊：

1 个月后患者腰骶部疼痛及僵硬感有所减轻，并逐渐停用非甾体类抗炎止痛药。遂以本方为基础，加减用药。

三诊：

2个月后患者无明显畏寒，腰骶部僵硬疼痛均已明显减轻，可恢复一些体力劳动，并开始正常的办公室工作。复查枕墙距0cm，指地距0cm，胸廓活动度4cm，Schober试验7cm，脊柱活动度60°，血沉20mm/h，C反应蛋白0.59mg/L，各项指标均较治疗前明显好转。嘱其守上方再服用60剂以收其功。

按语

强直性脊柱炎是以中轴关节慢性炎症为主的原因不明的全身性免疫性疾病，其特点为几乎全部累及骶髂关节，常发生椎间盘纤维环及其附近韧带钙化和骨性强直，也可累及外周关节及心、肺、肾、眼、肌肉等器官组织。本病好发于青壮年男性，严重影响患者的工作及生活，给社会和家庭造成很大的负担。

中医学虽没有强直性脊柱炎的病名，但其中有关"肾痹""骨痹"的论述，与现代医学之强直性脊柱炎有相似之处，可以看作祖国医学对本病认识的先驱。如《素问·痹论》说："肾痹者，善胀，尻以代踵，脊以代头。""善胀"是"易强直僵紧"之义，腰以下为"尻"，指骶尾骨，即骶髂关节部位；"踵"指足跟；"脊"指上部胸椎。"尻以代踵，脊以代头"是描述痹病日久不愈，反复发作，深入筋骨而出现的弓背弯曲畸形，与强直性脊柱炎晚期特征性临床表现极为相符。又如《灵枢·经脉》曰："是动则病冲头痛，目似脱，项如拔，脊痛，腰似折，髀不可以曲，腘如结，踹如裂，是为踝厥。"此处踝厥是病名，"髀"指大腿，"病冲头痛""项如拔""脊痛""腰似折"是强直性脊柱炎的典型临床表现，而"髀不可曲""腘如结"类似强直性脊柱炎累及周围关节的症状。

对于本病的病因病机，早在《内经》就有所论述，如《灵枢·五邪》说："邪在肾，则病骨痛阴痹。阴痹者，按之而不得，腹胀腰痛，大便难，肩背颈项痛，时眩。"后世医家对本病的病因病机有进一步的论述，如《诸病源候论·腰痛》曰："肾主腰脚，肾经虚损，风冷乘之故腰痛也。又邪客于足太阴之络，令人腰痛引少腹，不可以仰息。诊其尺脉沉，主腰背痛，寸口脉弱，腰背痛，尺脉俱浮，直下，此为督脉腰强痛。”《景岳全书·腰痛》曰：“腰痛证旧有五辨，一曰阳虚不足，少阴肾衰；二曰风痹、风寒、湿著腰痛；三曰劳役伤肾；四曰坠堕损伤；五曰寝卧湿地。”以上论述，明确地指出了肾虚是腰痛的根本原因，而外因为外受风寒湿邪。清代医家尤在泾在《静香楼医案·下卷》曰：“背脊为督脉所过之处，风冷乘之，脉不得通，则恶寒而痛，法宜通阳。”明确指出了治疗痹病应以通为用。

究其病因病机，我们认为：本病是在肾督亏虚、阳气不足的情况下，或因风寒湿邪深侵肾督。督脉行于脊背通于肾，总督人身诸阳，督脉受邪则阳气开阖不得，布化失司。肾藏精、主骨生髓，肾受邪则骨失淖泽，且不能养肝荣筋，血海不足，冲任失调，脊背腰胯之阳失布化，阴失营荣，加之寒凝脉涩，必致筋脉挛急，脊柱偃曲。或阴久居湿地之域及素嗜辛辣伤脾蕴湿，化热交结，湿热之邪乘虚入侵痹阻肾督，阳之布化失司，阴之营荣失职，湿热蕴结，伤骨则痹痛偃曲、强直不遂，损筋则“软短”“弛长”而不用，殒肉则肉削倦怠，形体尪羸。或因肾督虚，邪气实，寒邪久郁，或长服温肾助阳药后阳气骤旺，邪气从阳化热，热盛则阴伤，阳之布化受抑，阴之营荣乏源，而导致经脉挛废，骨痹痛偃，乃生本病。综上所述，本病发病的内因系肾督亏虚、阳气不足，外因为风寒湿热之邪深侵，由内外合邪所致，属虚实夹杂，本虚标实之证。

治疗上，施以补肾壮督祛寒、化瘀通络法，组成由狗脊、熟地、桂枝、续断、羌活、骨碎补等药物配伍而成的补肾壮督方。方中熟地补肾填精；淫羊藿温肾壮阳，除冷风劳气；狗脊坚肾益血、强督脉、利俯仰，共为君药。炮附子补肾助阳、逐风寒湿，并治脊强拘挛；杜仲补肝肾，能直达下部气血，使骨健筋强；骨碎补坚骨壮骨，行血补伤；补骨脂补肾阳，暖丹田；羌活散风除湿、治督脉为病、脊强而折，独搜肾经伏风，共为臣药。桂枝温太阳经而通血脉；续断补肝肾、强筋骨；白芍和血脉、缓筋急；配知母润肾滋阴以防桂附之燥热；防风祛风胜湿、善治脊痛项强；土鳖虫破瘀血、活血通经，续筋接骨，共为佐药。怀牛膝化瘀益肾，引药入肾，善治腰膝骨痛；炮山甲散瘀通经活络，共为使药。方中运用了诸多活血化瘀药，骨碎补活血止痛，桂枝温太阳经而通血脉，土鳖虫破瘀活血通经，怀牛膝化瘀益肾，炮山甲散瘀通经活络。妙在炮山甲除加强通血脉外，并有“引药直达病所”之作用。诸药合用，使肾元复、督脉壮、经脉通、筋骨强而诸证自除。

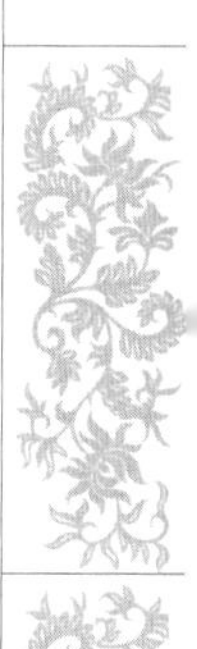

筋痹案

初诊：

杨某某，女，45 岁。

主诉：全身多部位疼痛不适、乏力 5 年。

现病史：患者 5 年前无明显诱因出现全身多部位疼痛不适、乏力，以颈肩、腰腿为主，伴胸闷、头晕、乳房胀痛，阴雨天气、劳累后及压力大时明显，无口干、眼干、龋齿，无皮疹、口腔溃疡，无咳嗽、咳痰，无胸痛、咯血，无多饮、多食、多尿，无发热、雷诺征，然后诸症状逐渐加重，影响日常生活。查血常规、肝肾功能、心肌酶谱、电解质、血糖、血脂、血沉、风湿五项、甲状腺功能五项、抗中性粒细胞胞浆抗体、抗核抗体筛查、抗核抗体谱、免疫球蛋白、补体示基本正常，胸部 CT 示可见微小结节；甲状腺彩超提示甲状腺Ⅱ类结节；心电图提示窦性心律；全腹部彩超提示肝囊肿；考虑纤维肌痛综合征。患者为求中医药治疗，遂来中医科就诊。

刻下症：患者平素性格欠佳，急躁易怒，病情变化多与情绪变化密切相关；胸闷喜太息，乳房胀痛，痛经，咽中有异物感，乏力。

查体：舌淡红，舌苔薄白，脉弦细。

西医诊断：纤维肌痛综合征。

中医诊断：筋痹（肝气郁结证）。

治法：疏肝理气，祛风通络止痛。

处方：自拟祛风疏肝汤。

羌活 10g、鸡血藤 10g、红景天 10g、白芷 10g、杜仲 10g、川牛膝 10g、天麻 10g、陈皮 10g、醋香附 10g、合欢皮 10g、郁金 6g、当归 10g、白芍 10g、北柴胡 6g、党参 6g、黄芪 10g、甘草 6g。

7剂，每日1剂，分2次温服。

二诊：

患者经过口服中药治疗7天后全身乏力明显改善，全身多部位疼痛、头晕、胸闷较前减轻，急躁易怒情绪较前好转。舌淡红，舌苔薄白，脉弦细。因患者全身多位仍有疼痛，在原方基础上加醋延胡索10g。

羌活10g、鸡血藤10g、红景天10g、白芷10g、杜仲10g、川牛膝10g、天麻10g、陈皮10g、醋香附10g、合欢皮10g、郁金6g、当归10g、白芍10g、北柴胡6g、党参6g、黄芪10g、醋延胡索10g、甘草6g。

14剂，每日1剂，分2次温服。

三诊：

患者服14天中药后，腰部仍有轻度疼痛，余不适症状基本缓解。舌淡红，舌苔薄白，脉弦细。在二诊方基础上加桑寄生10g。

羌活10g、鸡血藤10g、红景天10g、白芷10g、杜仲10g、川牛膝10g、天麻10g、陈皮10g、醋香附10g、合欢皮10g、郁金6g、当归10g、白芍10g、北柴胡6g、党参6g、黄芪10g、醋延胡索10g、桑寄生10g、甘草6g。

14剂，每日1剂，分2次温服。

按语：

纤维肌痛综合征是一种以全身弥漫性疼痛及发僵为主要临床特征，并常伴有疲乏无力、睡眠障碍、情感异常和认知功能障碍等多种伴发症状的慢性疼痛性非关节性风湿病。传统中医学并无纤维肌痛综合征的病名记载，大部分学者按照其发病原因和临床表现寻找对应的中医病名，认为其归属于中医学“筋痹”“痹证”“周痹”“肌痹”“行痹”“痛症”等范畴。对于FMS病名和中医溯源思考的不同，导致了对其病因病机不同的思考。《素问·痹论》曰："风寒湿三气杂至，合而为痹也。其风气胜者为行痹；寒气胜者为痛痹，湿气胜者为着痹也……所谓痹者，各以其时重感于风寒湿之气也。"《景岳全书》曰："痹者，闭也；以血气为邪所闭，不得通行而病也。"因此，痹证的病机不外乎两方面，在外责之于外感风寒湿邪，在内责之于情志气血不畅。本方中以柴胡功善疏肝解郁，用以为君。香附理气疏肝而止痛，当归、鸡血藤、红景天活血行气以止痛，诸药相合，助柴胡解肝经之郁滞，并增行气活血止痛之效，共为臣药。陈皮、合欢皮、郁金理气行滞，羌活、白芷、杜仲、川牛膝、天麻祛风通络，党参、黄芪健脾补气，白芍养血柔肝，缓急止痛，均为佐药。甘草调和诸药，为使药。诸药相合，共奏疏肝理气，祛风通络止痛之功。本病多由情志所伤，肝气郁结，或饮食失节、外感六淫等原因，导致人体脏腑功能失调，使气、血、痰、火、湿、食等病理产物滞塞、郁结，致经络气血不畅，气滞血瘀，不通则痛，出现肌肉关节区域的疼痛及全身的疼痛敏感症状，以实证为主。其中，气、血、火郁多责之于肝，痰、湿、食郁多责之于脾。故本病患者日常需避免紧张、劳累、受寒，保持居住环境通风；饮食宜清淡，忌烟酒、辛辣、油腻、肥甘厚味、湿热之品。

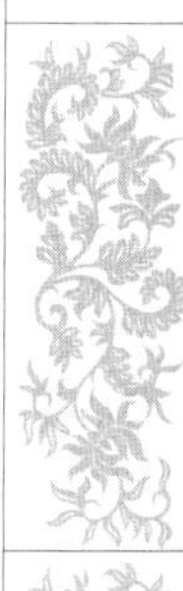

第八章
耳鼻医案

鼻衄案

初诊：

邓某某，男，9岁。

主诉：反复流鼻血2年，加重1月。

现病史：患者2年前无明显诱因出现流鼻血，发作时间持续几天至几周不等，反复发作，易感冒，一直未引起重视。近1个月流鼻血发作频繁，每周均有发作，多次至医院就诊。血常规未见异常，内镜示鼻出血（黏膜糜烂）、变应性鼻炎。

刻下症：流鼻血、颜色鲜红，鼻塞，口干，无口苦，自汗，纳差，无盗汗，大小便正常。

查体：舌质偏胖，舌尖偏红，舌苔薄黄，脉细滑。

西医诊断：变应性鼻炎。

中医诊断：鼻衄（肺热证）。

治法：清热解毒，益气固表。

处方：五味消毒饮合玉屏风加减

蒲公英 12g、天葵子 12g、金银花 15g、连翘 20g、紫花地丁 12g、野菊花 12g、辛夷（后下）8g、黄芪 20g、白术 20g、防风 10g、白及 8g、仙鹤草 12g、甜叶菊叶 3g

7 剂，每日 1 剂，分 2 次温服

二诊：

用药后出血 1 次，出血量减少，自汗好转，食欲改善，余无明显不适。舌质偏胖，舌苔薄黄，脉细滑。

蒲公英 12g、天葵子 12g、金银花 15g、连翘 20g、紫花地丁 12g、野菊花 12g、辛夷（后下）8g、黄芪 20g、白术 20g、防风 10g、白及 8g、仙鹤草 12g、甜叶菊叶 3g、侧柏炭 12g。

7 剂，每日 1 剂，分 2 次温服。随访 3 个月未再出血。

按语：

五味消毒饮源于清代名著《医宗金鉴》，由金银花、野菊花、蒲公英、紫花地丁、紫背天葵子 5 味药组成。金银花、蒲公英、紫花地丁、野菊花、紫背天葵均有清热解毒之效。其中金银花兼疏风散热，野菊花可清肝胆之火。蒲公英善利水通淋散结，而紫花地丁善凉血消肿，两者相伍可清血分之热结。紫背天葵入三焦，善除三焦之火，兼活血、消肿。全方共奏清热解毒、活血消肿之功。该患者反复发作流鼻血，颜色鲜红，口干，舌尖偏红，舌苔薄黄，符合五味消毒饮方证。患者容易感冒，肺脾虚弱，气虚不固则自汗，脾虚不能健运则纳差，舌质偏胖，脉细滑，为肺脾气虚之表现，故加用玉屏风颗粒益气健脾，固表止汗。加白及、仙鹤草以及侧柏炭止血。针对出血之标，加甜叶菊叶纠味，利于改善口感，便于服药。

鼻鼽案

鼻鼽案一

初诊：

患者某某，女，2岁9月。

主诉：鼻痒、流涕、喷嚏2～3月。

现病史：患者母亲代诉：患儿2～3月前受凉后开始出现鼻痒、流涕、喷嚏，倦怠懒言、气短、语音低微，时有汗出，面色苍白。曾在当地儿童医院就诊，诊断为过敏性鼻炎，予以氯雷他定、孟鲁司特钠口服治疗2周，鼻部症状稍有缓解，但流涕，喷嚏仍较明显，伴饮食较差，眼部瘙痒。家族史、既往史：既往满月后反复特应性皮炎，持续至今，有喘息史。父亲有过敏性鼻炎病史。辅助检查：患儿对屋尘螨、粉尘螨、鸡蛋白、鱼、虾蟹、小麦过敏。

查体：舌体小，舌尖有点刺，舌苔少，脉数。

西医诊断：过敏性鼻炎。

中医诊断：鼻鼽（肝血不足）。

治法：滋阴养血，平肝益肾。

处方：茜草3g，紫草6g，墨旱莲6g，防风6g，柴胡5g，徐长卿6g，地龙4g，乌梅5g。共7剂，每日1剂，分2次温服。

二诊：

患者鼻塞、流涕较前好转，自诉倦怠懒言、气短、语音低微或自汗、面色苍白明显，考虑肺气虚弱，予以玉屏风散加味黄芪10g，白术6g，防风、辛夷、黄芩各6g，甘草4.5g。共10剂，每日1剂，水煎，分2次温服。

按语：

过敏性鼻炎是人体由针对性致敏物质（如花粉、尘螨、孢子、昆虫、宠物毛屑等）所诱发的临床症候群，其发作频率可依致过敏物来源的不同而有时节性或终年性的发作表现。曹教授认为过敏性鼻炎多数以鼻塞、鼻痒、狂嚏、清涕滂沱为临床表现，症状明显时为典型鼻鼽发作期，症状缓解时为鼻鼽发作间歇期。而未见脏腑虚损、阴阳失调现象者，可予以滋阴养血，平肝益肾治疗。幼儿稚阴稚阳之体，易感而发，且易反复发作。患儿倦怠懒言、气短、多汗，出现明显肺气虚弱症状，查鼻腔黏膜淡白或灰白色，中鼻道有清稀分泌物，可予以玉屏风散加味祛风固表脱敏（黄芪20g，白术9g，防风、辛夷、黄芩各6g，甘草4.5g）。每日1剂，水煎分服。鼻痒、眼痒、喉痒及隐疹加荆芥、沙苑子、当归；咽痛、涕黄、鼻塞加苍耳子、白芷，加大黄芩用量；咳嗽气急加桑白皮、苦杏仁。少数久病者，胃气已虚，耳目口鼻俱为之病，肺气虽虚，但土能生金，土生万物，健脾乃治本之法。运用健脾通窍之法，成人处方：苍耳子10g，防风10g，细辛3g，白芷6g，黄芪30g，白术20g，党参30g，茯苓20g，益智10g，炙甘草10g。水煎服，每日1剂，5剂为1个疗程。服药期间忌寒凉饮食。若伴随纳呆、腹胀、四肢困乏、大便溏、舌淡、舌边有齿印、舌苔白、脉濡缓等脾气虚症状，加升麻、柴胡、泽泻、当归；若兼见腰膝冷痛、遗精早泄、恶寒、夜尿多、舌质淡嫩、舌苔白湿润、脉沉细等肾阳虚症者，加附子、肉桂、细辛、吴茱萸。鼻鼽发作间歇期，上方半量泡饮，或水煎代茶，2周为1个疗程。尤以节气变化前给药为佳，暑夏之际，建议结合三伏贴外治。

鼻鼽案二

初诊：

患者某某，女，4 岁 11 月。

主诉：反复鼻痒、流涕、喷嚏 2 ～ 3 年。

现病史：患者父亲代诉：患者 2 ～ 3 年前因反复鼻痒、流涕、喷嚏曾在当地医院多次诊疗，考虑过敏性鼻炎、特异性皮炎。后曾在省儿童医院舌下脱敏治疗 1 年，并且使用 4 号院内制剂治疗近半年。现患儿鼻部症状缓解，偶有鼻痒、流涕，倦怠懒言、气短、多汗。消化系统：食欲差，挑食；鼻部：鼻痒、流涕、打喷嚏，眼部：眼睛痒，频繁双侧揉眼；皮肤：经常瘙痒。舌体胖大，舌淡有齿印，脉细。辅助检查：屋尘螨 2+，圆柏花 2+。

家族史、个人史：既往有先心病手术史，对芒果过敏，父亲、奶奶有过敏性鼻炎，母亲有慢性荨麻疹病史。

查体：舌体胖大，舌淡有齿印，脉细。

西医诊断：过敏性鼻炎。

中医诊断：鼻鼽（脾气亏虚）。

治法：健脾益气，滋阴养血。

处方：四君子汤合玉屏风加减。

党参 10g，茯苓 8g，白术 8g，苍耳子 6g，防风 6g，细辛 2g，白芷 6g，黄芪 10g，益智仁 5g，炙甘草 5g。水煎温服，每日 1 剂，5 剂为 1 个疗程。服药期间忌猪肉及寒凉饮食。

二诊：

患者服药治疗 5 剂后，鼻痒、喷嚏，倦怠懒言较前好转，食欲较前改善，仍有流涕、气短、多汗、舌体胖大，舌边有齿痕，脉细、考虑脾气虚，建议患者继续接受健脾益气治疗，原方基础上加用升麻，白芷。

升麻 6g，白芷 6g，党参 10g，茯苓 10g，白术 8g，苍耳子 5g，防风 6g，细辛 2g，白芷 6g，黄芪 10g，益智仁 5g，炙甘草 5g。共 5 剂，每日 1 剂，水煎，分 2 次温服。

按语：

患儿患病 2 ~ 3 年，面色苍白，倦怠懒言、气短、语音低微，自汗。曹教授认为患儿脾气亏虚，耳目口鼻可俱为之病，肺气虽虚，但土能生金，土生万物，健脾乃治本之法，因此运用健脾通窍之法。患者倦怠懒言、气短、多汗，出现明显肺气虚弱症状，查鼻腔黏膜淡白或灰白色，中鼻道有清稀分泌物，可加白芷、细辛、桔梗；若出现纳呆、腹胀、四肢困乏、大便溏、舌淡、舌边有齿印、舌苔白，脉濡缓等脾气虚症状，加升麻、柴胡、泽泻、当归。过敏症状为主的典型鼻鼽发作期，而未见脏腑虚损、阴阳失调现象者，治疗以鼻塞、鼻痒、狂嚏、清涕滂沱为特征的鼻鼽，且无脏腑虚衰、阴阳失调，属肺经郁热的鼻鼽，则配伍桑白皮、龙胆、黄芩等。鼻鼽发作间歇期，上方半量泡饮，或水煎代茶，2 周为 1 个疗程。尤以节气变化前给药为佳。

耳鸣案

初诊：

甘某某，男，17岁。

主诉：听力下降8年余。

主诉：患者8年前无明显诱因出现听力下降，伴有耳鸣。当地查颈椎CT示C3～C6椎间盘突出、膨出，硬膜囊受压。曾多次外院就诊，予以中西药治疗后症状无明显缓解。

刻下症：耳聋、耳鸣，劳累后加重，颈部僵硬不适，无口干、口苦、怕冷、怕风、腰膝酸软等不适，大便偏稀，小便正常。

查体：舌体胖，舌边有齿痕，舌面有裂纹，舌苔薄白，脉弦滑。

西医诊断：颈椎病，听力下降。

中医诊断：耳鸣（气虚血瘀）。

治法：益气活血，化瘀开窍。

处方：补阳还五汤加减。

赤芍药15g、川芎20g、当归15g、地龙10g、黄芪30g、红花5g、藁本15g、天麻15g、羌活15g、葛根30g、蔓荆子20g，甘草10g、田七6g、苍耳子10g、蝉蜕5g、姜黄15g、川牛膝15g、大活血20g、磁石20g（先煎）。

15剂，每日1剂，分2次温服。

二诊：

患者因服药半个月后自觉有效，在当地守上方间断服药2月，患者自诉症状改善90%。劳累后有耳鸣，精神尚可，二便平。舌体胖，舌边有齿痕，舌面有裂纹，舌苔薄白。

赤芍药 15g、川芎 20g、当归 15g、地龙 10g、黄芪 30g、红花 5g、藁本 15g、天麻 15g、羌活 15g、葛根 30g、蔓荆子 20g，甘草 10g、田七 6g、苍耳子 10g、蝉蜕 5g、姜黄 15g、川牛膝 15g、大活血 20g、磁石 20g（先煎）。

7 剂，每日 1 剂，分 2 次温服，回访基本痊愈。

按语：

补阳还五汤出自清代王清任《医林改错》，方由黄芪、当归、川芎、地龙、赤芍、桃仁、红花组成。方中黄芪补脾胃气，使气行则血行，血行则经筋通；当归活血养血，化瘀而不伤血，与黄芪配而增加益气活血之功效；活血药赤芍、桃仁、红花、川芎活血祛瘀，既有助于气血运行，又能消除黄芪之胀满，为黄芪发挥药效扫清障碍；地龙通经活络。加田七、姜黄、川牛膝、大活血、羌活增强活血化瘀之功，藁本、天麻、葛根、蔓荆子引药上行，苍耳子、蝉蜕引药达窍。磁石聪耳明目，生甘草调和诸药。全方共奏益气活血，化瘀开窍，聪耳之功效。

鼻鼾案

初诊：

曹某某，女，9岁。

主诉：夜间打鼾3个月。

现病史：患者近3个月睡眠时打鼾，张口呼吸，伴反复咽喉肿痛、鼻塞、流涕；平素易感冒、怕风、反复鼻塞、咽痛，无自汗、盗汗。于儿科诊断为腺样体肥大，建议手术治疗，患者家属拒绝，遂求诊于中医。

刻下症：睡眠时打鼾、时有鼻塞，伴咽喉肿痛，口干、舌燥，喜饮水。舌质淡红，舌苔薄黄，脉细数。

西医诊断：腺样体肥大。

中医诊断：鼾证。

治法：清热利咽、益气固表。

处方：五味消毒饮和玉屏风散加减。

金银花10g、紫花地丁8g、连翘12g、野菊花8g、蒲公英8g、黄芪15g、白术8g、防风10g、辛夷12g、白芷8g、胖大海8g。

6剂，每日1剂，水煎服，分2次温服。

二诊：

用药后夜寐打鼾程度较前减轻，鼻塞流涕均愈。舌质淡红，舌苔薄白，脉细。调整方药如下：金银花10g、紫花地丁8g、连翘12g、野菊花8g、蒲公英8g、黄芪15g、白术8g、防风10g。

6剂，每日1剂，水煎服，分2次温服。

按语：

腺样体肥大常见于10岁前的儿童，主要有鼻塞、张口呼吸、睡眠时打鼾等临床表现，常影响患儿夜间休息，严重时甚至出现呼吸暂停，且多合并有慢性扁桃体炎、扁桃体肥大、慢性鼻窦炎等疾病。该疾病常由频繁上呼吸道感染引起，易诱发儿童腺样体面容，影响患儿的身心健康。西医多以糖皮质激素、白三烯受体拮抗剂或手术治疗为主，但疗效欠佳、药物副作用、术后并发症等仍是临床难以解决的困难。中医学中虽并未出现“腺样体肥大”这一病名的记载，但根据其临床症候，与“鼻室”“鼾证”“痰核”等疾病相似。如《素问玄机原病式·六气为病》曰：“鼻室，室，塞也。”《诸病源候论》言：“鼾眠者，眠里喉咽间有声也……气有不和，则冲击喉咽而作声也。”

腺样体肥大发病与儿童的生理特点相关，如儿童脏腑娇嫩，腠理疏松，形气未充，卫外御邪力弱，若养护时寒热失调，易受外邪侵袭，导致肺气宣发肃降失调；且小儿阳常有余，阴常不足，邪气侵袭后入体后，郁闭易蕴积化热，进而出现受邪处的热证，如口干、咽喉肿痛、面红目赤等表现。小儿易受之风邪为阳邪，易袭扰人体头面上位，多累及咽喉、鼻腔、呼吸道等。综上可知，腺样体肥大的治疗常需要重视两点，一是益气固表以抵御外邪，二是如有化热倾向，可以清热解毒为法。

本例患儿因夜间打鼾3个月就诊，伴咽喉肿痛，口干、舌燥，喜饮水，平素受风后易感冒，时有鼻塞，查体可见咽喉部充血，舌淡苔薄白，脉细滑，中医诊断考虑鼾证，予清热利咽，益气固表之法，拟五味消毒饮合玉屏风散加减用药。方中金银花甘寒，可清热解毒，消肿透热。连翘苦而微寒，可清解热毒，兼可散结消肿，透热转气。紫花地丁寒可清热，辛可散结。野菊花长于解毒利咽，与以上诸药共奏清热解毒、消肿散结之功。再增白芷、辛夷两药，如《本草蒙筌》言：“白芷味辛，气温，气甚香窜，通行手足阳明二经，又为太阴经之引使。外散乳痈背疽，内托肠风痔瘘。治久患鼻塞如神。”《本草纲目》曰：“辛夷之辛温，可走气而入肺……所以能温中、治头而目鼻之病。”两药合用既可辛以通窍，又可起到引经之用。另佐以胖大海利咽开音，润肠通便，可助肺气宣发，通泄皮毛。方中还以黄芪补益脾肺之气，扶正固表，使正气内存则邪不可干；白术健脾益气，助黄芪扶正；防风驱散外风，使固表而不留邪，三药乃玉屏风散之意。全方攻补兼施，既可清热消肿散结，又可扶正祛风，故患儿用药后病情向愈。

暴聋案

初诊：

熊某，女，48岁。

初诊时间：2023年9月24日。

主诉：左耳听力下降、耳鸣3天。

现病史：患者3天前情绪激动后开始出现左耳听力下降、耳鸣，嗡嗡样声音，伴恶心、呕吐，心情不佳时加重，无视物旋转、黑矇、晕厥，无发热、头痛，无肢体偏瘫、失语，无胸痛、胸闷，遂至我院耳鼻喉科就诊。行血常规、肝肾功能、血糖、血脂、心肌酶谱、电解质、风湿五项：未见异常。心电图示：1. 窦性心律不齐。2. 大致正常心电图；胸部 + 中耳乳突CT示：1. 双肺结节，年度复查。2. 双肺少许条索慢性灶。3. 主动脉及冠脉壁少许粥样硬化。4. 双侧中耳乳突未见明显异常，纯音测听检查示左耳低频型听力下降，头颅MRI示轻度缺血脱髓鞘性脑改变。诊断：特发性耳聋。给予甲泼尼龙免疫抗炎、葛根素改善微循环、甲钴胺与维生素 B_1 营养神经，效果欠佳，遂转至我院中医科行针灸、中草药等中医药治疗。

刻下症：耳聋、耳鸣，与情志相关，伴见口苦咽干、面红目赤、胸胁胀痛，尿黄、便秘，夜间睡眠欠佳。

查体：舌红苔黄，脉弦数。

西医诊断：突发性耳聋。

中医诊断：暴聋（肝火上扰证）。

治法：清肝泄热，开郁通窍。

处方：龙胆泻肝汤加减。

龙胆草6g、黄芩9g、栀子9g、泽泻9g、木通6g、当归6g、生地黄

10g、柴胡 6g、甘草 6g、车前子 10g（包煎）。

7 剂，每日 1 剂，分 2 次温服。

甲钴胺 1 片，每日 3 次。

维生素 B_{11} 片，每日 3 次。

针灸：采用局部取穴与远端辨证取穴相结合的方法，局部以耳三针、翳风为主，远端取穴根据患者的辨证分型来进行，肝火上扰加太冲、丘墟等穴。

二诊：

患者治疗 1 周后耳聋、耳鸣明显改善，轻度口苦咽干，面红目赤、胸胁胀痛基本缓解，尿清，大便每日一解，精神、饮食、睡眠可。舌偏红，舌苔薄黄，脉弦数。患者症状恢复可，舌仍偏红，舌苔薄黄，脉弦数，继续上方治疗。

龙胆草 6g、黄芩 9g、栀子 9g、泽泻 9g、木通 6g、当归 6g、生地黄 10g、柴胡 6g、甘草 6g、车前子 10g（包煎）。

7 剂，每日 1 剂，分 2 次温服。

甲钴胺 1 片，每日 3 次。

维生素 B_{11} 片，每日 3 次。

针灸：继续采用局部取穴与远端辨证取穴相结合的方法，局部以耳三针、翳风为主，远端取穴根据患者的辨证分型来进行，肝火上扰加太冲、丘墟等穴。

三诊：

患者继续接受 7 天药物治疗后，听力基本恢复正常，已无耳鸣、口苦咽干。舌淡红，舌苔薄薄黄，脉弦。精神、饮食、二便可。继续上方巩固治疗，未诉特殊不适。

按语：

突发性耳聋，西医属于感音神经性聋，其起病比较突然，故简称突聋。突发性耳聋发病原因不明确，听力急剧下降，一般多在3日内达到最低点，临床表现为突然的听力下降，可伴有耳鸣、耳闷胀感、眩晕及恶心呕吐等。由于突发性耳聋起病急、病情进展快速，因此早发现、早诊治尤其重要。若不能及时诊治，极有可能发展为永久性的听力损失，严重影响生活质量。在祖国传统医学中称为“暴聋”，“暴聋”一词，最早见于《内经》。纵观历朝历代中医古籍，其中关于暴聋的病因病机理论繁多。在中医学理论中，五脏六腑均与耳窍相连，故而五脏六腑皆可致人聋。耳聋实证多由外邪侵袭、肝火上扰、痰火郁结、气滞血瘀所致，虚证耳聋则由于脾肾等脏腑虚损、清窍失养而致。外邪侵袭机体可直接蒙蔽清窍致人耳聋；若邪犯少阳或情志不畅郁而化火，则可致使肝胆火热循经上扰引起耳聋；饮食不节伤及脾胃，则水湿聚而生痰，痰郁化火，痰火之邪壅塞耳窍导致耳聋；情志不遂易使肝郁气滞，气滞则瘀血易生，或因其他缘由伤及气血，致使瘀血内停，则耳窍经脉闭塞致使耳聋发生；肾开窍于耳，肾阴不足则虚火内生而上炎，肾阳不足则无以温煦耳窍，皆可导致耳聋；饮食伤胃或情志不舒，肝郁乘脾，则脾胃虚弱生化不足，或大病后耗伤气血，故而气血亏虚无以上奉濡养耳窍而致聋。本案例中的突发性耳聋，为肝火上扰证，使用龙胆泻肝汤加减治疗。方中龙胆草大苦大寒，上泻肝胆实火，下清下焦湿热，为君药。黄芩、栀子苦寒泻火，燥湿清热，为臣药。泽泻、木通、车前子清热利湿；生地、当归滋阴养血，既补肝胆实火所伤之阴血，又可防方中苦燥渗利之品损伤阴液；柴胡疏畅肝胆，与生地、当归相伍，恰适肝“体阴用阳”之性，共为佐药。甘草调和诸药，为使药。突发性耳聋患者平常要注意调整饮食结构，平衡膳食，加强营养，饮食宜低盐、低脂肪，以及富含锌、铁、维生素的食物，以利于改善内耳微循环，防止听力减退，避免进食辛辣、煎炸等刺激性太强的食物。养成良好的生活习惯，勿剧烈呕吐、咳嗽、用力擤鼻，因剧烈的动作使胸膜腔内压、静脉压和脑压增高的同时可引起中耳压力突然改变，窗膜破裂，发生突发性耳聋。勿挖耳，节制高脂肪饮食，注意戒烟，不酗酒，保持心情舒畅，避免过度紧张劳累。

第九章 皮肤黏膜医案

丹毒案

初诊：

刘某某，女，56岁。

主诉：发热2天。

现病史：患者2天前无明显诱因出现发热，体温最高为39.0℃，伴有右下肢小腿红肿疼痛，伴有斑片状皮疹，无恶寒发热，无汗出。予以布洛芬口服后发热症状好转。

刻下症：低热，体温37.0～37.5℃，右下肢小腿红肿疼痛，可见边界清楚之片状红疹，颜色鲜红，压之褪色、局部皮肤发烫，有烧灼样痛，伴有口干喜冷饮，稍有咳嗽，大便偏干，小便偏黄。

查体：舌暗，舌苔黄，脉弦滑。

西医诊断：丹毒。

中医诊断：丹毒（热毒蕴结）。

治法：清热解毒，散结止痛。

处方：五味消毒饮。

紫花地丁 15g、金银花 15g、蒲公英 15g、天葵子 15g、野菊花 15g、连翘 30g、牡丹皮 10g、六月雪 15g、千里光 15g、肿节风 20g、延胡索 15g、白芍 30g、赤芍 15g、甘草 15g。

7 剂，每日 1 剂，分 2 次温服。

二诊：

患者右下肢小腿红肿疼痛明显好转，无发热，仍有红疹，局部皮肤稍发烫，口干喜冷饮，大便偏干，小便偏黄。舌暗，舌苔黄，脉弦滑。中药守上方。

紫花地丁 15g、金银花 15g、蒲公英 15g、天葵子 15g、野菊花 15g、连翘 30g、牡丹皮 10g、六月雪 15g、千里光 15g、肿节风 20g、延胡索 15g、白芍 30g、赤芍 15g、甘草 15g。

7 剂，每日 1 剂，分 2 次温服。回访已愈。

按语：

五味消毒饮源于《医宗金鉴》，由金银花、野菊花、蒲公英、紫花地丁、紫背天葵子组成，有清热解毒之功效。加连翘、肿节风、千里光、六月雪增加清热解毒、消肿散结之效。加牡丹皮、芍药清热凉血，配合甘草合芍药甘草汤之意以酸甘缓急止痛。加延胡索活血、止痛。

下肢溃疡案

初诊：

胡某某，女，56岁。

主诉：下肢皮肤溃疡2年。

现病史：患者2年前因外伤出现右膝关节、下肢肿胀发黑、破溃。多次外院就诊，诊断为皮肤感染，但予以中西医结合治疗效果惘然。现因患侧肢体活动障碍轮椅推入诊室。

刻下症：右膝关节、下肢肿胀发黑、破溃、疲倦乏力、视物模糊，午后时有低热、头晕，无恶寒、无口干以及口苦，食欲尚可，大小便基本正常。

查体：舌体稍胖，舌边有齿痕，舌面有裂纹，舌苔白稍厚，脉细弦滑。

西医诊断：下肢溃疡，皮肤感染。

中医诊断：疮疡（气虚血瘀、热毒内蕴）。

治法：益气活血化瘀，清热解毒。

处方：补阳还五汤和五味消毒饮加减。

黄芪120g、红花6g、赤芍20g、地龙10g、桃仁10g、当归15g、川芎15g、牛膝10g、金银花、20g、野菊花15g、连翘30g、紫花地丁15g、天葵子15g、千里光15g。

9剂，每日1剂，分2次温服

二诊：

患者溃疡好转，下肢肿胀发黑改善，无低热症状、仍感疲倦乏力，无口干以及口苦，纳可，大小便基本正常。

黄芪120g、红花6g、赤芍20g、地龙10g、桃仁10g、当归15g、川芎15g、牛膝10g、金银花、20g、野菊花15g、连翘30g、紫花地丁15g、天葵子 15g、千里光 15g。

15 剂，每日 1 剂，分 2 次温服。

按语：

补阳还五汤出自清代王清任《医林改错》，方由黄芪、当归、川芎、地龙、赤芍、红花组成。方中黄芪补脾胃气，使气行则血行，血行则经筋通；当归活血养血，化瘀而不伤血，与黄芪配而增加益气活血之功效；活血药赤芍、红花、川芎活血祛瘀，既有助于气血运行，又能消除黄芪之满中，为黄芪发挥药效扫清障碍；地龙通经活络；生甘草调和诸药。五味消毒饮源于《医宗金鉴》，由金银花、野菊花、蒲公英、紫花地丁、紫背天葵子组成，有清热解毒、消散疔疮之功效。千里光性寒，味苦，归肺经以及肝经和大肠经，有清热解毒、清肝明目的作用。可以治疗热毒壅聚导致的痈肿疮毒。牛膝活血通经、祛瘀止痛，又可引药下行。全方共奏补气、活血祛瘀、清热解毒、消肿排脓之功效。此方用药要点是，其一，大剂量黄芪，补气，托毒排脓，敛疮生肌；其二，连翘为疮家圣药，具有清热解毒，消肿散结的功效。

斑秃案

初诊：

伏某某，男，11 岁。

主诉：斑秃 3 年余。

现病史：患者 3 年前无明显诱因出现脱发，成斑片状，1 ～ 3cm 不等，无瘙痒。曾多次在外院就诊，予以多种药物外用以及口服，效果均不理想。

刻下症：头皮 6 ～ 7 片脱发，最大者约 3cm，双侧眉毛仅有一半，无瘙痒，稍食物不慎则易腹泻。

查体：舌淡，舌苔薄白，脉弦滑稍数。

西医诊断：斑秃。

中医诊断：斑秃（血亏虚，肾精不足）。

处方：四物汤、六味地黄丸加减治疗。

当归 8g、熟地黄 12g、泽泻 6g、山茱萸 12g、生地黄 12g、桑椹子 12g、沙苑子 10g、黄精 12g、何首乌 10g、桔梗 6g、甘草 6g、麦冬 9g、百合 12g、玄参 12g、川贝母 2g。

15 剂，每日 1 剂，分 2 次温服。

苁蓉益肾颗粒口服，老姜涂擦头皮。

二诊：

用药后脱发数量较前减少，有新发绒毛。守上方去川贝母、桑椹子，加肉苁蓉、补骨脂、白豆蔻。

桔梗 6g、甘草 6g、当归 8g、熟地黄 12g、麦冬 9g、百合 12g、生地黄 12g、玄参 12g、沙苑子 10g、泽泻 6g、山茱萸 12g、黄精 12g、何首乌

10g，肉苁蓉 15g、补骨脂 6g、白豆蔻 6g（后下）。

15 剂，每日 1 剂，分 2 次温服。

苁蓉益肾颗粒口服，老姜涂擦头皮。

三诊：

斑秃部位绒毛增多，眉毛处亦有绒毛生长。处方部分加量。

补骨脂 8g、桔梗 6g、甘草 6g、当归 8g、熟地黄 12g、麦冬 9g、百合 12g、生地黄 12g、玄参 12g、沙苑子 10g、泽泻 6g、山茱萸 12g、黄精 12g、何首乌 10g、肉苁蓉 15g、补骨脂 8g、白豆蔻 6g（后下）。

15 剂，每日 1 剂，分 2 次温服。

苁蓉益肾颗粒口服，老姜涂擦头皮。

四诊：

睡眠差，舌苔白腻，加夜交藤和广藿香

桔梗 6g、甘草 6g、当归 8g、熟地黄 12g、麦冬 9g、百合 12g、生地黄 12g、玄参 12g、沙苑子 10g、泽泻 6g、山茱萸 12g、黄精 12g、何首乌 10g，肉苁蓉 15g、补骨脂 6g、白豆蔻 6g（后下）、夜交藤 10g、广藿香 6g（后下）、枸杞子 10g。

15 剂，每日 1 剂，分 2 次温服。

苁蓉益肾颗粒口服，老姜涂擦头皮。

斑秃面以及眉毛已正常，嘱停药。

按语：

斑秃是一种常见的非瘢痕性脱发，一般初起为圆形或椭圆形大小不等的脱发区，边界清晰，无明显不适表现，脱发区扩展可融合成不规则形，甚至会出现眉毛、腋毛、阴毛等脱落，依据严重程度可分为斑秃、全秃和普秃。斑秃可发生在任何年龄，多好发于中青年人群，男性及女性均可发病。少年，特别是儿童属于稚阴稚阳之体，脏腑娇嫩，不宜使用激素与免疫制剂等。中药内治便是一个较佳的选择。

中医关于斑秃的记载，较早见于《内经》，称为“毛拔”“发落”。隋代巢元方在《诸病源候论》中提出“鬼舐头”。清代吴谦在《医宗金鉴》中谈到“成片脱落，皮红光亮，痒如虫行，俗名鬼剃头”。中医认为斑秃的病因包括外受风、湿、燥等邪；或饮食不节，如多食肥甘辛辣之品；或起居失常；或情志不畅，如思虑过度；或久病、产后等。《内经》论述：“肾气实，发长；肾气衰，发堕。”“肾藏精，其华在发。”毛发生长状况的关键在于肾中精气的盛衰，肾气充盛则毛发生长茂密、固着、粗实、荣润，肾气衰败则毛发脱落、松动、细软、枯槁。“发为血之余”，毛发的荣枯有赖于血之濡养。《诸病源候论》有云：“血盛则荣于头发，故须发美；若气血衰弱，经络虚竭，不能荣润，故须发脱落。”“肝肾同源，精血同源。”斑秃病机关键在于肝肾，在于精血。

该患者患病三年，多地医院就诊，均未取得好的疗效。予以四物汤、六味地黄丸加减治疗。方中当归和血生血；二地滋阴补血；首乌养血填精；山萸肉之色赤入心，味酸入肝，从佐以纳于肾。桑椹子、沙苑子、黄精补肝肾，泽泻利湿而泄肾浊，补中有泻，能减轻生熟地黄之滋腻。百合、麦冬、玄参宁心安神，养阴清热。桔梗引药上行；浙贝母归肺经，肺主皮毛，浙贝母可引药达皮。全方在桔梗以及浙贝母的带领下上达头，外达皮，共奏补肝肾，补精血之效。配合老姜外用，达到内外并治，毛发再生的目的。考虑患者病情日久，在内外治的基础上加用苁蓉益肾颗粒滋阴补气，填精益髓。

狐惑病案

初诊：

患者刘某，女性，51岁。

主诉：因关节疼痛10余年，眼干、口腔溃疡1年入院。

现病史：患者10余年前有类风湿关节炎病史，间断出现指间关节，掌指关节、腕关节、双下肢关节疼痛。1年前出现双眼干涩，齿龈部、舌体侧面有黄豆大小溃疡面，疼痛明显。曾在某综合医院眼科以“结膜炎”治疗，予以眼药水外用滴双眼，口服维生素类药物，症状仍反复发作。之后因胃脘部不适在当地医院查电子胃镜提示“食管良性溃疡，慢性浅表性胃炎”。病理提示：慢性炎症伴灶性黏膜糜烂，底层细胞增生。怀疑白塞氏病。遂至我院就诊，查红细胞沉降率25mm/h，IgG23g/L。胸片提示：左肺中野纤维条索，主动脉结突出，胸椎侧弯畸形。确诊为“贝赫切特综合征”。

刻下症：口腔内疼痛，进食时明显，伴胃脘部隐痛，下肢关节疼痛，畏寒，倦怠乏力，食欲差，大便稀溏，小便正常。

查体：齿龈部、舌体侧面有黄豆大小溃疡面，溃疡色淡，呈现平塌凹陷状，剑突下轻压痛，无反跳痛。舌质淡红，舌苔白，脉濡。

西医诊断：贝赫切特综合征。

中医诊断：狐惑病（脾肾阳虚，邪毒留恋证）。

治法：温阳健脾，清热除湿。

处方：甘草泻心汤加减。甘草15g、党参15g、大枣3枚、干姜10g、白术10g、黄芩10g、胡黄连10g、法半夏10g、土茯苓15g、白花蛇舌草30g、生黄芪30g。

二诊：

上方服用14剂，患者溃疡面减小，畏寒、倦怠乏力、大便稀溏症状减轻，食欲改善，胃脘部无明显疼痛。舌质淡，舌苔薄白，脉细。守上方加用木蝴蝶10g，枳壳15g，焦三仙各10g。

三诊：

上方服用14剂，患者溃疡消失，关节疼痛不明显，精神较好，食欲正常，大便成形，小便正常。舌质淡红，舌苔薄白，脉弦滑。随访6个月无复发。

按语：

贝赫切特综合征是一种原因不明的以细小血管炎为病理基础的慢性进行性多系统疾病，口腔、皮肤、生殖器、眼和关节为常见发病部位，病情一般较轻。如累及心血管、消化道、肺、神经系统，则病情表现较重。本病病因尚不清楚，目前认为是一异质性疾病，涉及感染、遗传、环境等多种因素。

贝赫切特综合征在中医学称为“狐惑病”，语出“蚀于阴为狐，蚀于喉为惑”，其记载始见于汉代张仲景《金匮要略·百合狐惑阴阳毒病脉证并治》篇中，认为是一种温毒病。继后，《诸病源候论》《医宗金鉴》《金匮要略方论》等医籍对本病的病因、病机、治疗均有阐述。现代也有不少学者对本病的病因、病机做了进一步探究。历代医家对本病的认识基本一致，即其病因为湿热毒气或阴虚内热，惟“虫”引起的见解尚属推测。在症状方面，强调口、眼、外阴溃烂是本病的特点。治疗上以清热解毒为主要治则及外治法的应用，也为多数医家所肯定。隋代巢元方《诸病源候论·伤寒病诸侯》明确指出，本病“皆湿毒所为也，初得状如伤寒，或因伤寒变成斯病”。元代赵以德提出本病的发生“乃湿热生虫所致”。清代魏荔彤认为：“狐惑者，阴虚血热之病也，治虫者，治其标也；治虚热者，治其本也。”《医宗金鉴》指出其病因：“每因伤寒后余毒与淫蛊之为害也；或生斑疹之后，或生癖疾下利之后，其为患亦同也。”在治疗上认为甘草泻心汤与证不符，可能是后代传之误。清代医家唐容川则认为，甘草泻心汤用于本病，疗效卓著。

蛇串疮案

患者辜某，女性，68 岁。

主诉：因右侧躯干部位皮疹伴疼痛 1 周入院。

现病史：患者 1 周前无明显诱因出现右侧前胸部持续性灼热样疼痛，当时无皮疹、水疱、瘙痒等不适，自行予以膏药（具体不详）外贴后症状无明显减轻。次日开始出现红色皮疹，并逐渐出现右侧背部、腋下及上臂外侧疼痛，并可见成簇红色皮疹及水疱。疼痛夜间明显，影响睡眠。既往史：14 年前因结肠癌行手术治疗，有胆囊切除史，有高血压 2 级病史。

刻下症：右侧前胸部、背部及上臂外侧灼热样疼痛，疼痛夜间明显，影响睡眠，伴口干口苦，食欲不振，大便干结不畅，小便基本正常。

查体：右侧前胸部、背部及上臂外侧可见成簇红色皮疹及水泡，触摸皮肤疼痛明显。舌质红，舌苔黄腻，脉弦滑。

西医诊断：带状疱疹，高血压 2 级。

中医诊断：蛇串疮（肝经郁热证）。

治法：清肝泻火，凉血解毒。

处方：龙胆草 6g、炒栀子 20g、黄芩 10g、柴胡 15g、生地黄 10g、车前草 20g、泽泻 10g、川木通 10g、甘草 10g、当归 12g、大黄 10g、厚朴 15g。

伐昔洛韦抗病毒，加巴喷丁胶囊止痛，甲钴胺片营养神经，硝苯地平控释片及马来酸依那普利片控制血压。

火针点刺皮疹及水泡部位，点刺完后予以雷火灸治疗。

做完 1 次火针及雷火灸后患者皮疹部位已经干燥结痂，但仍有疼痛。坚持每日行雷火灸治疗半小时。继续治疗 1 周后患者皮疹部位痂皮逐渐脱落，但仍间断发作疼痛，无明显口干口苦。舌质淡红，舌苔薄黄，脉略弦。遂加用针灸继续治疗，2周后患者未再出现皮疹部位疼痛。

按语：

带状疱疹是一种由水痘—带状疱疹病毒引起的，以沿单侧周围神经分布的红斑、水疱，并伴随有分布部位神经区域疼痛症状为特征的病毒性皮肤病，好发于腰腹部、胸背及头面部。中医称本病为“蜘蛛疮”“火带疮”“蛇串疮”“甑带疮”等，生于腰间的又名“缠腰火丹”。带状疱疹的发病当从虚实两端出发来考虑，初期以邪实为主，后期虚实夹杂，病位主要在肝和脾。实证责之于情志不遂，肝气郁结，郁久化热，兼感火热毒邪，客于少阳、厥阴经，火毒蕴积循经外发。或饮食不节，脾胃受损失运，脾湿内蕴，复感火热时邪，客于阳明、太阴经，浸淫肌肤、经络而发。湿热火毒淤于经脉，阻碍气血的流通，气血瘀滞以致疼痛不断。以上均强调外来邪气对带状疱疹发病的影响。然而，我们还应该认识到事物的另一面，《素问·刺法论》说：“正气存内，邪不可干。”《素问·评热病论》中也提出“邪之所凑，其气必虚”，而《灵枢·百病始生》中更明确提出“风雨寒热，不得虚，邪不能独伤人”。由此可见，带状疱疹的发生虽因直接感受湿热火毒等邪气，但都与人体患病之时，体内的正气虚弱有关。如长期熬夜劳作，肝胆当令之时没有及时休养，脏腑气血失调，肝不藏血，肝失疏泄，肝气郁滞，肝郁乘脾，脾气亦虚弱，肝郁脾虚，气血亏虚。或年老体弱者，病久耗伤正气，气血两虚，血虚肝旺，再遇湿热毒邪，导致气血凝滞，经络阻塞不通，以致疼痛剧烈，病程迁延。曹正柳教授根据带状疱疹的病因病机，皮损特点，将本病分为肝经郁热、脾虚湿蕴、气虚血瘀、气滞血瘀四证。肝经郁热证，治宜清肝泻火，凉血解毒，方药选龙胆泻肝汤合金铃子散加减。脾虚湿郁证，治宜健脾利湿，理气宽中，方药选除湿胃苓汤加减。气滞血瘀证，治宜清热利湿，行气活血，方药选龙胆泻肝汤合身痛逐瘀汤加减。气虚血瘀证，治宜益气补血，活血化瘀，方药选补阳还五汤加减。

火针疗法，最早见于《内经》，称为“焠刺法”，是将特定针具的针尖及针体下端烧红后，迅速刺入人体一定腧穴或皮损部位及一定深度后，再迅速抽出，以达到治疗作用的一种特殊针刺手法。火针治疗作用广泛，具有温通经脉，去宛陈莝等作用，并可以通过火针的热刺激，逼迫人体内的“火热毒邪”排出体外，从而达到以热引热、祛邪外出的作用。现代研究表明，火针可扩张血管、增加局部血流量、加快代谢、改善局部血液循环；能增加机体白细胞数量，增强白细胞的吞噬能力，促进炎症消散；可抑制脊髓内炎性细胞因子的表达，促进脑源性神经营养因子的表达；且灼烧引起皮肤损伤，致使皮肤释放组胺物质，起到止痛作用；并能诱导神经干细胞增殖向神经元分化以促进损伤神经的修复。施巧云等发现毫火针疗法治疗带状疱疹在临床疗效、疼痛缓解、结痂时间、带状疱疹后遗神经痛发生率等方面较口服西药具有明显优势。

雷火灸是赵氏在“雷火神针”的基础上，通过改革灸药配方和用法创新发展而来的一种灸法，其燃烧时产生的热量、红外线、药化因子、物理因子，通过脉络和腧穴的循经感传达到温经通络、调节人体机能，从而治疗疾病。雷火灸的特点是燃烧时温度高、药力猛、药物渗透力强。其灸法具有独特性，能够以面罩位带穴，与手法相配合能发挥扶正固本、补益肝肾、祛风散寒、活血化瘀、散瘿散瘤的作用，临床广泛用于治疗眼科、耳鼻喉科、妇科等学科的病症。曹正柳教授使用雷火灸治疗带状疱疹，取得显著疗效，具体操作方法如下：带状疱疹经火针处理后，立即在皮疹及皮损部位及周围上方 2 ~ 3cm 处施以回旋灸、雀啄灸、斜行灸等，以皮肤感觉到灼热、发红为度，每次 5 ~ 10 分钟，每日 1 次。绝大多数患者皮损部位能在短时间内瞬间干燥，结痂，皮损部位皮肤颜色先变红，而后接近正常皮肤颜色，患者烧灼感及疼痛感能明显减轻，一般 3 ~ 7 天痂皮能自行脱落，对于皮损严重、痂皮厚的患者，皮损 7 ~ 10 天能完全脱落。痂皮脱落后不会出现瘢痕，偶有色素沉着者能在短期内恢复正常。

带状疱疹后遗神经痛为带状疱疹皮疹常见的并发症之一，发病率高，好发于中老年患者，以自发性、持续性刀割样、针刺样、触电样疼痛或阵发性灼痛为主，在临床上症状较重，缠绵不愈，严重影响人们的日常生活。采用针灸治疗，能取得明显疗效。夹脊穴是感觉、运动和自主神经交会枢纽的体表投射区，其下分布神经末梢、脊神经后支、前支和椎旁交感神经干，以针刺神经冲动经周围神经传递到髓内结构并上传大脑的特定通路，是针刺效应的神经生理学基础。从中医角度分析，夹脊穴旁通督脉和足太阳膀胱经，故从属于督脉和足太阳膀胱经，因此，针刺夹脊穴可通调脏腑气血，而取疼痛皮损处神经节段的夹脊穴，直刺病邪所在之处，可起到清热解毒泻火，举气升阳，止痛活络等作用。

带状疱疹皮损常好发于一侧腰腹部、胸背部或头面部。从经络循行部位看，背部主要分布有足太阳膀胱经及督脉两条经脉，胸腹部从内至外依次分布有任脉、足少阴肾经、足阳明胃经、足太阴脾经、足厥阴肝经。头面部分布有足厥阴肝经、足太阳膀胱经、手太阳小肠经，手少阳三焦经、足少阳胆经，手阳明大肠经、足阳明胃经以及督脉。因此，可以从受累经脉的远端进行取穴针刺治疗。以远部取穴为主，主要选取肘膝关节以下部位穴位。根据《素问·阴阳应象大论》中“阳病治阴，阴病治阳，定其气血，各守其乡”的理论，采取左病治右、右病治左，上病下治、下病上治。并根据同名经的同气原则，选取同名经上相应穴位进行治疗。

头面部：如病变累及头顶，需从厥阴经上选穴，既可取手厥阴心包经上的劳宫穴，又可取足厥阴肝经上的太冲穴。如病变累及面额部，则从阳明经上选穴，既可取手阳明大肠经上的合谷穴，又可取足阳明胃经上的陷谷穴。如病变累及头后侧，则从太阳经上选穴，既可取手太阳小肠经的后溪穴，又可取足太阳膀胱经的申脉穴。若病变累及头部一侧，从少阳经上选穴，既可取手少阳三焦经的中渚穴，又可取足少阳胆经的足临泣穴。

胸部：主要指病变部位在鸠尾至天突之间的胸部，如少阴经循行部位受累，则上可取手少阴心经的通里穴，下可取三阴交穴；如阳明经循行部位受累，既可取手阳明大肠经的偏历穴，又可取足阳明胃经的下巨虚穴；如太阴经循序部位受累，则上可取手太阴肺经的经渠穴，下可取足太阴脾经的三阴交穴；如厥阴经循行部位受累，则上可取手厥阴心包经的内关穴，下可取三阴交穴。

腹部：又分为病变部位在鸠尾至神阙之间的区域和病变部位在神阙以下的区

域。对于鸠尾至神阙之间部位病变，如少阴经循行部位受累，上可取足手少阴心经的少海穴，下取足少阴肾经的阴谷穴；如阳明经循行部位受累，上可取手阳明大肠经的曲池穴，下可取足阳明胃经的足三里穴；如太阴经循序部位受累，上可取手太阴肺经的尺泽穴，下可取足太阴脾经的阴陵泉穴。如厥阴经循行部位受累，上可取手厥阴心包经的曲泽穴，下可取足厥阴肝经的曲泉穴；如少阳经循行部位受累，上可取手少阳三焦经的天井穴，下可取足少阳胆经的阳陵泉穴；对于神阙以下部位病变，如少阴经循行部位受累，上可取手少阴心经的通里穴，下可取足少阴肾经的太溪穴；如阳明经循行部位受累，上可取手阳明大肠经的阳溪穴，下可取足阳明胃经的解溪穴；如太阴经循序部位受累，上可取手太阴肺经的太渊穴，下可取足太阴脾经的商丘穴；如厥阴经循行部位受累，上可取手厥阴心包经的大陵穴，下可取足厥阴肝经的中封穴；如少阳经循行部位受累，上可取手少阳三焦经的阳池、中渚穴，下可取足少阳胆经的丘墟、足临泣穴。

口疮案

口疮案一

初诊：

张某某，女性，54岁。

主诉：口腔溃疡伴疼痛1月余。

现病史：患者近1月口腔咽部两侧溃疡，疼痛难忍，饮入即痛，面部肌肉运动时、说话时亦明显。曾就诊于南昌大学口腔医院，确诊口腔扁平苔藓，建议糖皮质激素治疗。患者暂拒绝，求治于中医。患者可见颊、磨牙后、舌腹部黏膜充血，散在多处小糜烂灶，部分糜烂黏膜周围有白色线状花纹。

刻下症：口腔咽部两侧溃疡，疼痛难忍，饮入即痛，说话表达时明显。

查体：可见患者颊、磨牙后、舌腹部黏膜充血，散在多处小糜烂灶，糜烂黏膜周围有白色线状花纹。舌淡红，舌苔薄黄、脉弦细。

西医诊断：口腔扁平苔藓。

中医诊断：口疮（脾气亏虚、湿热内蕴）。

治法：健脾益气、清热燥湿。

处方：甘草泻心汤加减。

生甘草30g，桔梗15g，法半夏10g，黄芩15g，黄连6g，北沙参15g，砂仁6g（后下），白芍30g，桂枝10g。共15剂，每日1剂，水煎分2次温服。

二诊：

患者口腔疼痛较前明显缓解，可进食稀粥，吞咽时尚有疼痛，大便日二行，睡眠佳。患者口腔黏膜仍有充血，糜烂较前明显减少。舌质淡红、苔薄黄，脉弦细。

生甘草 30g，桔梗 10g，法半夏 10g，黄芩 15g，黄连 6g，沙参 15g，党参 15g，砂仁 3g（后下），白芍 30g，桂枝 12g。5 剂，水煎分 2 次温服。

三诊：

患者疼痛完全消失，可正常进食，肉眼观察口腔黏膜未见明显糜烂及溃疡。继续服前方 7 剂以巩固疗效。随访至今，口腔疼痛未再复发。嘱患者注意口腔卫生，健康生活，调畅情绪，定期到口腔医院检查。

按语：

口腔扁平苔藓是一种常见的口腔黏膜慢性炎症，但其临床表现不尽相同，临床常将其分为网状型、丘疹型、斑块型、水疱型、糜烂型和萎缩型，其中糜烂型疼痛最为明显。研究发现，有 1.1% 的口腔扁平苔藓会发展为口腔鳞状细胞癌，尤其是长期糜烂的口腔扁平苔藓，故 WHO 将其列入潜在恶性病变的范畴。目前临床治疗的主要目的在于缓解疼痛、促进糜烂愈合、预防复发以及降低癌变潜在危险。因糜烂型口腔扁平苔藓癌变率高，治疗复杂。《口腔扁平苔藓诊疗指南（2022 年版）》将糖皮质激素列为治疗口腔扁平苔癣局部损害的一线药物。除糖皮质激素外，新型免疫抑制剂、光动力治疗、冷冻治疗等也被用于糜烂型口腔扁平苔藓的治疗之中，但复发率高、根治率低，且副作用显著。曹正柳教授运用经方甘草泻心汤治疗口腔扁平苔藓，取得了良好的临床疗效。

1. 探病机、立治法

口腔扁平苔癣属中医“口蕈”“口糜”“口破”“口疮”等疾病范畴。中医学认为口腔黏膜病的发病原因很多。从经络脏腑分析，因为脾开窍于口，心开窍于舌，牙龈属脾胃，肾经行舌两侧，故与脾胃心肾等脏腑经脉有密切关系。口腔扁平苔藓患者无明显黏膜溃烂时，常无自觉症状，故很少就诊；当黏膜明显充血、糜烂时，患者往往出现较严重的疼痛，此时可以参照“口疮”进行辨证论治。

中医学对“口疮”病机的认识，经过了一个逐步深入的过程。“口疮”之名最早见于《素问·气交变大论》，其曰：“岁金不及，炎火乃行，生气乃用……民病口疮，甚则心痛。”《诸病源候论。口舌疮候》曰：“手少阴，心之经也，心气通于舌；足太阴，脾之经也，脾气通于口。脏腑热盛，热乘心脾，气冲于口与舌，故令口舌生疮也。”认为火热之邪乃其病因。《圣济总录·口疮》曰：“口疮者，由心脾有热，气冲上焦，熏发口舌，故作疮也；又有胃气弱，谷气少，虚阳上发为口疮者。不可执一而论，当求其所受之本也。”指出口疮之病机有虚实之分。《丹溪心法》中云：“口疮服凉药不愈者，因中焦土虚，且不能食，相火冲上无制。”认为脾胃虚弱与口疮发病有关。《景岳全书》曰：“口舌生疮，固多由上焦之热，治宜清火，然有酒色劳倦过度，脉虚而中气不足者，又非寒凉可治，故虽久用清凉，终不见效。此当察其所由，或补心脾，或滋肾水。”认为口疮病因不仅有火热之邪，而且有心肾阴虚等。故临床医家常将口疮分为心脾蕴热、肝经实火、虚火上炎、气血亏虚等证型论治。

曹正柳教授认为，随着当今物质条件改善，部分国人受西方生活方式影响，抛却“五谷为养，五果为助”理念，或饮食不节，过食肥甘、煎炒烹炸、辛辣食品等，损伤脾胃；或过食瓜果，致遏制脾阳。脾胃中气不足，气机失于运化而蕴生中焦湿热，湿热之邪上蒸，导致本病的发生。从寒热虚实来看，本病病机可以归结为4个要点：一为虚，脾气虚；二为实，气机升降失常；三为寒，脾胃阳气不足；四为热，湿热内蕴。故曹教授认为，本病病机虚实夹杂，但脾胃受损、湿热上蒸是本病的核心病机。因而在治疗上，曹教授从调节中焦脾胃入手。正如《金匮要略心典》所云：“虽三焦俱病，而中气为上下之枢，故不必治其上下、单治其中。”临床上以甘草泻心汤加减治疗，疗效颇佳。

2. 选方药

甘草泻心汤治疗“口疮”，最早见于《金匮要略·百合狐惑阴阳毒病脉证治》，其曰：“狐惑之为病，状如伤寒，默默欲眠，目不得闭，卧起不安。蚀于喉为惑，蚀于阴为狐，不欲饮食，恶闻食臭，其面目乍赤、乍黑、乍白；蚀于上部则声喝。甘草泻心汤主之。”

张仲景原文虽未明言病机，但分析条文对狐惑病症状的描述，结合中医古籍论述，可知脾土虚弱、湿热蕴结是本病的重要病机。脾胃气虚，运化功能失调则“不欲饮食，恶闻食臭”；元气不足，不能挟肾水上承于心，心火无制，则见“默默欲眠，目不得闭，卧起不安”等脾虚心烦的症状。正如《素问·逆调论》曰：“阳明者，胃脉也，胃者，六腑之海，其气亦下行，阳明逆不得从其道，故不得卧也。”脾开窍于口，咽为胃之门户，肝经绕阴器，湿热蕴结于脾胃和肝经，毒邪不得外泄，熏蒸于咽喉或下走二阴，故“蚀于喉为惑，蚀于阴为狐”。正如《素问·气厥论》所言：“膀胱移热于小肠，鬲肠不便，上为口糜。”可知脾土虚弱是本病发生的根源，因脾土不健，运化失司，水湿内停，湿郁不解则化热，而致湿热蕴结，故治疗当补土伏火，方用甘草泻心汤。

《金匮要略释义》曰：“湿热肝火生虫而为狐惑证，故宜清湿热，平肝火，由于虫交乱于胃中，又当保胃气，因人以胃气为根本，故选用甘草泻心汤。君甘草以保胃气；芩、连泻心火，去湿热。虫疾之来也非一日，其脏必虚，卧起不安，知心神不宁，故用人参补脏阴，安心神，大枣以和脾胃，用姜夏者，虫得辛则伏也。”《金匮要略心典》曰：“甘草泻心，不特使中气运而湿热自化，抑亦苦辛杂用，足胜钉虫之任。”二者进一步阐述了甘草泻心汤治疗狐惑病的病因病机和病位，同时对其方药配伍进行了分析。其中甘草为君药，李东垣曰：“甘草气薄味厚可升可降，阴中之阳也，阳不足者补之以甘，甘温能除大热，故生用则气平，补脾胃不足，而大泻心火，炙之则温，补三焦元气。”故本方以甘草为君药，清上焦之火，益中州之虚，缓客气之逆，和中护胃，胃气和则其交通心肾的枢纽作用得以体现。黄芩、黄连苦寒，清热解毒，苦寒降泄以清热燥湿。半夏辛温燥湿。干姜温中散寒，使中气健运，与半夏同用辛温开结以散其寒。人参、大枣益气健脾、养心安神。诸药合用，甘温升补与苦寒降泄并用，标本兼顾，共奏温阳益气、燥湿清热之效。

曹正柳教授根据中医“异病同治”的原则，用甘草泻心汤来治疗口腔扁平苔藓、口腔溃疡、白塞病等具有甘草泻心汤证特点的口腔黏膜疾病患者，往往取得很好的疗效。此外，在临床治疗时，曹教授常将原方君药炙甘草改为生甘草，通过重用生甘草，来增强泻火清热解毒的作用。现代药理研究表明，甘草能有类似肾上腺皮质激素的作用，能调节机体免疫机能，促使创面渗出减少，抗过敏抗炎，保护发炎的黏膜，减少疮面渗出，缓解疼痛。臣药以黄连、黄芩苦寒降逆以泻热。药理研究示黄芩、黄连有抗病原微生物、清除自由基、解毒、抗炎、抗菌、解热等作用。干姜、法半夏辛温以通中焦之郁结，宣畅气机，使得上下得通；甘草、党参甘温益气以补中虚。诸药合用，寒热互用以和其阴阳，苦辛并进以调其升降，补泻兼施以顾其虚实，共奏标本兼治之效。

此外，现代医学对口腔扁平苔藓发生的机理认识尚不十分明确。精神因素是公认的主要病因之一，其次可能与免疫功能和内分泌紊乱有关，遗传、感染、药物、微循环障碍、系统性疾病及口腔慢性病灶等也可能致其发病。故在治疗本类疾病患者时，曹教授除辨证施治外，还注意对患者进行健康宣教，心理疏导，嘱患者清淡饮食、适当安排作息、保持心情舒畅，亦有助于疾病康复。

口疮案二

初诊：

李某，女，49岁。

主诉：口腔扁平苔藓半年。

现病史：患者诉半年前无明显诱因开始出现口腔双侧颊部黏膜白色网状条纹，左右对称，伴充血、糜烂，皮损面积约6mm×3mm，呈紫红色多角形扁平丘疹，表面可见蜡样光泽，轻度触痛，舌体伴有瘙痒感。进食刺激性食物时，皮损处皮肤灼烧感明显，于当地口腔科诊断为口腔扁平苔藓，治疗后效果不佳。既往无特殊疾病史。

刻下症：口腔内见白色黏膜，伴充血、糜烂，轻微触痛，伴口干、咽痒、口唇瘙痒感。患者饮食可，小便正常，大便干结。舌质稍暗，舌苔黄稍厚腻，脉细滑。

西医诊断：口腔扁平苔藓。

中医诊断：口疮（湿毒内蕴）。

治法：清热解毒，滋阴降火。

处方：五味消毒饮加减。

紫花地丁15g、野菊花15g、金银花20g、连翘25g、蒲公英15g、千里光15g、肿节风20g、白芷15g、淡竹叶15g、虎杖20g、苦参10g、石斛15g、天花粉20g、延胡索15g、党参15g、甘草6g。

9剂，每日1剂，水煎服，每日2次。

二诊：

患者诉口腔皮损处瘙痒、刺痛感较前好转，充血、糜烂面积较前减小，丘疹色淡红，二便调。舌质淡红，舌苔薄黄，脉细。患者病情好转，遂继续用前方巩固治疗。

按语：

口腔扁平苔藓是种常见的口腔慢性黏膜皮肤病，且被认为是具有潜在恶性的疾患，女性多见，主要表现为口腔黏膜的充血、糜烂、萎缩等，病损呈左右对称性，伴有进食刺痛感。西医学对其发病机制尚未明确，且无明确的治愈方法，一般使用糖皮质激素、免疫抑制剂、抗感染等治疗，需要长期用药且病情极易反复。中医学中“口疮”“口糜”“口藓”等疾病与该病相似。现多认为该病乃湿热毒火与阴虚火旺两虚实之证相结合而致，如《医宗金鉴·外科心法要诀·口糜篇》所言：“口糜阴虚阳火成，膀胱湿热溢脾经湿与热淤熏胃口，满口糜烂色红疼……”湿热之邪蕴结口腔黏膜，一方面火热之毒熏蒸，煎熬阴液；另一方面，湿邪阻碍气机，久而致其气血失养，津液不达，故使黏膜出现糜烂、瘙痒、干燥、脱屑等表现。

本例患者因“口腔扁平苔藓半年”就诊，伴充血、糜烂，舌质稍暗，舌苔黄稍厚腻，脉细滑，症属湿毒内蕴之象，但病程已有半年余，久病已伤阴液，部分皮损表面萎缩，伴口干、咽痒、大便干结等阴液亏虚之症，故治疗应以清热解毒、滋阴降火为法。本方中紫花地丁、野菊花、金银花、连翘、蒲公英、肿节风、千里光、苦参清热泻火，解毒祛湿；淡竹叶泻火利尿；虎杖通腑泄热祛湿，使湿热之邪从二便排出，使邪有所去之道。石斛甘寒，益胃生津，清热滋阴；天花粉泻火解毒、滋阴生津，两药凉润，泻火同时又补津亏。党参健脾益气，苍术燥湿健脾，益气健脾以扶正气。延胡索入肝脾二经，性辛温，既可调气机以免药性凉遏，又可行气血以活血止痛。

痄腮案

初诊：

孙某，男，8岁。

主诉：腮部疼痛2天。

现病史：患者2天前无明显诱因出现左侧耳下腮部轻度疼痛，未引起注意，继而出现发热、恶寒。提示急性腮腺炎。

刻下见：发热，体温39.8℃，左侧耳下腮部漫肿疼痛，边缘不清，外表不红，坚硬拒按，张口不利，咀嚼困难，咽红肿痛。

查体：左侧腮部红肿，咽喉部红肿。舌质红，舌苔黄，脉滑数

西医诊断：急性腮腺炎。

中医诊断：风热痄腮（热毒上壅）。

治法：清热解毒，软坚散结。

处方：五味消毒饮合消瘰丸。

金银花、野菊花、玄参、天葵子各15g，蒲公英、紫花地丁各20g，牛蒡子、桔梗、海藻、浙贝母各10g，夏枯草8g。

3剂，每日1剂，分2次温服。

二诊：

发热已退，左侧耳下腮部漫肿消退，张口灵活，咀嚼正常，唯咽部略红，稍有不适感。原方去浙贝母、夏枯草、海藻。

金银花、野菊花、玄参、天葵子各15g，蒲公英、紫花地丁各20g，牛蒡子、桔梗各10g。

3剂，每日1剂，分2次温服。

按语：

流行性腮腺炎属于中医学“痄腮”“蛤蟆瘟”等范畴，多由疫毒从口鼻而入，郁结于腮部所致，治宜清热解毒。治用五味消毒饮清热解毒，消散痈肿。牛蒡子、桔梗有清热利咽之功，为治咽痛常用之品。浙贝母清热化痰散结以消肿散核。玄参养阴清热，解毒散结。夏枯草疏风散热，解毒散结。海藻软坚散结。方中诸药配伍，清热与散郁并施，化痰与养阴同用，牛蒡子与桔梗利咽。诸药合用，共奏清热解毒，消肿散结之功。

黧黑斑案

初诊：

患者王某，女，39 岁。

主诉：颜面黄褐斑 7 年。

初诊：患者诉 7 年前无明显诱因开始出现颜面两颧部浅褐色斑片，颜色逐年加重，斑块面积约 $12cm^2$，伴反复咽痒咽痛，口干舌燥；平素月经量少，经血色暗、伴有血块，无腰膝酸软、畏寒怕冷等症状。

刻下症：颜面可见黄褐斑，伴咽痒咽痛、口舌干燥，月经量少色暗。饮食睡眠尚可，大便干结，4 ～ 5 日 1 次，小便正常 . 舌质稍红，舌苔薄黄，舌尖少量瘀斑，脉数。

西医诊断：黄褐斑。

中医诊断：黧黑斑（肺热血瘀证）。

治法：宣肺清热，化瘀消斑。

处方：枇杷清肺饮加减。

蜜枇杷叶 36g、黄芩片 9g、连翘 9g、炒栀子 9g、牡丹皮 9g、赤芍 9g、桑白皮 9g、益母草 30g、虎杖 30g、炒火麻仁 30g、甘草 6g。

共 15 剂，每日 1 剂，水煎服，每日 2 次。

二诊：

患者诉服药后颜面色斑颜色较前稍淡，大便 2 ～ 3 日一行，月经量仍较少。舌质淡红，舌苔薄白，脉细。遂增茺蔚子 30g、红花 5g 以加强祛瘀活血之效，余方同前。

蜜枇杷叶36g、黄芩片9g、连翘9g、炒栀子9g、牡丹皮9g、赤芍9g、桑白皮9g、益母草30g、虎杖30g、炒火麻仁30g、茺蔚子30g、红花5g、甘草6g。

按语：

黄褐斑是一种慢性、多发性面部色素沉着性皮肤病，主要表现为面部对称性、边缘清楚的黄褐色、或深褐色斑片，常分布于颜面颧部、颊部，多见于中青年女性，病程较长且难以治愈，因此常影响了女性的身心健康。西医多以激光、化学剥脱术等治疗，但易反复发作，治疗效果不佳。黄褐斑在中医学中多称为“黧黑斑”，如《外科正宗》曰：“黧黑斑者，水亏不能制火，血弱不能华肉，以致火燥结成斑黑，色枯不泽。”关于黄褐斑的病因病机，虽常归于肝郁气滞、或气滞血瘀、或肝肾不足等病机，但其最根本的病机乃是气血失和，如巢元方《诸病源候论》曰：“五脏、六腑十二经血皆走于面，夫血之行，俱荣表里。人或痰饮渍脏，或腠理受风，致血气不和，或涩或浊，不能荣于皮肤，故变生黑皯。”肺朝百脉，其华在毛，外合于皮，又为气之主，故为调畅气血的关键脏腑，如《素问·经脉别论》曰：“脉气流经，经气归于肺，肺朝百脉，输精于皮毛。”故若肺脏有失宣降，则诸气皆郁，血行不畅，渐生火生瘀，如《素问》云：“太阴终者……不通则面黑，皮毛焦而终矣。”

本例患者因“颜面黄褐斑7年”就诊，伴反复咽痒咽痛，口干舌燥，平素月经量少，经血色暗，大便干结，舌质稍红，舌苔薄黄，舌尖少量瘀斑，脉数，辨证为肺热血瘀证，治疗以宣肺清热，化瘀消斑为法。方中枇杷叶苦而微寒，入肺、胃经，苦可降泄，寒可凉润，起清降肺热之功，以复肺气调畅；桑白皮入肺经，性甘寒，助枇杷叶泄热行气郁；黄芩、连翘、栀子助清热解毒泻火之力；虎杖、火麻仁既可润肠通腑，助肺气宣降，又可清热祛瘀，助血运畅通；益母草清热解毒，活血调经，患者因病程日久，郁火日久易入血分，故以牡丹皮、赤芍凉血散瘀，以助消斑。全方以枇杷清肺饮为底方，增通腑泄热、凉血消瘀之品，共奏宣肺清热、化瘀消斑之效。

湿疮案

初诊：

刘某，女，63 岁。

主诉：反复全身皮肤瘙痒 1 月余。

现病史：患者诉 1 月余前于外地旅游后开始出现全身皮肤瘙痒，主要累及双手背、前臂、双侧颈部、双侧小腿等，瘙痒明显，瘙痒处皮损可见粟粒大小丘疹，基底潮红，因瘙痒抓挠后皮损处伴有渗液，严重处有轻微糜烂。自行于药店购买药膏外用后无效。皮损呈对称性分布，进食辛辣食物或遇热时症状加重。既往无特殊病史。

刻下症：双手背、前臂、双侧颈部、双侧小腿等皮肤见粟粒大小丘疹，瘙痒明显，伴渗液，严重处有轻微糜烂，夜间瘙痒尤甚，饮食可，睡眠欠佳，大便稍结，小便正常。舌质稍红，舌苔薄白，脉数。

西医诊断：湿疹。

中医诊断：湿疮（湿热蕴肤）。

治法：清热利湿，祛风止痒。

处方：苦参汤和蛇床子散加味。

苦参 30g、蛇床子 30g、连翘 30g、黄柏 10g、白鲜皮 20g、蝉蜕 6g、僵蚕 15g、蜈蚣 2 条、牡丹皮 15g、地肤子 30g。

7 剂，每日 1 剂，水煎外洗，每日 2 次。

二诊：

患者诉皮疹瘙痒较前改善，皮肤渗液较前减少，无新起皮疹，部分皮疹已表现为干燥，伴轻微脱屑，二便调。舌质淡红，舌苔薄白，脉稍数。

患者湿疮均较前好转，故继续用前方 5 剂巩固。

按语：

湿疹是一种过敏性皮肤疾病，中医又名“湿疮”“浸淫疮”等，急性期以丘疱疹为主要表现，常伴有渗出，慢性期可表现为皮损增厚，呈苔藓样变。其皮损常呈对称性分布，形态各异，可浸淫及全身各处皮肤，如《医宗金鉴·外科心法要诀》记载：“浸淫疮……此证初生如疥，搔痒无时，蔓延不止，抓津黄水，浸淫成片，由心火、脾湿受风而成。”

湿疮急性期的病机常主要与风、湿、热邪相关，慢性期可兼有血虚风燥的病机特点。本例患者因起病时间短，还处于急性期状态，故治疗应以清热利湿，祛风止痒为法。方中蝉蜕甘寒，质轻上浮，可疏散风热，透疹止痒；僵蚕辛平，入肝肺二经，既可疏散外风，又可平息内风，与蝉蜕两伍，两药共奏祛风止痒之效。如《诸病源候论》记载：“风瘙痒者，是体虚受风，风入腠理，与血气相搏，而俱往来，在于皮肤之间。邪气微，不能冲击为痛，故但瘙痒也。”地肤子、白鲜皮均性寒味苦，可清热燥湿，止痒敛疮，药性赋言地肤子“利膀胱，可洗皮肤之风”。苦参、蛇床子杀虫、止痒、燥湿。黄柏、连翘解毒疗疮。另再予蜈蚣通络息风，牡丹皮凉血祛瘀，两药凉血活血，通络祛风，使气血相和，血行风自灭。

湿疮的发病与患者饮食不节、感受外邪相关，如《医宗金鉴·血风疮》所言：“食饮不节，肝、脾二经湿热，外受风邪，袭于皮肤，郁于肺经，致遍身生疮。”该疾病易反复发作，故嘱患者饮食应避免辛辣刺激、鱼虾等易致敏的食物，同时减少皮肤搔抓，避免皮损处肥皂水的使用，适当进行体育锻炼，增强体质。

红蝴蝶疮案

初诊：

刘某，女，48 岁。

初诊时间：2021 年 6 月 17 日。

主诉：反复全身皮肤红肿烧灼、瘙痒伴脱发 3 年，再发 3 天。

现病史：患者 3 年前无明显诱因反复出现全身皮肤红肿烧灼、瘙痒伴脱发，以颜面部及四肢较甚，伴发热、头晕、口干、口苦，体温最高达 37.8℃，无口腔溃疡、雷诺征，无咳嗽、咳痰，无胸痛、咯血，无肌痛、关节痛。曾就诊于我院风湿免疫科，实验室检查，血常规：白细胞 2.6×10^{9}/L，红细胞 2.68×10^{12}/L，血红蛋白 89g/L，血小板 55×10^{9}/L。抗核抗体筛查：核颗粒型阳性 1:1000，胞质颗粒型 1:100。抗核抗体谱：抗 Sm 抗体阳性，抗 PO 抗体阳性，抗 U1—snRNP 抗体阳性，抗 Histone 抗体阳性。红细胞沉降率 48mm/h。风湿五项：类风湿因子 22.20IU/mL，C 反应蛋白 170.00mg/L。免疫球蛋白 + 补体：免疫球蛋白 A 5.67g/L，免疫球蛋白 G 26.50g/L，免疫球蛋白 M 17.50g/L，补体 3 0.42g/L，补体 4 0.08g/L。诊断为系统性红斑狼疮。给予糖皮质激素及免疫抑制剂等治疗，患者平素未规律服药，上述症状仍反复发作，常于涂化妆品及暴晒后发作。3 天前患者误涂化妆品后再次出现上述症状，性质同前，为求中医诊治遂来我院中医科门诊就诊。

刻下症：发热、全身皮肤红肿烧灼、瘙痒，面部蝶形鲜艳红斑，口干、口苦，大便干结，烦躁难入睡，尿赤而少。

查体：舌红绛，舌苔黄腻，脉弦数。

西医诊断：系统性红斑狼疮。

中医诊断：红蝴蝶疮（热毒炽盛）。

治法：清热解毒，凉血化瘀。

处方：清瘟败毒散加减。

生地黄 10g、生石膏 10g（包煎）、黄连 3g、黄芩 10g、栀子 10g、桔梗 10g、知母 10g、玄参 10g、连翘 10g、忍冬藤 15g、牡丹皮 10g、地肤子 10g、郁金 10g、淡竹叶 10g、甘草 6g。

7 剂，每日 1 剂，分 2 次温服。

硫酸羟氯喹片，200mg，每日 2 次。

二诊：

患者治疗 1 周后体温正常，全身皮肤红肿烧灼基本缓解，仍有轻度瘙痒，口干、口苦明显改善，大便每日 1 次，睡眠可，尿如常。舌偏红，舌苔薄黄，脉弦数。复查，血常规：白细胞 3.5×10^9/L、红细胞 3.55×10^{12}/L、血红蛋白 98g/L、血小板 89×10^9/L，红细胞沉降率 35mm/h。风湿五项：类风湿因子 20.15IU/mL，C 反应蛋白 58.00mg/L。免疫球蛋白 + 补体：免疫球蛋白 A 4.32g/L，免疫球蛋白 G 18.50g/L，免疫球蛋白 M 10.52g/L，补体 3 0.68g/L，补体 4 0.11g/L。因患者胁痛，在原方基础上加延胡索 10g。

生地黄 10g、生石膏 10g（包煎）、黄连 3g、黄芩 10g、栀子 10g、桔梗 10g、知母 10g、玄参 10g、连翘 10g、忍冬藤 15g、牡丹皮 10g、地肤子 10g、郁金 10g、淡竹叶 10g、延胡索 10g、甘草 6g。

7 剂，每日 1 剂，分 2 次温服。

继续口服硫酸羟氯喹片，200mg，每日 2 次。

三诊：

患者继续口服 7 天药物后，全身皮肤红肿烧灼、瘙痒及口干、口苦基本缓解。舌淡红，舌苔薄黄，脉弦。精神、饮食、二便可。复查，血常规：白细胞 4.5×10^9/L，红细胞 5.1×10^{12}/L，血红蛋白 125g/L，血小板 123×10^9/L，红细胞沉降率30mm/h；风湿五项：类风湿因子20.65IU/mL，C反应蛋白26.00mg/L；免疫球蛋白+补体：免疫球蛋白A 3.55g/L，免疫球蛋白G 12.50g/L，免疫球蛋白M 9.45g/L，补体3 0.98g/L，补体4 0.13g/L。患者口服药物治疗后症状控制尚可。之后给予益气养血中药治疗，症状控制尚可。

党参15g、炙红芪10g、熟地黄10g、山茱萸10g、甘草6g、枸杞子10g、麦冬10g、五味子10g、山药10g、菟丝子10g。

7剂，每日1剂，分2次温服。

按语：

系统性红斑狼疮是自身免疫介导的T淋巴细胞基础上的B细胞病，是以免疫性炎症为突出表现的全身性结缔组织病。红斑狼疮在古代没有准确的命名，一般都从患者临床症状与表现来给其命名，《金匮要略》当中对于红斑狼疮的命名就是“阴阳毒”“鬼脸疮”“红蝴蝶疮”“温毒发斑”等，并且当中有着对于患者临床症状的描述：“阴毒之为病，面目清，身痛如被杖，咽喉痛。”很多中医学家在通过临床治疗后对病因有着不同的看法，如肾虚、火毒等。现代医学认为本病多因风热邪毒侵袭或日光曝晒，致蝶斑疮毒流窜结注，侵及皮肤、关节、筋骨、脏腑，是以肾脏损害为主的流注性疾病。本案例为系统红斑狼疮热毒炽盛证，使用清瘟败毒散加减，方中石膏、知母、甘草清阳明之热；黄连、黄芩、栀子三药合用能泻三焦实火；牡丹皮、生地、赤芍、忍冬藤、地肤子凉血解毒化瘀；连翘、玄参、桔梗、甘草清热透邪利咽；淡竹叶、郁金清心利尿，导热下行。诸药合用清热解毒，凉血化瘀。本病患者需放松心情，保持良好的精神状态，注意劳逸结合、规律生活，避免受寒感冒，避免日光暴晒及紫外线照射，慎用合成化妆品，慎用诱发本病的药物。若疾病控制良好，1年左右可考虑生育。

图书在版编目（CIP）数据

国医名师曹正柳肿瘤杂病医案荟萃 / 彭中娟, 王康主编. -- 南昌 : 江西科学技术出版社, 2024.10

ISBN 978-7-5390-9063-4

Ⅰ. ①国… Ⅱ. ①彭… ②王… Ⅲ. ①肿瘤－中医治疗法－医案－汇编 Ⅳ. ①R273

中国国家版本馆CIP数据核字(2024)第111238号

国医名师曹正柳肿瘤杂病医案荟萃　　彭中娟　王康　主编

GUOYI MINGSHI CAOZHENGLIU ZHONGLIU ZABING YIAN HUICUI

出版发行　江西科学技术出版社

社址　南昌市蓼洲街2号附1号

邮编：330009　电话：(0791)86623491　86639342(传真)

印刷　武汉精一佳印刷有限公司

经销　各地新华书店

开本　787 mm × 1092 mm　1/16

印张　26.75

字数　500千字

版次　2024年10月第1版

印次　2024年10月第1次印刷

ISBN　978-7-5390-9063-4

定价　128.00元

国际互联网（Internet）地址：http://www.jxkjcbs.com　选题序号：KX2023005　赣版权登字：-03-2024-274

责任编辑：宋　涛　责任印制：张智慧　书籍设计：梅家强　朱　燕　刘志兰